A DIETA DO ÁCIDO

A DIETA DO ÁCIDO

DR. DAVID PERLMUTTER

com **KRISTIN LOBERG**

AS REVELADORAS DESCOBERTAS DA CIÊNCIA SOBRE O ÁCIDO ÚRICO — A CHAVE PARA PERDER PESO, CONTROLAR A GLICEMIA E TER UMA SAÚDE EXTRAORDINÁRIA

Tradução
ANDRÉ FONTENELLE

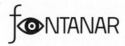

Copyright © 2022 by David Perlmutter, MD

O selo Fontanar foi licenciado para a Editora Schwarcz S.A.

Grafia atualizada segundo o Acordo Ortográfico da Língua Portuguesa de 1990, que entrou em vigor no Brasil em 2009.

TÍTULO ORIGINAL Drop Acid: The Surprising New Science of Uric Acid: The Key to Losing Weight, Controlling Blood Sugar, and Achieving Extraordinary Health

CAPA Kalany Ballardin | Foresti Design

IMAGENS DE MIOLO Shutterstock

PREPARAÇÃO Angela Ramalho Vianna

ÍNDICE REMISSIVO Probo Poletti

REVISÃO Carmen T. S. Costa e Nestor Turano Jr.

Dados Internacionais de Catalogação na Publicação (CIP)
(Câmara Brasileira do Livro, SP, Brasil)

Perlmutter, David
   A dieta do ácido : As reveladoras descobertas da ciência sobre o ácido úrico — a chave para perder peso, controlar a glicemia e ter uma saúde extraordinária / David Perlmutter, Kristin Loberg ; tradução André Fontenelle. — 1ª ed. — São Paulo : Fontanar, 2023.

   Título original : Drop Acid: The Surprising New Science of Uric Acid : The Key to Losing Weight, Controlling Blood Sugar, and Achieving Extraordinary Health.
   ISBN 978-65-84954-06-9

   1. Ácido úrico – Obras populares 2. Ácido úrico – Aspectos de saúde 3. Dietoterapia 4. Sistema nervoso – Doenças I. Loberg, Kristin II. Título.

22-136180	CDD-616.39

Índice para catálogo sistemático:
1. Metabolismo : Fisiologia humana   616.39

Aline Graziele Benitez – Bibliotecária – CRB-1/3129

Todos os direitos desta edição reservados à
EDITORA SCHWARCZ S.A.
Rua Bandeira Paulista, 702, cj. 32
04532-002 — São Paulo — SP
Telefone: (11) 3707-3500
facebook.com/Fontanar.br
instagram.com/editorafontanar

Este livro é dedicado ao número cada vez maior de pessoas que buscam desesperadamente compreender as verdadeiras causas subjacentes de seus problemas de metabolismo.

Também é dedicado ao dr. Richard Johnson, cuja minuciosa e solidária pesquisa sobre o ácido úrico ao longo dos últimos vinte anos nos proporcionou novas e potentes ferramentas para resolver esses problemas de saúde. Sou profundamente grato à sua orientação na criação deste livro.

*A saúde do corpo vale mais que todo ouro e prata,
e um ânimo robusto mais que uma imensa fortuna.*
Eclesiástico 30,15

Sumário

Introdução: *O teste do ácido* 11

PARTE I. O GUIA BÁSICO DO ÁCIDO ÚRICO 27

1. A definição do U
A conexão oculta entre as doenças contemporâneas,
do diabetes à demência 33

2. A sobrevivência do mais gordo
Como os símios pré-históricos nos programaram
com o gene da gordura 59

3. A falácia da frutose
Como o ácido úrico amplifica a ameaça 81

4. A "Bomba U" no seu cérebro
A descoberta do papel do ácido úrico no declínio cerebral 106

5. Chuva ácida
O que sono, sal, psoríase, siris e sedentarismo têm a ver com
o ácido úrico 121

6. Os novos hábitos do LUV
O poder de cinco suplementos-chave, da tecnologia CGM e
da alimentação com restrição temporal na redução do ácido 146

PARTE II. CURVA EM U: O PLANO DE AÇÃO LUV 169

7. Preliminares do LUV
Liguem seus motores 175

8. Semana 1: Mudança de dieta para reduzir o ácido úrico
Como refazer seu metabolismo na Dieta LUV 186

9. Semana 2: Parceiros do LUV
Sono, exercício, natureza e intervalo alimentar 213

10. Semana 3: Uma doce oportunidade
Aprenda o LUV e viva feliz 230

11. As receitas do LUV 242

    Café da manhã 244

    Almoço 253

    Jantar 262

    Lanches 276

    Bebidas 280

Epílogo 283

Agradecimentos 291

Notas 293

Índice remissivo 331

Sobre o autor 343

Introdução
O teste do ácido

DORAVANTE VOCÊ ESTÁ EMPODERADO:::::::::::
Tom Wolfe, *O teste do ácido do refresco elétrico*

Se você estava à procura da sequência do clássico da contracultura de Tom Wolfe na década de 1960, sobre aventuras com o uso de drogas psicodélicas, você veio ao lugar errado. O ácido de que estamos falando neste livro é de um tipo inteiramente diferente, e tem tudo a ver com regular a própria saúde e sentir-se empoderado para viver uma vida plena, longa e vibrante com um corpo sadio e uma mente aguçada até o último dia. Talvez você nunca tenha ouvido falar do *ácido úrico*, nem dedicado nenhuma reflexão séria a esse composto metabólico, tirando, talvez, seu papel na gota e nos cálculos renais. Se for esse o caso, não é culpa sua, pois há anos se divulga essa narrativa. Prepare-se: vou ensiná-lo a cortar o efeito do ácido. Seu corpo e seu cérebro vão agradecer.

No outono de 2020, enquanto a pandemia de covid-19 grassava pelo mundo, eu estava correndo ao ar livre e ouvindo um dos meus podcasts favoritos: The Drive, do dr. Peter Attia.[1] Eu sempre faço muita coisa enquanto corro: é um exercício tanto para a mente quanto para o corpo. Nesse dia específico, o convidado do dr. Attia teve um profundo impacto sobre mim. O dr. Richard (Rick) Johnson, professor de nefrologia da Universidade do Colorado, basicamente falava sobre ácido úrico, revelando a espantosa conexão entre esse metabólito pouco conhecido e subestimado e a saúde metabólica geral — assim como seus efeitos biológicos secundários, que podem influenciar virtualmente todos os males e condições que você imaginar. Muitas vezes fala-se do ácido úrico como um "resíduo" inerte e inofensivo do metabolismo, geralmente expelido na urina (e, em menor quantidade, nas fezes). É apresentado como um subproduto trivial e fortuito da nossa biologia normal. Mas ele é tudo, menos insignificante, e merece nossa atenção. Está no cerne de mecanismos regulatórios envolvidos nos processos mais fundamentais do nosso metabolismo. E são esses processos que, ao saírem do controle, acabam se manifestando como os problemas de saúde mais insidiosos de nossa época — de obesidade e resistência à insulina a diabetes, excesso de gordura no sangue, hipertensão, doenças cardiovasculares e até declínio cognitivo e demência.

No dia seguinte ouvi de novo o podcast. A mensagem e os números que o apoiavam eram tão convincentes que imediatamente comecei a tomar notas e a dar meu próprio mergulho na bibliografia científica. Foi aí que fui sugado por um buraco negro, só que um buraco satisfatório e instrutivo. O dr. Johnson é um de vários cientistas mundo afora que pesquisam o papel do ácido úrico em nossa vida — à luz, sobretudo, da alimentação moderna, repleta de ingredientes cheios desse ácido. Minha própria pesquisa me levou a fazer uma pergunta simples, cuja resposta é surpreendente.

P: O que a obesidade, a resistência à insulina, o diabetes, o fígado gorduroso não alcoólico, a hipertensão, a doença arterial coronariana, os derrames, os transtornos neurológicos como o Alzheimer e as mortes prematuras têm em comum?

R: Altos níveis de ácido úrico.

Minha exploração da ciência do ácido úrico acabou por responder muitas perguntas que persistiam na minha cabeça há vários anos. Sim, sabemos que o açúcar ameaça a saúde, mas *de que forma*? Por que tanta gente se aferra a dietas rigorosas e mesmo assim tem dificuldade em controlar o peso e a glicemia, acabando por desenvolver condições graves? Por que as taxas de hipertensão vêm crescendo, mesmo entre adolescentes e pessoas que mantêm o peso ideal (uma incrível taxa de um em cada três adultos sofre de hipertensão, e um em cada dez jovens entre os doze e os dezenove anos tem pressão alta)?[2] Qual a conexão entre o açúcar adicionado aproximadamente a 74% dos alimentos e bebidas vendidos nos supermercados americanos e as taxas cada vez maiores de doenças degenerativas crônicas, entre elas aquelas que roubam das pessoas suas faculdades mentais?[3]

Você está prestes a descobrir.

Se você já tentou de tudo para controlar sua saúde, mas continua com a sensação de incapacidade de atingir suas metas, acho que vai gostar do que tenho a dizer. Quando descobrir o que eu aprendi nessa toca do coelho, vai se sentir imediatamente empoderado. Este livro, em parte uma jornada pessoal e em parte uma reportagem investigativa médica, é o resultado desse esforço. Não quero que as descobertas científicas apregoadas nos livros levem décadas para chegar a todos nos consultórios médicos (é isso que geralmente acontece, na maioria das vezes com atraso de quase vinte anos). Estou levando a sério os novos conhecimentos e adaptei meus próprios hábitos, a fim de assegurar que meu nível de ácido úrico se mantenha saudável. Não é tão difícil, e será incrivelmente benéfico para sua capacidade de se motivar e para a longevidade. Usando uma analogia apropriada, pense no caso do cigarro e dos males do fumo, mesmo o passivo. Até que surgisse um número grande o suficiente de provas do elo entre tabagismo e câncer, fomos tolerantes com esse hábito. Mesmo aqueles dentre nós que nunca fumaram não se preocupavam tanto com o ar cheio de fumaça em bares, restaurantes e aviões. Pois veja agora como encaramos o cigarro.

Gerenciar os níveis de ácido úrico para ter uma boa saúde é uma estratégia validada há décadas por descobertas científicas. Mas ainda é um ponto cego na medicina hoje. Estou prestes a dotar você de um novo par de óculos, que lhe dará uma perspectiva totalmente nova sobre o que significa ter — e atingir — uma saúde robusta.

A HISTÓRIA OCULTA

Mais de um século atrás, o médico escocês Alexander Haig soou o alarme a respeito da relação entre os níveis de ácido úrico do corpo e condições tão distintas quanto enxaqueca, depressão, epilepsia, diabetes, obesidade, problemas hepáticos, pressão alta, doenças cardiovasculares, derrame, câncer, demência e reumatismo. Suas descobertas revolucionárias, que culminaram em um livro publicado em 1892 — com a resenha subsequente, na quarta edição do *Journal of the American Medical Association* em 1898 —, não sobreviveram muito no século seguinte.[4] Apesar de tanta clarividência, era muito avançado para a época. O ácido úrico continuou desprezado como um resíduo inerte do metabolismo celular, que em níveis mais altos podia causar cálculos renais e uma forma de artrite chamada gota. Porém, para a maioria das pessoas que nunca desenvolvem gota ou problemas renais, acreditava-se que ele fosse um componente biológico inócuo, que não merecia qualquer atenção.

> Embora a gota tenha sido descrita séculos atrás, remontando ao Egito Antigo, o primeiro a usar o termo foi um monge dominicano inglês chamado Randolphus de Bocking, por volta do ano 1200, para descrever a *podagra* (que significa, literalmente, "armadilha para o pé" em grego).[5] A palavra "gota" vem do latim *gutta*, que significa exatamente gota (de líquido), e tem origem no "humorismo", uma antiga filosofia médica que acreditava no papel dos fluidos corporais, ou "humores", no desenvolvimento de doenças.[6] No caso, a gota era definida como o "gotejar" de material nocivo, causador de doenças, do sangue para as articulações. Mas a relação entre a gota e outros males é conhecida há muito tempo. Galeno, médico romano do século II, descreveu a associação entre a gota, que ele considerava uma doença causada por "depravação e intemperança", e as doenças cardiovasculares.[7]

Na gota, considerada uma doença metabólica, o excesso de ácido úrico desgasta os tecidos ósseos, formando cristais minerais afiados, em forma de agulha (os *uratos*), nas articulações, causando inflamações e dores, em alguns casos severas. A gota é conhecida por atingir o joanete, no dedão do pé. Reis, rainhas, poetas, cientistas e exploradores: ao longo da história, houve muitos pacientes de gota famosos, entre eles Alexandre, o Grande, Carlos Magno, Henrique VIII, Cristóvão Colombo, Leonardo da Vinci, Isaac Newton, John Milton, a rainha Ana da Inglaterra, Benjamin Franklin e Lord Tennyson. Embora a gota seja mais comum em homens, essa taxa se equilibra um pouco depois que as mulheres atingem a menopausa.

Entre os anos 1960 e 1990, o número de pacientes de gota mais que dobrou nos Estados Unidos, e continua a subir — afetando quase 10 milhões de pessoas.[8] É uma das doenças inflamatórias e imunológicas mais comuns de nossa era.[9] E é curioso que a prevalência da obesidade e da síndrome metabólica também tenha aumentado, quase no mesmo ritmo que a gota. Essas altas têm um paralelo com a elevação do consumo dos mesmos ingredientes causadores da *hiperuricemia* (ácido úrico alto) e da gota: alimentos e bebidas açucarados, entre eles refrigerantes e sucos (e, sim, os tão amados sucos de laranja e maçã).

Uma vez mais, porém, esta conversa sobre ácido úrico não trata apenas de gota. Cerca de 21% da população americana vive com hiperuricemia, correndo risco de ter uma série de problemas de saúde.[10] Isso dá quase uma em cada cinco pessoas. E a maioria esmagadora delas não sabe disso, por não sofrer de gota ou problemas renais (embora um teste de níveis de ácido úrico em geral esteja incluído nos exames de sangue gerais que muitos de nós fazemos como parte dos check-ups anuais, pode-se afirmar com segurança que pacientes e médicos raramente prestam atenção no resultado). Na verdade, um tema que vou discutir extensamente é a chamada *hiperuricemia assintomática* — níveis elevados de ácido úrico sem sintomas adversos aparentes. É importante notar que os *únicos* sintomas adversos incluídos nessa definição médica são a gota e os cálculos renais. Mas a hiperuricemia assintomática está longe de ser inofensiva ou mero sinal de gota ou problemas renais. Como você descobrirá em breve, muito antes de qualquer sintoma se desenvolver a hiperuricemia assintomática pode provocar uma tempestade interminável e irreversível, sutilmente alimentando processos que acabam por resultar em níveis elevados de glicemia e pressão arterial, colesterol ruim, excesso de gordura corporal e inflamação sistêmica, abrindo caminho para uma série de condições crônicas degenerativas. Simplificando, a hiperuricemia precede essas doenças debilitantes que se tornam complicadas para gerenciar depois que se enraízam. Difícil acreditar que, no nosso passado evolutivo, o ácido úrico elevado tenha servido como mecanismo de sobrevivência, conforme explicarei em breve.

Somente nas últimas duas décadas os pesquisadores revisitaram as descobertas do dr. Haig e confirmaram que ele de fato identificou o que se revelaria um mecanismo central em muitas doenças evitáveis. A atual bibliografia médica transborda de evidências de que níveis elevados de ácido úrico são o termômetro de muitos males, como diabetes tipo 2, excesso de peso e obesidade, hipertensão, para citar apenas alguns. Além disso, alguns médicos agora tratam especificamente o ácido úrico elevado com medicamentos, como forma de controlar essas condições. Mas, como você descobrirá, somos capazes de diminuir os níveis de ácido úrico com ajustes simples e diretos no estilo de vida, quase sempre sem ter que passar por intervenções medicamentosas.

Há anos recorro o tempo todo à melhor bibliografia médica do mundo inteiro para descobrir por que nossas taxas dessas doenças continuam a disparar. Claro, dietas e estilos de vida mudaram, mas eu sentia que faltava uma peça no quebra-cabeça. E o que finalmente emergiu das páginas das melhores revistas científicas são evidências inegáveis de que essas condições desafiadoras são o produto da conexão entre nossas escolhas modernas de estilo de vida e o ácido úrico. Ele é um elemento crucial, que precisamos entender. Por mais que tenhamos aprendido no século xx aquilo que a proteína C-reativa nos diz sobre o nível de inflamação sistêmica do corpo, relacionado a muitas das doenças que nos afligem hoje, estamos descobrindo no século xxi que os níveis de ácido úrico se associam a disfunções e doenças a longo prazo. Todos nós precisamos controlar o peso, a glicemia e a pressão arterial, e a mesma coisa vale para o ácido úrico. Ele não é um personagem secundário e ocioso na história da química do corpo. É um causador de problemas de saúde, quando mal administrado.

Infelizmente, a maioria dos médicos ainda não está atenta a esses novos conhecimentos — conhecimentos que nos dizem, segundo um artigo científico importante, publicado pelo Colégio Americano de Reumatologia, que o ácido úrico elevado é responsável por 16%

da mortalidade, todas as causas somadas, e incríveis 39% de todos os males cardiovasculares.[11] Em uma convincente revisão de artigos, publicada em 2017, os pesquisadores escreveram:

> Um nível elevado de ácido úrico sérico [nível de ácido úrico no sangue] é um dos melhores preditores isolados do diabetes, e costuma preceder o desenvolvimento tanto da resistência à insulina quanto do diabetes tipo 2, tendo-se concluído que um quarto dos casos de diabetes pode ser atribuído a um nível elevado de ácido úrico sérico; e concluiu-se que níveis elevados de ácido úrico sérico estão fortemente associados à resistência à insulina e ao diabetes mellitus tipo 2.[12]

Logo depois, afirmam que "o ácido úrico sérico é um fator de risco forte e independente para o diabetes em pessoas de meia-idade e acima".[13] *Fator de risco independente* é um termo que você vai ouvir constantemente. É uma expressão que os pesquisadores usam para definir uma circunstância ou medição determinada, nesse caso o nível de ácido úrico, que *por si só* está relacionado a um mal ou a um dano para o corpo. Como irei explicar, uma pessoa com nível elevado de ácido úrico, que não tenha outro fator de risco para o diabetes tipo 2 (por exemplo, a obesidade), pode mesmo assim desenvolver diabetes, mesmo com peso normal, por causa das traquinagens insidiosas do ácido úrico.

Sem dúvida, o fator que mais contribui para a elevação do nível de ácido úrico no nosso mundo atual é o ingrediente mais barato e abundante que existe — o tipo de açúcar que nos dizem ser relativamente "seguro" porque não eleva diretamente a glicemia: a frutose.[14] E não estou demonizando a frutose de frutas frescas in natura. Estou falando da frutose refinada, altamente processada, que é incluída em muitos de nossos alimentos diários, entre eles os tão amados molhos de saladas, outros molhos, temperos, biscoitos, barrinhas energéticas, alimentos processados, bebidas e outros, que você nem imaginaria que contêm açúcar. Provavelmente você tem uma ideia de que o xarope de milho rico em frutose não é bom para você, mas não se dá conta da penetração desse ingrediente, e que você pode consumir frutose em excesso ingerindo outras formas de açúcar. As pesquisas que mostraram a verdadeira natureza da frutose só apareceram nas revistas científicas na última década, aproximadamente — e não têm nada a ver com aquilo que sua avó chamava de frutose. Embora a prestigiosa revista de medicina *The Lancet* tenha relatado a hiperuricemia induzida por frutose já em 1970,[15] foi só mais recentemente que entendemos de todo os efeitos adversos da frutose.

Não é novidade que dietas ricas em açúcar estão relacionadas a todo tipo de problemas de saúde. Mas não nos contaram o *como* e o *porquê* do efeito devastador do açúcar em nosso corpo, sobretudo no que diz respeito à frutose de fontes artificiais. Hoje compreendemos os mecanismos biológicos da frutose e sua relação velada com o ácido úrico. Ambos ajudam a entender as causas básicas dessas condições intratáveis — e não é uma relação frágil. Na verdade, evidências de estudos com seres humanos e com animais indicam que provavelmente a conexão entre os açúcares alimentares e a obesidade é impulsionada, em primeiro lugar, pelos efeitos metabólicos da frutose.[16] A forma como o corpo lida com a frutose envolve o ácido úrico, favorecendo diretamente a aparição da obesidade.

O outro grande culpado dos níveis elevados de ácido úrico é uma classe de substâncias químicas chamadas *purinas*, encontradas em todas as células vivas. Elas contribuem para uma fisiologia saudável, mas, como ocorre com a gordura corporal, são problemáticas quando em excesso. As purinas são compostos orgânicos que as células utilizam para fabricar os tijolinhos do DNA e do RNA. Quando as purinas são naturalmente decompostas pelo corpo, forma-se ácido úrico. Como as purinas — duas das quais, a adenina e a guanina — fornecem a espinha dorsal, ou os nucleotídeos, da formação do DNA e do RNA, tudo que tem a ver com a decomposição de tecidos (celular) vai elevar os níveis de ácido úrico. À medida que as células danificadas, agonizantes e mortas se decompõem, purinas são liberadas, transformando-se, nesse processo, em ácido úrico. As purinas também são componentes de outras importantes biomoléculas, tais como a ATP (adenosina trifosfato), uma potência energética, e as coenzimas de que necessitamos para as reações bioquímicas que mantêm a vida.

As purinas são mais comuns do que as pessoas se dão conta. Além de naturalmente produzidas pelo corpo durante a reposição celular, são abundantes em um amplo leque de alimentos, entre eles certos frutos do mar, carnes, pães multigrãos, cerveja e até alguns legumes e vegetais. Quando essas fontes externas de purinas são processadas pelo corpo, o ácido úrico é sintetizado, sobretudo no fígado, nos intestinos e no revestimento celular interno dos vasos sanguíneos (o chamado *endotélio vascular*). Sua prevalência em alimentos que consideramos "comidas de rico" é o motivo pelo qual a gota foi conhecida durante muito tempo como "a rainha das doenças e a doença dos reis".[17] Mas as purinas também estão à espreita em muitos alimentos considerados saudáveis em dietas populares. Durante a última década, pesquisas epidemiológicas de grande escala revelaram uma correlação entre a ingestão de alimentos ricos em purina e a concentração de ácido úrico no sangue. Não culpemos os vegetais, porém, pois, como veremos, apesar de certos vegetais (por exemplo, couve-flor e espinafre) e cogumelos serem ricos em purinas, eles podem não desencadear um aumento do ácido úrico.[18]

Durante meio século, dietas pobres em purina foram prescritas a pessoas propensas à gota e aos cálculos renais. Mas esse protocolo dietético vem sendo recomendado cada vez mais a qualquer pessoa que busque controlar o ácido úrico e o metabolismo. Não é porque você não está propenso a desenvolver gota ou cálculos renais, condições que também podem ter origens genéticas, que não sofrerá necessariamente as consequências da elevação crônica do ácido úrico.[19] A compreensão dessa substância que corre no corpo de todos nós traz pistas fundamentais para desvendar o mistério da saúde humana ideal.

Para pessoas que passaram por todo tipo de dieta "aprovada pelos médicos", sem resultado prático, mirar no ácido úrico supera uma enorme lacuna nessa equação. Se você não levar em conta o fator do ácido úrico, tentar as dietas low-carb, vegana, cetogênica, paleo, pescetariana, lectina zero ou até mediterrânea pode não bastar para ajudá-lo a perder o excesso de peso de forma permanente, ou para controlar com facilidade tanto a glicemia quanto a pressão arterial. Além disso, as descobertas recentes exigem uma revisão da maneira como entendemos o índice de glicemia e consumimos certos alimentos supostamente saudáveis. Os níveis de ácido úrico, em geral, podem ser equilibrados: 1) implementando mudanças simples na dieta; 2) dormindo e se exercitando adequadamente; 3) reduzindo a ingestão de medicamentos que aumentam o ácido úrico; 4) consumindo alimentos preciosos que reduzem o ácido, como ginja (um tipo de cereja), café, vitamina C e quercetina (as duas últimas são encontradas em vários alimentos e podem ser ingeridas sob forma de suplementos). Cuidar do microbioma também é vital no controle do ácido úrico; estudos revelam correlações entre a elevação do ácido úrico e aumentos significativos dos tipos de bactérias ruins associadas aos processos inflamatórios. Dei ao protocolo apresentado neste livro o nome de "Dieta LUV" — sigla de *lower uric values*, "índice úrico inferior". Neste livro, você aprenderá a reduzir o ácido úrico e a, depois disso, manter o nível ideal.

Minha pesquisa me ensinou coisas que a formação médica de décadas atrás — e minha experiência de vários anos desde então, tratando de pacientes como neurologista — nunca ensinou. Um motivo importante, no começo de tudo, para eu me tornar médico foi minha própria curiosidade. A curiosidade é uma razão crucial para eu fazer o que faço. Gosto de viver no limiar do fantástico, perguntando o tempo todo: por que os pacientes desenvolvem os problemas que desenvolvem? E, depois que resolvemos esses mistérios, como podemos alterar aquilo que fazemos como médicos para melhor atender nossos pacientes? Para mim, nunca bastou simplesmente tratar os sintomas de um problema — por exemplo, usar uma droga para reduzir a pressão arterial ou equilibrar a glicemia. Quero compreender a raiz desses problemas e de muitos outros, e então atacar as causas, não apenas as manifestações. Como gosto de dizer há muitos anos, meu interesse verdadeiro é me concentrar no fogo, e não apenas na fumaça.

O NOVO INDICADOR DE SAÚDE

Apesar da publicação do trabalho do dr. Haig mais de um século atrás, só de 2005 para cá, mais ou menos, o ácido úrico finalmente passou a ser encarado como algo além de um marcador de risco de gota e cálculos renais. Cientistas do mundo inteiro vêm confirmando, estudo após estudo, que ele pesa em nossa saúde. No Japão, o controle do ácido úrico já se tornou prática médica corrente, muito além do simples tratamento da gota. Eu soube de uma enorme quantidade de informações surpreendentes e empoderadoras durante minha busca por compreender o papel do ácido úrico em nossas vidas. Por exemplo, níveis elevados acarretam diretamente um aumento do armazenamento de lipídios, e existe um motivo para isso, que remonta a milhões de anos e que logo você vai entender (e valorizar). Nossos ancestrais primatas necessitavam de níveis altos de ácido úrico para formar depósitos de gordura que garantissem sua sobrevivência em épocas de desafios ambientais, como a escassez de água e alimentos.

Mas todos nós sabemos que a escassez alimentar não é uma realidade contemporânea para a maioria das pessoas que vive em países desenvolvidos. Nas próximas páginas, vou explorar a ideia de que nós, seres humanos, adquirimos mutações genéticas que nos fazem sofrer elevações do ácido úrico muito além do nível dos nossos ancestrais primatas, que não tinham essas mutações (nossos níveis excedem de longe os de outros mamíferos também). Ao tornar os primeiros seres humanos cada vez mais gordos e resistentes à insulina, o ácido úrico ajudou a sustentar a vida. Vou analisar como esse poderoso mecanismo de sobrevivência nos levou a passar esses genes às gerações seguintes, por nos propiciar a capacidade de persistir e procriar. Veremos, em seguida, como o ambiente e a evolução se chocam hoje, uma época de abundância calórica, e como essas mutações genéticas vêm se mostrando tão devastadoras para a nossa saúde. É uma história fascinante, que no fim das contas nos dá poder para controlar a sensibilidade à insulina, a pressão arterial, a produção de lipídios e até nossa cintura, além do risco de ter todo tipo de doença.

Quando começaram a aparecer as primeiras pesquisas sobre o papel do ácido úrico em outras doenças além da gota e do cálculo renal, a medicina tradicional, como era de esperar, tratou tudo isso como loucura. Hoje atingimos um ponto em que essa tese ganhou forte respaldo e vem sendo investigada no mundo inteiro, por seu potencial em relação às grandes questões de saúde do nosso tempo, entre elas a obesidade, o diabetes, as doenças cardiovasculares, a hipertensão e outras condições inflamatórias e degenerativas crônicas. É uma mensagem que todos devemos ouvir se quisermos viver mais tempo, em melhor forma e com saúde, evitando condições prejudiciais à vida totalmente preveníveis.

AUTOAVALIAÇÃO: COMO IDENTIFICAR A "BOMBA U" NA SUA VIDA

Você não sabe quais são seus níveis de ácido úrico (AU)? Certamente você passou por testes de rotina no passado, e pode até, na verdade, fazer em casa um autoteste, da mesma forma que mediria a glicemia, o peso ou a temperatura. Mesmo que você tenha uma ideia do seu nível de AU, que é, evidentemente, um número que muda durante o dia, é importante saber de forma geral o que influi nesse nível — desde aquilo que você ingere até os medicamentos que toma, o quão bem dorme e o quanto pratica exercícios físicos. Antes de tratarmos de todas as incríveis descobertas científicas sobre o papel do ácido úrico em sua vida, vamos começar com um questionário simples, que revela quais hábitos podem estar prejudicando você silenciosamente neste exato instante.

Responda às afirmações a seguir com a maior sinceridade possível. Não pense nas conexões com doenças que as frases dão a entender; apenas responda fielmente. Nos próximos capítulos você começará a entender por que as usei, em especial, e sua situação em relação aos fatores de risco. Observe que, caso se sinta entre o sim e o não, ou se sua resposta reflexiva for "às vezes" ou "raramente", responda "sim" por ora.

1. Eu tomo sucos de frutas (de qualquer tipo).

2. Eu tomo bebidas adoçadas, como refrigerantes, chás com sabores e isotônicos.

3. Eu como alimentos açucarados, como cereais, biscoitos, frutas secas e doces.

4. Eu uso o xilitol como adoçante artificial ou consumo produtos que o contêm.

5. Eu tomo diuréticos (também conhecidos como "pílulas de água") ou aspirinas de baixa dosagem.

6. Eu tomo cerveja e outras bebidas alcoólicas.

7. Tenho hipotireoidismo.

8. Tomo medicamentos imunossupressores (por exemplo, ciclosporina) e/ou betabloqueadores.

9. Tenho sobrepeso ou sou obeso (índice de massa corporal igual ou superior a 30).

10. Fui diagnosticado com hipertensão.

11. Adoro carnes de caça (veado, vitela, alce, rena, búfalo).

12. Como carnes de vísceras, como fígado, rim e moela.

13. Como carne vermelha (boi, cordeiro, porco, presunto) três ou mais vezes por semana.

14. Como muitos produtos do mar ricos em purina, como sardinha, anchova, cavalinha, mexilhão, vieira e arenque.

15. Como muitas carnes defumadas ou processadas, como o bacon.

16. Tenho psoríase e/ou problemas articulares.

17. Sofro de um transtorno metabólico (por exemplo, resistência à insulina, diabetes tipo 2).

18. Minha família tem histórico de gota e/ou problemas renais (por exemplo, insuficiência renal).

19. Tenho problemas de sono.

20. Não me exercito de forma regular.

Quanto mais "sins" você somar, maior o risco para sua saúde. Mas não entre em pânico. Depois que adquirir os conhecimentos e o know--how para rever seus hábitos, o risco logo irá se reduzir drasticamente.

Curiosamente, uma infecção repentina, uma desidratação, o excesso de exercícios, o jejum e dietas radicais também podem elevar os níveis de ácido úrico no corpo. Deixei esses fatores de risco de fora do questionário porque em geral estão relacionados a altas temporárias do ácido úrico, sem refletir a causa principal da maioria dos problemas crônicos das pessoas. No entanto, vou examinar todos esses fatores. Para aqueles que foram infectados pelo vírus causador da covid-19, vou abordar os riscos para a saúde futura que exigem atenção particular. Mais adiante, vou ensinar como interpretar seus índices de AU e propor metas numéricas que redefinem totalmente a faixa de referência — a forma como os médicos determinam a diferença entre "normal" e "anormal".

Estar na faixa normal já não é mais suficiente. É hora de falarmos em estar na faixa "ideal". Você merece isso. Também merece saber como repensar outros valores na equação da sua saúde, como a glicemia e a hemoglobina glicada. Um teste para esta última (também conhecido como teste de hemoglobina A1c, HbA1c) mede sua glicemia média dos três meses anteriores. É uma maneira muito empregada para diagnosticar diabetes e pré-diabetes. Mas os números-alvo que seu médico recomenda não são os mesmos que prescreverei. E atenção para esta notícia: a degeneração cerebral começa com uma hemoglobina glicada de 5,5%, valor que os médicos consideram normal.[20] Até uma glicemia de 105 mg/dL (miligramas por decilitro), que seu médico pode considerar boa, está correlacionada de forma significativa com o desenvolvimento de demência.[21] Não importa quais problemas de saúde o preocupam atualmente: duas metas fundamentais a atingir são a saúde metabólica e níveis controlados de inflamação sistêmica. Caso não saiba o que quero dizer com essas metas, logo saberá. E o controle do ácido úrico o ajuda a encontrar o caminho para atingi-las. É a porta de entrada para uma saúde vibrante.

Como este livro vai mostrar, o ácido úrico está longe de ser um subproduto ou um resíduo inerte. É hora de mudar a narrativa dogmática sobre essa substância que provoca e rege várias reações do corpo. Com o devido respeito aos meus colegas, devo adverti-lo de que seu médico pode ter desprezado um nível anormalmente elevado de ácido úrico nos seus exames de rotina caso você não sofra de gota ou problemas renais. Pode ter dito: "Não se preocupe". Nada poderia estar mais distante da verdade. Ele pode zombar da ideia de que a redução do ácido úrico é uma meta importante de saúde. Mas lembre-se, as pessoas tendem a minimizar aquilo que desconhecem.

Como já afirmei no passado, podemos optar por viver nossas vidas, venha o que vier, na esperança de que a medicina moderna vai descobrir um remédio para os males que inevitavelmente surgirão. Só que esse é um modelo condenado ao fracasso. Basta olhar para o Alzheimer, por exemplo, para constatar que não existe tratamento médico para ele, de nenhuma espécie. Este seria um tratamento festejado como nunca. Hoje, porém, temos informações científicas que revelam claramente como as tomadas de decisão corretas acerca do estilo de vida podem fazer muita coisa no sentido de *prevenir* essa condição sem tratamento. Tratar os sintomas da doença — por exemplo, reduzindo a pressão arterial com remédios, reduzindo a glicemia com remédios e tomando medicamentos criados para ajudar o coração a bater mais forte — não ataca as causas subjacentes do processo mórbido. Uma vez mais, isso representa tratar a fumaça e ignorar o fogo. O objetivo deste livro é mantê-lo saudável. Ele foi escrito para que você disponha de uma ferramenta nova, de ponta, amplamente validada, que logo se tornará uma peça central entre as demais da sua caixa de utilidades.

Pronto? Vamos lá!

PARTE I

O GUIA BÁSICO DO ÁCIDO ÚRICO

Caso a ideia de *não* saber qual o segredo para adquirir o controle sobre sua saúde — inclusive seu peso — o enlouqueça, prepare-se para virar uma pessoa feliz e bem-informada.

Todos sabemos que nossas escolhas nutricionais e fatores como exercícios, sono e redução do estresse são cruciais para o bem-estar geral. Mas às vezes saber exatamente *o que* comer, *como* se exercitar e ter um sono reparador e as melhores formas de desacelerar pode parecer difícil quando somos bombardeados diariamente com conselhos para fazer isso ou não fazer aquilo. E quando não sabemos *por que* essas metas são importantes, a motivação pode decair. É hora de aprender a diferença oculta entre saúde e doença no contexto dos níveis de ácido úrico. É hora de adquirir uma perspectiva nova e radical, que vai mostrar a você o caminho para a vitalidade e a saúde ideal. Conversei com os maiores especialistas mundiais sobre o assunto, devorei toda a bibliografia científica e fiz todo o dever de casa para você. Como mencionei, assim como ocorre com muitas pérolas de sabedoria na medicina, conhecimentos que podem ajudar a viver mais e melhor muitas vezes ficam encerrados na bibliografia especializada durante anos, até chegar aos ambientes médicos. A passagem do laboratório para a medicina clínica (isto é, para o consultório do médico) tem seu próprio ritmo por uma série de razões. Por sorte, o ácido úrico finalmente está tendo seu lugar ao sol. Pergunte aos que estudam essa nova e fascinante área de pesquisas, e eles lhe dirão que uma revolução está em andamento.

Na Parte I, darei um mergulho aprofundado na surpreendente e fascinante biologia do ácido úrico. Isso vai exigir um pouco de história, um pouco de ciência e de fisiologia e muitas observações sensatas sobre a Dieta LUV que você colocará em prática na Parte II. Reduzir o ácido úrico e mantê-lo em níveis saudáveis não é nem de longe tão difícil quanto você imagina. E não vai exigir uma transformação inviável do seu cotidiano, nem a eliminação de tudo aquilo que for doce e saboroso. Prometo usar estratégias confirmadas para tornar a compreensão tranquila e a execução fácil. Tudo de que você precisa são mudanças sutis nos seus hábitos diários. Porém, antes de entrarmos nesses detalhes, convém você ter uma visão panorâmica desse composto químico que tem um profundo impacto sobre o seu bem-estar atual e futuro. Ao concluir a Parte I, você terá um novo entendimento dos processos dentro do seu corpo, que devem ocorrer da forma mais ideal possível.

Você tem o poder de proteger seu corpo do declínio prematuro, de prevenir a deterioração de suas faculdades mentais e até de influenciar a forma como seu código genético atua, graças à magia da *epigenética*, tema que vou explorar. Algumas curiosidades para despertar seu interesse de cara:

- O ácido úrico provém de apenas três fontes: frutose, álcool e purinas (moléculas orgânicas encontradas no DNA e no RNA, que também podem ser encontradas em alimentos, algumas bebidas e nos tecidos do próprio corpo).

- O ácido úrico desencadeia a produção de lipídios — aumentando a cintura e enchendo o fígado de gorduras nocivas, mesmo quando você não tem sobrepeso nem é obeso.

- Níveis elevados de ácido úrico estão fortemente correlacionados ao sobrepeso e à obesidade, assim como ao risco de problemas cardiovasculares e hipertensão, declínio cognitivo, excesso de gordura no sangue e morte *por todo tipo de causa*.

Não sei você, mas, para mim, reduzir o risco de morte por qualquer causa é uma prioridade absoluta. E se isso representa prestar atenção nos níveis de ácido úrico, além de outros fatores que contribuem para a longevidade, estou dentro. Junte-se a mim.

1. A definição do U
A *conexão oculta entre as doenças contemporâneas, do diabetes à demência*

Porém, não apenas o pulso é afetado dessa forma pelo ácido úrico, mas este, por sua vez, afeta a circulação em — e em função de — vários órgãos importantes de tal modo e em tal grau que resta pouca dúvida quanto à real existência do causa e efeito a que me referi.
Alexander Haig, *O ácido úrico como fator na causação de doenças*, 1892

Quando pensamos nas leis da natureza que todos nós aceitamos e sob as quais vivemos, como os efeitos da gravidade, os princípios de tempo e espaço e até mesmo a importância da água e da comida para a sobrevivência humana, provavelmente você pensa em alguns antigos filósofos cujos legados estão preservados em pinturas e bustos nos museus atuais. Mesmo que nunca tenha estudado física, química ou medicina, é provável que lhe venham à mente alguns nomes: Hipócrates, Aristóteles, Platão, Newton e, talvez, o médico grego Galeno, que — antes da queda do Império Romano — foi o primeiro a descrever o sangue em nossas artérias e os nervos cranianos. Na história mais recente, tivemos o grande Louis Pasteur, que nos apresentou ao mundo dos micro-organismos; Edward Jenner, que criou a primeira vacina funcional; Ignaz Semmelweis, que nos ensinou a importância de lavar as mãos, principalmente em ambiente hospitalar; Albert Einstein, com sua teoria da relatividade; e Sir William Osler, que revolucionou a prática da medicina no século xx ensinando aos médicos a importância do aprendizado com base na atividade clínica, em vez do recurso exclusivo aos manuais. Mas provavelmente você não ouviu falar desse médico escocês do século xix chamado Alexander Haig, que apresentei algumas páginas atrás.

Assim como outros médicos responsáveis por revoluções na medicina, o dr. Haig fez a experiência primeiro em si mesmo. Ele documentou melhora em sua saúde depois de adotar uma dieta criada para reduzir o nível de ácido úrico. No final dos anos 1800, ele cortou a ingestão de carne, na tentativa de se livrar das enxaquecas que o atormentavam havia anos, e deu certo. A carne, como você logo descobrirá, contém ingredientes que elevam as taxas de ácido úrico no corpo (as purinas; veja Quadro p. 35 para mais detalhes). Em seguida, ele postulou que o excesso de ácido úrico pode causar não apenas dores de cabeças e enxaquecas, mas também depressão e epilepsia. No fim das contas, ele acabou concluindo que um amplo leque de doenças comuns está relacionado ao ácido úrico elevado, entre elas problemas cardiovasculares, câncer, demência, gota, hipertensão e derrames. Na verdade, credita-se a Haig a primazia na constatação do elo entre o excesso de ácido úrico e a hipertensão, uma vez que ele estudou intensamente a relação entre o ácido úrico, a pressão arterial e a circulação sanguínea. Em seu marcante livro *O ácido úrico como fator na causação de doenças*, de 1892, ele escreveu:

> Se minhas premissas forem válidas e minhas deduções forem corretas, e se o ácido úrico realmente influenciar a circulação no grau a que fui levado a acreditar que influencia, deduz-se que o ácido úrico efetivamente domina o funcionamento, a nutrição e a estrutura do corpo humano a um ponto nunca antes sonhado em nossa filosofia, e, em vez de afetar a estrutura de alguns tecidos fibrosos relativamente insignificantes nos quais é encontrado depois da morte, ele pode de fato dirigir o desenvolvimento, a história vital e a decadência final e a dissolução de todo tecido, dos mais importantes centros de nutrição e das mais ativas glândulas à matriz das unhas e à estrutura da pele e dos cabelos.[1]

Embora o livro do dr. Haig tenha tido sete edições e tenha sido traduzido em vários idiomas, e embora ele tenha atendido pacientes do mundo inteiro, de lugares tão distantes quanto a Índia e a China, durante o século xx mal se falou de sua obra. Porém, no século xxi as evidências que respaldam o papel do ácido úrico nos problemas de saúde da sociedade ocidental tornaram-se volumosas demais para ser ignoradas. Era hora de revisitar esse "sinal de alarme fisiológico", como o chama o dr. Richard Johnson.[2]

PURINAS E ÁCIDO ÚRICO: QUAL A RELAÇÃO?

As purinas são substâncias orgânicas naturais encontradas no corpo, onde desempenham importantes funções e ajudam a formar o material genético básico do nosso corpo — tanto o DNA quanto o RNA. As purinas, na verdade, pertencem a uma família de moléculas que contêm nitrogênio, chamadas *bases nitrogenadas*; elas ajudam a fabricar certos pares de nucleotídeos básicos (espinhas dorsais) tanto do DNA quanto do RNA. Pense na imagem clássica da estrutura do DNA, helicoidal, enrolada, como uma escada: seus degraus incluem moléculas de purina. Isso significa que, quando o material genético se decompõe, purinas são liberadas.

As purinas são verdadeiros tijolinhos da vida: junto com as pirimidinas, que também são bases nitrogenadas, ajudam a fabricar o material genético de todo organismo vivo. Também desempenham papéis importantes quando se conectam com certas células, via receptores especiais nelas, com repercussões de grande alcance — que afetam a circulação sanguínea, as funções cardíacas, as respostas inflamatórias e imunes, a experiência da dor, as funções digestivas e a absorção de nutrientes. Algumas purinas atuam até mesmo como neurotransmissores e antioxidantes.

Cerca de dois terços de nossas purinas são *endógenas* — produzidas naturalmente pelo corpo e encontradas dentro das células. As células do seu corpo estão em perpétuo estado de morte e renovação, e as purinas endógenas das células danificadas, agonizantes ou mortas precisam ser processadas. As purinas também são encontradas em muitos alimentos, como fígado, certos frutos do mar, carnes e álcool. Essas são as purinas *exógenas*, que entram no corpo através das dietas e são metabolizadas como parte do processo digestivo. Portanto, a *reserva de purina* total do seu corpo é uma combinação tanto de purinas endógenas quanto de exógenas, e quando elas são processadas pelo corpo o produto final de seu metabolismo é o ácido úrico. As purinas propriamente ditas não são tão nocivas, mas, caso a quantidade se torne excessiva e o corpo não consiga processá-las totalmente, acumula-se ácido úrico demais na corrente sanguínea. A maior parte do ácido úrico produzido em excesso se dissolve no sangue, passa pelos rins

> e deixa o corpo através da urina. Mas muitas coisas podem impe-
> dir a eliminação adequada do ácido úrico, que pode atingir níveis
> elevados no sangue e causar efeitos adversos no metabolismo, os
> quais terão um efeito dominó por todo o corpo e o cérebro.

A "CHAVINHA DA GORDURA"

Chegar à raiz da pressão arterial alta e das doenças cardíacas — grandes fatores de mortalidade — há décadas tem sido uma empreitada incômoda para cientistas do mundo inteiro. Um estudo transformador, iniciado na metade do século passado e ainda hoje em andamento, gerou novas ideias e levou a uma nova compreensão do ácido úrico na medicina moderna. Vou explicar melhor.

Um dos estudos mais premiados e respeitados já realizados nos Estados Unidos, o famoso Estudo Cardíaco de Framingham, acrescentou um enorme volume de dados à nossa compreensão de certos fatores de risco para doenças, sobretudo para as mais mortais de todas: as cardíacas.[3] Ele começou em 1948, com o recrutamento de 5209 homens e mulheres com idades entre trinta e 62 anos, da cidade de Framingham, em Massachusetts. Nenhuma delas tinha sofrido ataque cardíaco ou derrame, nem apresentara sintomas de doenças cardiovasculares. De lá para cá, o estudo acrescentou várias gerações descendentes do grupo original da pesquisa, o que permitiu aos cientistas monitorar cuidadosamente essas populações e reunir pistas de condições fisiológicas no contexto de uma infinidade de fatores — idade, sexo, problemas psicossociais, características físicas e padrões genéticos. Embora fosse originalmente focado em problemas cardíacos, o estudo proporcionou oportunidades extraordinárias e, francamente, irresistíveis de examinar os processos de outras doenças, do diabetes à demência.

Em 1999, os autores do estudo relataram que o ácido úrico elevado não causa, em si, os problemas cardíacos. Afirmaram, em vez disso, que a pressão arterial alta eleva o risco da doença e acaba elevando ao mesmo tempo os níveis de ácido úrico.[4] Essa conclusão, porém, não convenceu de todo o dr. Rick Johnson, porque os pesquisadores não haviam testado sua hipótese em animais de laboratório. Era uma conclusão incompleta. Johnson, à época na faculdade de medicina da Universidade da Flórida, vinha estudando as causas subjacentes de obesidade, diabetes, hipertensão e problemas renais havia décadas, e era autor de centenas de artigos de pesquisa sobre as conclusões.[5] Ele liderou um estudo próprio para verificar se elevar os níveis de ácido úrico com uma droga elevaria também a pressão arterial ou prejudicaria as funções renais.[6] Poucos anos antes, havia demonstrado que pequenas lesões renais em ratos podiam ensejar pressão arterial alta, descoberta que surpreendeu a ele e a seus colegas.[7] Essa experiência o levou a realizar uma série de estudos posteriores, revelando que níveis elevados de ácido úrico em ratos causavam pressão arterial alta de duas formas.[8]

Em primeiro lugar, o ácido úrico elevado desencadeia uma cascata de reações químicas chamadas, no conjunto, de *estresse oxidativo*, que comprime os vasos sanguíneos. Por sua vez, a pressão arterial aumenta, pois o coração é forçado a bombear mais sangue para a circulação. Reduzir o ácido úrico reverte esse efeito. Em segundo lugar, quando há um excesso constante de ácido úrico, podem ocorrer lesões e inflamações renais duradouras, tornando os rins menos capazes de exercer sua função e de expelir sal. Essa retenção de sal contribui ainda mais para o aumento da pressão arterial, já que o sal extra na corrente sanguínea suga água para os vasos sanguíneos, aumentando o volume total de sangue dentro deles. E, com mais sangue circulando pelos vasos, a pressão dentro deles aumenta, como acontece com a mangueira de jardim quando se abre mais a torneira.

Quando Johnson e sua equipe estudaram seres humanos para saber se eles reagiam de forma semelhante a níveis elevados de ácido úrico, ele mediu o ácido em adolescentes obesos com diagnóstico recente de hipertensão.[9] Para seu espanto, nada menos que 90% deles tinham ácido úrico elevado. Johnson e sua equipe começaram, então, a tratar trinta desses pacientes com *alopurinol*, uma droga que reduz o ácido úrico ao bloquear uma enzima do corpo necessária para produzi-lo. É importante notar que a droga restabeleceu a pressão arterial normal em 85% dos adolescentes, pela simples redução do ácido úrico.

Esse estudo esclarecedor foi parar no prestigioso *Journal of the American Medical Association* no ano de 2008, e desde então os resultados foram replicados várias vezes por outros pesquisadores mundo afora, inclusive em estudos focados em adultos. Na verdade, as pesquisas feitas entre adultos com hiperuricemia assintomática mostraram que administrar alopurinol para reduzir o ácido úrico melhora vários fatores relacionados às funções cardiovasculares e cerebrais, da pressão arterial à gordura no sangue, passando pelos marcadores inflamatórios.[10] Mas levaria tempo até os cientistas elucidarem integralmente as conexões de causa e efeito em descobertas tão reveladoras — tempo para perceber e ficar em dia com as evidências que se acumulam sobre o ácido úrico.[11]

Uma pergunta provocadora à qual Johnson buscou responder: quem vem primeiro, a obesidade ou a pressão arterial alta? Poderia o ácido úrico ser o gatilho não apenas da pressão arterial alta, mas da própria obesidade, conjecturou ele? Em seguida, pensou na evolução e no conceito da "lei do mais gordo": somos programados, como os demais primatas, para armazenar gordura quando as calorias são abundantes, preparando-nos para os períodos de escassez alimentar. Somos muito eficientes no armazenamento de energia quando a comida é abundante. Também somos programados para ficarmos resistentes à insulina, sob certas circunstâncias, a fim de economizar a preciosa glicose sanguínea para o cérebro, de modo que este permaneça plenamente funcional e com rapidez de raciocínio — um mecanismo de sobrevivência que nos ajuda a encontrar água e comida. Johnson dava a essa programação especial o nome de "chavinha de gordura", e chegou a explicar que ela resulta de uma série de mutações genéticas ocorridas ao longo de milhões de anos em nossos grandes macacos ancestrais, até o surgimento do *Homo sapiens*. Como você verá no próximo capítulo, no cerne dessa biologia do reino animal encontra-se uma enzima chamada *uricase*, que converte o ácido úrico em outras substâncias que podem ser expelidas com facilidade pelos rins. A uricase é encontrada na maioria das espécies de peixes e anfíbios, em alguns outros mamíferos e até em bactérias — porém não em aves, nem na maioria dos répteis, nem em mamíferos da família dos hominídeos, que inclui nossos ancestrais fósseis, os macacos antropoides, e a nós mesmos.

O que teria acontecido com nossa uricase? Teria a Mãe Natureza cometido um terrível equívoco? Não: ao longo do processo evolutivo, e em nome da própria sobrevivência, nossos ancestrais macacos desativaram os genes necessários para fabricar a uricase, transformando-os em "pseudogenes", ou a versão biológica de arquivos de computador corrompidos.[12] Simplificando, os genes que codificam a uricase desenvolveram mutações que impediram totalmente nossos ancestrais distantes, e nós mesmos, de produzir essa enzima. Para desenvolver a "chavinha" da gordura, tivemos que aumentar nossos níveis de ácido úrico, desativando os diversos genes que contêm as instruções para a produção de uricase. Menos uricase quer dizer menos ácido úrico, permitindo que a chavinha de gordura fique ligada.

Essa foi uma barganha evolutiva arriscada: cortar o funcionamento dos genes da uricase para permitir um armazenamento de energia mais eficiente, menos risco de fome e, no fim das contas, maior chance de sobrevivência. Os genes defuntos de uricase são o motivo pelo qual nosso sangue contém três ou quatro vezes mais ácido úrico que o dos outros mamíferos, o que nos predispõe a certas condições de saúde. Na verdade, simplesmente não adquirimos a fisiologia para lidar com tantas calorias disponíveis o tempo todo, o ano inteiro. A frutose é particularmente nociva porque, como você verá mais adiante, mostrou-se incrivelmente eficiente em ligar essa chavinha e fazer o corpo estocar gordura, elevando os níveis tanto da glicemia quanto da pressão arterial — diretamente através da ação do ácido úrico. Resumindo, a frutose gera ácido úrico ao ser metabolizada pelo corpo, e, sem a uricase para decompor facilmente tanto ácido úrico, a chavinha de gordura fica no modo "on", e a frutose se transforma em gordura. Essa fisiologia "da fruta ao frito" impediu que os antigos primatas morressem durante longos invernos sem frutas. As circunstâncias mudaram, mas nossa genética — e, portanto, nossa fisiologia —, não.

Para piorar as coisas, o acúmulo de ácido úrico amplifica os efeitos da frutose. O que era ruim fica ainda pior. Pesquisadores demonstraram que camundongos sob dieta rica em frutose comiam mais e se movimentavam menos que camundongos com uma dieta mais saudável.[13] Os camundongos também acumulavam mais gordura: esse aumento do peso corporal ocorre, em parte, porque a frutose silencia o hormônio leptina, do qual precisamos para saber a hora de parar de comer. Até mesmo um consumo moderado de frutose pode ter efeitos monumentais sobre a saúde hepática, no metabolismo da gordura, na resistência à insulina e no comportamento alimentar.[14] Vou tratar mais detalhadamente de toda essa bioquímica em breve, mas por ora saiba que, embora possamos estar geneticamente condenados a engordar em um mundo de calorias abundantes, é possível escolher conscientemente essas calorias, e nem todas nasceram iguais. Também podemos decidir como recorrer ao "time de apoio" preferido do corpo: sono, exercícios e controle dos horários de alimentação.

No título de um artigo de 2016, uma equipe de pesquisadores da Turquia e do Japão foi direta: "Ácido úrico na síndrome metabólica: De observador inocente a ator central". Eles afirmaram que o ácido úrico havia sido oficialmente "declarado culpado de uma série de doenças crônicas, entre elas hipertensão, síndrome metabólica, diabetes, doença hepática gordurosa não alcoólica e doenças renais crônicas".[15] A conclusão é instrutiva: "Embora o ácido úrico antes fosse tema de conversa no jantar apenas para os que sofriam de gota e cálculos renais, hoje vem sendo considerado o possível maestro da sinfonia mundial de obesidade, diabetes e doenças cardiorrenais" ("cardiorrenais" refere-se a um espectro de transtornos que envolvem ao mesmo tempo o coração e os rins). Eu colocaria *maestro* em itálico, porque diz muita coisa.

Em um estudo mais amplo, realizado no Japão em 2020, acompanhando mais de meio milhão de pessoas entre os quarenta e os 74 anos ao longo de sete anos, os pesquisadores avaliaram a associação entre o ácido úrico no sangue e a mortalidade, tanto cardiovascular quanto por todas as causas.[16] Concluíram que "um aumento significativo no *hazard ratio* [risco relativo] para mortalidade, de todas as causas, foi observado com um aumento do ácido úrico sérico maior ou igual a 7mg/dL nos homens, e maior ou igual a 5 mg/dL nas mulheres. Tendência semelhante foi observada para a mortalidade cardiovascular". O estudo revelou que mesmo um *ligeiro* aumento nos níveis de ácido úrico no sangue é um fator de risco independente para morte tanto em homens quanto em mulheres. Além disso, os valores limites de ácido úrico para essa mortalidade podem variar entre homens e mulheres. Sei que ainda não abordei esses valores, mas como uma prévia de informações virão depois posso adiantar que o ideal é manter o nível de ácido úrico no máximo em 5,5 mg/dL, para homens, mulheres ou crianças. Essa recomendação é uma meta mais rigorosa do que as recomendações médicas consolidadas consideram normal, mas lembre-se de que estamos almejando um sarrafo mais rigoroso — ideal. Embora os homens, em geral, tenham taxas de ácido úrico mais elevadas que as mulheres (e corram um risco geral maior de hiperuricemia e gota), isso não quer dizer que é impossível manter um nível inferior a 5,5 mg/dL. Significa que alguns homens terão que se esforçar mais que as mulheres para reduzir o ácido, mas essa é mais uma razão para que eles sigam este programa.

Não podemos esquecer o estudo fundamental que eu enfatizei brevemente na introdução, que constatou, em um período de oito anos, um aumento de 16% no risco de morte, por qualquer causa, entre pessoas com ácido úrico elevado, assim como um aumento de cerca de 40% no risco de morte por doenças cardiovasculares e um aumento de 35% no risco de morte por isquemia, causada por bloqueio em uma artéria que fornece sangue ao cérebro.[17] Além disso, os pesquisadores descobriram um efeito bola de neve — um aumento de 8% a 13% no risco de morte a cada mg/dL de ácido úrico no sangue acima de 7 mg/dL. Não é um estudo pequeno, já que inclui mais de 40 mil homens e quase 50 mil mulheres de 35 anos ou mais, monitorados ao longo de todo o período. O que eu considero mais notável é que as pesquisas hoje mostram que o risco de morte por ácido úrico elevado é maior do que o de pessoas com histórico de doenças coronarianas! Outra coisa que me chamou a atenção no meu mergulho nas pesquisas: você pode não ter pressão arterial elevada; pode não ser obeso, diabético, nem sequer fumante; mesmo assim, ter o ácido úrico elevado — *mesmo minimamente* — aumenta seu risco de morte prematura.

Uma boa pergunta: por que não ouvimos falar disso antes? Bem, ao longo da história, como mencionei, só ouvimos falar de ácido úrico elevado no contexto da gota e dos cálculos renais. Mas agora, finalmente, estamos documentando o assassino silencioso: a hiperuricemia assintomática. Níveis de ácido úrico no teto fazem mal ao corpo, mas você não vê que isso acontece, porque não sente sintomas nem sofre de gota ou cálculo renal. Porém, a hiperuricemia assintomática é *preditiva* do desenvolvimento de pressão arterial elevada, obesidade, diabetes, doenças renais crônicas e doença hepática gordurosa não alcoólica, ou DHGNA na sigla em inglês. Esta última é uma das doenças hepáticas crônica mais comuns, sendo chamada de "motor emergente da hipertensão".[18] A prevalência de DHGNA dobrou nos últimos vinte anos, passando de 24% para 42% nos países ocidentais e de 5% para 30% nos asiáticos.[19] E, uma vez mais, o ácido úrico desempenha um papel de protagonista, aumentando diretamente a produção de gordura nas células hepáticas, o que acaba levando à DHGNA.

Costuma-se constatar o fígado gorduroso em alcoólatras, cujo consumo excessivo desencadeia grande quantidade de lipídios no fígado. Mas muitas pessoas que bebem pouco, ou nem bebem, podem acabar com o mesmo problema e com o mesmo processo — uma ruptura do metabolismo do corpo leva ao acúmulo de gordura no fígado, paralisando seu funcionamento e levando, potencialmente, à alteração cicatricial e à cirrose. As bem conhecidas causas primordiais da DHGNA são obesidade, diabetes, dislipidemia (excesso de gordura no sangue) e resistência à insulina. Pressão arterial alta e ácido úrico alto também estão envolvidos, e novas pesquisas revelam que, ao contrário do senso comum, não é preciso ter sobrepeso ou obesidade para sofrer de DHGNA.[20] Muitas pessoas por aí que hoje têm o peso ideal carregam um fígado gorduroso, a caminho da decadência física. Na verdade, alguns médicos reduziram a progressão da DHGNA simplesmente reduzindo os níveis de ácido úrico com medicamentos e estratégias de estilo de vida.[21] Isso diz muita coisa.

Uma das forças recônditas que interligam todas essas condições são os processos inflamatórios. Ácido úrico elevado e inflamações sistêmicas elevadas andam lado a lado, pois o ácido úrico alto amplifica e estimula inflamações. Muitas pessoas já observaram que as inflamações[22] crônicas são uma causa fundamental de graves problemas de saúde e de morte; estão associadas a doenças arteriais coronarianas, câncer, diabetes, Alzheimer e virtualmente todas as doenças crônicas que se pode imaginar. Hoje ninguém debate esse fato, mas não muito tempo atrás não podíamos conceber uma conexão entre uma topada no dedão (e a vermelhidão e o inchaço agudos que são indícios claros e óbvios de inflamação) e Alzheimer (cujo mecanismo central são inflamações invisíveis e imperceptíveis). Isso não quer dizer que dar uma topada causa Alzheimer, mas que os dois problemas compartilham o mesmo fenômeno subjacente: processos inflamatórios. Da mesma forma, doenças cardíacas e câncer são dois males diferentes com um mesmo denominador comum: as inflamações.

Em 23 de fevereiro de 2004, a capa da revista *Time* mostrou a silhueta de um ser humano, aparentemente em chamas, com uma manchete ousada: O ASSASSINO SILENCIOSO.[23] A matéria era sobre o "surpreendente elo entre inflamações e ataques cardíacos, câncer, Alzheimer e outras doenças".[24] Esse conceito era, na época, mera "teoria", a maioria com evidências "circunstanciais", mas "que começam a parecer mais fortes", à medida que os médicos passaram a constatar melhorias drásticas em todos os aspectos quando pacientes com várias condições se beneficiavam de medicamentos anti-inflamatórios.[25] Olhando para trás, é espantoso pensar que há menos de vinte anos estávamos apenas começando a compreender uma causa fundamental de doenças crônicas. Também é espantoso pensar que as mesmas estratégias inflamatórias que nosso corpo usou durante milênios para combater invasores microbianos e ajudar a cicatrizar feridas abertas poderiam fugir do nosso controle e nos deixar cronicamente inflamados: é como se, de um ponto de vista evolutivo, fôssemos vítimas de nosso próprio sucesso. Em vez de ser um mecanismo de defesa imunológica transitório e útil, as inflamações se tornaram persistentes e nocivas — impedindo-nos, afinal, de atingir uma idade avançada.

Adoro pegar emprestada uma analogia usada por meu bom amigo e colega, dr. David Ludwig, pesquisador em nutrição, médico e professor da faculdade de medicina de Harvard, para descrever esse incêndio interno:

Imagine esfregar com uma lixa a parte de baixo do seu braço. Em pouco tempo a área fica vermelha, inchada e mole — as marcas de uma inflamação aguda. Agora imagine se esse processo inflamatório ocorrer anos a fio dentro do seu corpo, afetando todos os órgãos vitais em razão de uma dieta ruim, estresse, privação do sono, falta de exercício e outras exposições. As inflamações crônicas podem não causar dor de imediato, mas silenciosamente atuam como os maiores assassinos de nossa era.[26]

Hoje precisamos levar em conta o ácido úrico como parte importante dessa história — outra situação em que nos tornamos vítimas de nosso próprio sucesso, do ponto de vista evolutivo. Há estudos em andamento que traçam aumentos paralelos tanto dos níveis de ácido úrico quanto de inflamações crônicas, o que é medido, em geral, pela quantidade da proteína C-reativa no sangue.

Talvez alguns de vocês já saibam que a proteína C-reativa (PCR) é um marcador comum de inflamações no corpo, facilmente testado em exames de sangue. O nível ideal é de 3 mg/L (miligramas por litro) ou menos; acima disso estão relacionadas a todo tipo de problema. Muitos fatores estão associados ao aumento da PCR, entre eles ganho de peso, diabetes, hipertensão, fumo, terapia de reposição de estrogênio, colesterol alto e até alguma predisposição genética. A PCR alta é um denominador comum em disfunções físicas e doenças e está associada a um amplo espectro de condições inflamatórias, como artrite reumatoide, doenças cardíacas coronarianas, degeneração macular relacionada à idade, Parkinson, derrames hemorrágicos e diabetes tipo 2. Na minha área, uma PCR alta é um fator de risco para danos cerebrais, declínio cognitivo, depressão e demências, inclusive Alzheimer. E hoje sabemos que os níveis de ácido úrico e a PCR compartilham uma relação: o ácido úrico elevado tem correlação direta com a presença elevada de PCR, assim como de outras substâncias químicas inflamatórias (citocinas). Por exemplo, em um estudo fruto do esforço colaborativo de pesquisadores italianos e dos Institutos Nacionais sobre Envelhecimento dos Estados Unidos, altas do ácido úrico permitiram prever diretamente altas da PCR, em um período de três anos, em um grande grupo de homens e mulheres entre os 21 e os 98 anos.[27]

Em outro estudo bastante alarmante, que buscou determinar a conexão entre o ácido úrico e substâncias químicas inflamatórias, entre elas a PCR, uma equipe de pesquisadores alemães concluiu que o ácido úrico elevado, em um grupo de mais de mil pacientes de alto risco entre os trinta e os setenta anos, todos eles com doença arterial coronariana estável, foi um melhor preditor de eventos adversos de doenças cardiovasculares (DCVs) que a PCR ou a IL-6 (interleucina-6), outro marcador de inflamações no corpo.[28] Em suas conclusões, eles afirmaram que a relação entre o ácido úrico elevado e o aumento do risco de futuros eventos de DCVs era "estatisticamente relevante", mesmo após ajustes para outros fatores de risco. E eles sugeriram que o ácido úrico elevado, *por si só*, poderia estar causando esses episódios adversos — conexão que não foi constatada entre os marcadores inflamatórios e os eventos de DCVs. A descoberta mais perturbadora do estudo é um aumento do risco de eventos de DCVs mesmo com elevações do ácido úrico dentro da faixa normal.

Vale reiterar: o aumento do risco ficou claramente evidenciado em níveis considerados normais. Outros estudos confirmaram essas conclusões, mostrando que os níveis de ácido úrico espelham os níveis de inflamação sistêmica e podem na verdade servir não apenas como um marcador indireto de inflamações, mas também como *amplificador* dessas inflamações. O que significa que os níveis de ácido úrico estão diretamente ligados a todas as doenças que implicam inflamações. É isso que coloca o ácido úrico elevado no centro de qualquer discussão sobre o risco de doenças.

A lição é clara: o ácido úrico sem controle pode ser uma sentença de morte. Devo acrescentar que isso não diz respeito apenas a adultos e idosos, supondo-se, equivocadamente, que as condições que eles terão de enfrentar são fruto da idade e do desgaste natural do corpo. A mensagem tem consequências importantes para as crianças, também, cada vez mais diagnosticadas com problemas antes observados apenas em adultos — resistência à insulina, diabetes (os casos de diabetes tipo 2 mais que dobraram entre crianças durante a pandemia do coronavírus), hipertensão, obesidade, DHGNA, sinais precoces de doenças cardiovasculares e, sim, ácido úrico elevado.[29] Já está consolidado na bibliografia médica, depois de amplos estudos que levaram mais de uma década, que elevações do ácido úrico na infância desempenham um papel-chave — na verdade até permitindo prever — no desenvolvimento de pressão arterial elevada e doenças renais na idade adulta.[30] Claramente, as manifestações de doenças começam na juventude, com simples hiperuricemia, que em grande parte passa despercebida. E, curiosamente, os níveis de ácido úrico na saliva de adolescentes podem até prever a acumulação de gordura corporal na idade adulta.[31] Isso pode significar que dispomos de uma forma nova e não invasiva de detectar alterações precoces na fisiologia do adolescente, que podem levar a desfechos indesejados em relação ao peso e ao metabolismo.

ALTOS E BAIXOS: CONHEÇA SEUS NÚMEROS

Quando chegarmos às instruções do programa, na Parte II, recomendarei que você teste seu nível de ácido úrico assim que acordar, e pelo menos uma vez por semana antes de comer ou se exercitar. Testar o ácido úrico descerra uma janela na saúde e no funcionamento do seu metabolismo, que tem tudo a ver com sua saúde geral e com o risco de declínio. O ácido úrico tende a aumentar durante o sono, atingindo o pico por volta das cinco da manhã, que é, curiosamente, a mesma hora do dia do pico de ataques cardíacos.

Além disso, vou incentivá-lo a testar a glicemia regularmente, de preferência com um monitor de glicose, para saber exatamente sua situação em cada momento e como suas escolhas diárias estão afetando sua biologia. Você pode monitorar em tempo real como seu corpo reage à comida, à hora das refeições, aos exercícios, ao estresse e ao sono. A combinação de testes regulares de ácido úrico e glicemia está entre as estratégias mais poderosas de gestão da própria saúde, permitindo saber quando agir, com intervenções como reduzir a ingestão de certos alimentos e o ritmo de seus exercícios, para aprimorar o metabolismo. O autoteste, porém, não será exigido na Dieta LUV. Se você seguir o programa, mesmo sem os testes, acredito que sentirá mudanças positivas que o deixarão mais forte e o farão progredir rumo à saúde ideal. A essa altura provavelmente você é quem vai fazer questão de ver seus números!

ÁCIDO ÚRICO: DO SEU METABOLISMO À SUA IMUNIDADE

Há muitos anos os médicos sabem que as pessoas obesas, as que têm problemas cardíacos e aquelas com níveis mórbidos de gordura corporal possuem taxas mais altas de ácido úrico do que seus pares magros e em forma, com níveis normais de gordura corporal. Mas nunca prestaram muita atenção a esses níveis de ácido úrico, nem se deram conta de que eles desempenham um papel importante na conexão entre obesidade e gordura corporal. Até agora.

A prevalência da obesidade e de doenças relacionadas à obesidade nos Estados Unidos e no mundo inteiro vem aumentando rapidamente: impressionantes 73,6% da população americana acima dos vinte anos é considerada com sobrepeso ou obesa.[32] Isso dá mais ou menos três em cada quatro adultos. Só na categoria "obesidade" são 42,5% dos adultos acima dos vinte.[33] E, como observado por cientistas em um artigo de 2019 publicado no *International Journal of Obesity*, estima-se que nada menos que a metade dos adultos americanos será classificada como obesa em 2030.[34] É assustador. Ainda mais assustador é o fato de que o diabetes, a condição mais associada à obesidade, hoje aflige pouco mais de 10% da população americana. E as crianças não são poupadas: mais de 20% dos adolescentes entre os doze e os dezenove anos, e das crianças entre os seis e os onze, são obesos.[35] Na faixa etária dos dois aos cinco, o percentual de crianças obesas paira logo acima dos 13%.[36]

A obesidade é apenas uma de muitas doenças metabólicas abarcadas pelo abrangente termo de *síndromes metabólicas*, que representam a maior ameaça à saúde pública no século XXI. Para ser mais claro, "síndrome metabólica" refere-se a um aglomerado de condições que aumentam o risco de doenças cardíacas, derrames, diabetes, apneia do sono, doenças hepáticas e renais, câncer e Alzheimer. E aumentam imensamente até o risco de morrer de infecções como a covid-19 (veja Quadro na p. 50), ou pelo menos o risco de sofrer de síndromes de longo prazo que não diminuem mesmo passada a infecção aguda.

A síndrome metabólica possui cinco características principais — você só precisa ticar três dos quadradinhos abaixo para receber o diagnóstico:

- pressão arterial alta;

- glicemia alta;

- excesso de gordura corporal na cintura (acima de 100 nos homens e acima de 90 nas mulheres);

- triglicerídeos (um tipo de gordura corporal) altos no sangue; e

- níveis anormais de colesterol (sobretudo, baixo HDL, ou baixo colesterol "bom").

A maioria das características da síndrome metabólica não é óbvia, a menos que você esteja à procura delas. Muitos médicos especialistas afirmam que a síndrome metabólica pode ser a condição mais séria e mais comum *da qual você nunca ouviu falar*. E está em alta. Hoje, sabe-se que afeta cerca de 35% dos adultos, percentual que aumenta para cerca de 50% entre os adultos de sessenta anos ou mais.[37] Embora seja menos comum entre indivíduos de peso normal do que entre aqueles com sobrepeso e obesidade, ela também ocorre no primeiro grupo. Como afirmaram os Centro de Controle de Doenças (CDC) dos Estados Unidos em 2020, na esteira de um estudo feito por pesquisadores da Universidade de Nova York, pessoas de peso normal com síndrome metabólica têm um risco de morte 70% maior do que aqueles que não sofrem dessa condição.[38] Além disso, constatou-se que a taxa de mortalidade era ainda maior no grupo de pessoas com peso normal e síndrome metabólica, comparado ao grupo com sobrepeso ou obeso, mas sem a síndrome. Os autores do estudo ressaltaram a importância de identificar esses indivíduos com síndrome metabólica que desafiam o estereótipo de sobrepeso ou obesidade. Se você está com peso normal e mesmo assim ticou três dos quadrados acima, então muita coisa está acontecendo nos bastidores, e isso certamente inclui o ácido úrico, sobretudo seu papel na criação e no armazenamento de gordura. Na verdade, fabricar e armazenar gordura é tão decisivo para todos os componentes da síndrome metabólica que os pesquisadores vêm dando um novo nome a essa síndrome: "condição de armazenamento de gordura".[39]

Muitos acham que as doenças metabólicas não são tão nocivas assim, e que não desempenham papel importante no risco de contrair doenças tão díspares, entre elas infecções fatais. Afinal, segue o raciocínio, pessoas com glicemia alta, hipertensão e/ou colesterol alto conseguem controlar e administrar essas condições com medicamentos e mudanças de estilo de vida. Mas os transtornos metabólicos são pragas. Aumentam significativamente o risco não apenas de desenvolver diabetes, doenças cardiovasculares e doenças renais crônicas, mas também várias doenças degenerativas anos depois — inclusive demências e Alzheimer. Na verdade, como já escrevi extensamente no passado, o diabetes e as doenças cerebrais são as mais perniciosas e dispendiosas dos Estados Unidos, embora amplamente preveníveis e singularmente conectadas: ter diabetes tipo 2 no mínimo duplica o risco de Alzheimer, e pode chegar a *quadruplicar* o risco de uma pessoa vulnerável desenvolver a doença.[40] Especificamente, contrair diabetes tipo 2 antes dos sessenta anos duplica o risco de demência, e a cada cinco anos que a pessoa convive com o diabetes seu risco de demência aumenta em 24%.[41] As pesquisas também mostram que a rota para o declínio cognitivo grave, pelo consumo de alimentos açucarados em excesso, não precisa sequer incluir o diabetes.[42] Em outras palavras, quanto maior o açúcar no sangue, mais rápido o declínio cognitivo — seja a pessoa diabética ou não. Essa relação também vale para o ácido úrico, como você verá: quanto mais alto seu nível, mais rápido o declínio cognitivo, mesmo na ausência de gota ou doenças renais. Cientistas já documentaram uma correlação direta entre o ácido úrico elevado e o encolhimento cerebral, com desempenho cognitivo declinante (e ainda dizem que a hiperuricemia é "assintomática"!). Além disso, você verá como o "metabolismo cerebral da frutose" passou a ser considerado um importante impulsionador em potencial do Alzheimer.[43] A forma como a frutose se comporta no cérebro, e como é metabolizada, pode ser deletéria para a dinâmica energética do cérebro e, afinal, para a saúde e o funcionamento dele.

UMA NOTA SOBRE COVID

A conexão entre o risco de morrer de uma infecção como a covid-19 e possuir uma disfunção metabólica pode não parecer evidente, mas é profunda e está totalmente relacionada à premissa deste livro. Para compreender esse elo fugidio, basta olhar a elevada taxa de mortalidade entre pessoas com síndrome metabólica que contraíram a covid-19. Em meados de janeiro de 2021, pesquisadores declararam a síndrome metabólica um importante previsor de desfechos graves em pacientes de covid-19.[44] Os números são espantosos: pacientes com síndrome metabólica tiveram um aumento de 40% na mortalidade, todas as causas somadas, 68% de aumento na necessidade de cuidados críticos de saúde e 90% de aumento na necessidade de ventilação mecânica, na comparação com pacientes sem síndrome metabólica. E estudos sobre a relação entre ácido úrico e covid-19 estão começando a aparecer na bibliografia científica, mostrando que pessoas que deram entrada no hospital com a infecção e com níveis elevados de ácido úrico tinham uma chance 2,6 vezes maior de ir para a UTI com ventilação, ou de morrer, do que pacientes cujos níveis eram normais.[45]

Não admira que o palco estivesse armado para uma catástrofe sanitária quando a covid-19 começou a pegar carona mundo afora, em navios, aviões, trens e automóveis.

Ainda há muito que não sabemos sobre esse vírus e seus efeitos de longo prazo sobre as pessoas expostas a ele. Na minha área, médicos e pesquisadores vêm lutando furiosamente para descobrir que tipos de complicação de longo prazo uma infecção por covid-19 pode ter sobre as funções cerebrais e o risco de neurodegeneração posterior, incluindo Alzheimer. A covid-19 é, inicialmente, uma infecção respiratória, mas sabemos que também é uma doença inflamatória vascular com efeitos de amplo alcance que ricocheteiam por todo o corpo, causando danos em virtualmente todos os tecidos, inclusive dos sistemas cardiovascular e neurológico. Quando se tornou evidente que o vírus causava déficits neurológicos, desde os bem pequenos, como perda temporária do paladar e do olfato, até problemas mais sérios, como derrames, convulsões e delírio — sem falar em transtornos psiquiátricos, como ansiedade e depressão —, as pessoas despertaram para o fato de que não se trata de apenas mais uma gripe forte. Segundo os cálculos de um estudo de grande dimensão, um terço dos pacientes diagnosticados com covid-19 vivenciam uma doença psiquiátrica ou neurológica nos seis meses seguintes.[46] Isso coloca a covid-19 em uma posição única.

Quando essa pandemia arrefecer, ainda estaremos vivendo um longo processo posterior, durante o qual dezenas de milhões de pessoas que foram infectadas terão que lidar com sintomas relacionados à covid por tempo indefinido — a chamada "covid longa". Os dois principais impulsionadores da covid longa parecem ser os danos a órgãos e vasos sanguíneos, assim como uma super-reação imune. Se a pessoa terá covid longa ou não, isso provavelmente será resultado de uma interação complexa de fatores genéticos, epigenéticos e ambientais. Minha esperança é que os padrões dos dados que se acumulam nos ajudarão a prever melhor quem tem maior probabilidade de desenvolver uma doença prolongada, e a descobrir como tratar melhor esses indivíduos. Programas de recuperação de covid longa estão começando a aparecer em toda parte nos Estados Unidos, inclusive em lugares como o Hospital Mount Sinai, em Nova York, onde uma clínica de pós-covid foi criada.

Mesmo sem ter muito controle sobre fatores que podem ameaçar a regulagem imunológica, como o câncer e a quimioterapia, quando se trata de problemas como o diabetes, doença arterial coronariana e obesidade, nossas escolhas de vida têm enorme influência. A obesidade está entre as condições comuns que separam gente que sofreu muito ou morreu de covid-19 de outros, que não sofreram. Em um estudo publicado na *Obesity Reviews*, pesquisadores de várias universidades, em conjunto com o Banco Mundial, realizaram uma meta-análise de 75 estudos avaliando a relação da obesidade com o espectro de eventos da covid-19 — do risco de contrai-la à morte como seu resultado.[47] As conclusões desse estudo são eloquentes. Comparando indivíduos obesos com não obesos, a obesidade mostrou-se associada a um risco 46% maior de positivo para covid, um risco 113% maior de hospitalização, um risco 74% maior de entrada na UTI e um risco 48% maior de morte em razão do vírus. Os autores deixaram bem claro que, de forma mecanicista, uma das principais razões para essas métricas relacionadas à obesidade tem a ver com a ruptura da função imune. Afirmaram: "As incapacitações imunológicas dos indivíduos com obesidade demonstram a convergência dos riscos de doenças crônicas e infecciosas. Elas expõem uma grande parcela da população mundial, em situação de sobrepeso ou obesidade, a um risco maior de infecções pulmonares virais como a covid-19".

Aguardamos esperançosos o desenvolvimento de uma imunidade de rebanho global, assim como protocolos de tratamento mais eficazes contra o impacto do vírus nas pessoas que o contraem. Mas é importante aceitar o fato de que não estamos impotentes quando se trata do nosso risco de infecção e dos seus desfechos. Nossas escolhas de vida em áreas como dieta, sono, exercícios e gestão do estresse pesam em nossa "competência imune" e podem negar ao coronavírus a chance de tirar ainda mais proveito de nós e de se espalhar ainda mais.

Outra forma de encarar a pandemia é valorizar a oportunidade que ela nos propicia de sermos mais conscientes e proativos na vida cotidiana, na busca da saúde ideal. E este livro mostra que os níveis de ácido úrico, como uma placa de direção na estrada, nos ajudam a prever futuros problemas de saúde, e que é melhor prestarmos atenção. O ideal é abrir os olhos para essa nova perspectiva e estratégia em nossa caixa de ferramentas.

UM CASO ESCABROSO

A relação entre o ácido úrico e a síndrome metabólica está hoje entre as áreas de estudo mais promissoras, e a frutose é o inimigo público número um em razão de seu papel como combustível de níveis cada vez mais elevados de ácido úrico e no agravamento da síndrome metabólica. Em uma extensa e cuidadosa meta-análise, cobrindo quinze estudos do mundo inteiro, uma equipe de pesquisadores iranianos constatou que o consumo de frutose em alimentos industrializados, como as bebidas adoçadas, é uma das principais causas de síndrome metabólica em adultos normalmente saudáveis.[48] Embora não tenham analisado especificamente o ácido úrico, sabemos que ele é um importante produto derivado do metabolismo da frutose, e vários outros estudos estabeleceram um elo causal para ele na síndrome metabólica induzida por frutose — a tal ponto que a hiperuricemia passou a ser considerada um "novo marcador de síndrome metabólica".[49]

As mais destacadas conclusões dessas pesquisas recentes provam que não podemos mais ignorar o ácido úrico nem considerar esse metabólito um observador inocente. O ácido úrico deve ser priorizado, juntamente com outros biomarcadores, como glicemia, peso, pressão arterial e LDL (o colesterol ruim). Eu iria além, contudo, concordando com os vários pesquisadores que hoje o reconhecem como um *contribuinte causal* na elevação dessas medidas.[50] Essa é a tese central de *A dieta do ácido* — você vai aprender como o ácido úrico piora exatamente os biomarcadores em que os profissionais de saúde vêm focando há décadas. E é exatamente por isso que se demonstrou, de forma convincente, que, quando ele está elevado, isso precede e *permite prever* o desenvolvimento de várias doenças cardiometabólicas e renais.[51]

> O ácido úrico está na mesma categoria de outros biomarcadores de saúde que costumam ser medidos em exames, como glicemia, peso, pressão arterial, triglicerídeos e taxa de colesterol bom e ruim.

As conexões subjacentes entre todas essas condições, de um ponto de vista biológico — e no contexto do ácido úrico —, são complexas, mas vou explicá-las ao longo do livro em pílulas digeríveis. Elas são, acredite, incrivelmente interessantes sob vários aspectos. Por exemplo, uma das explicações para a relação entre o ácido úrico elevado e a resistência à insulina, fator central no diabetes tipo 2 e na obesidade, parecem ser os danos ao revestimento dos vasos sanguíneos — o endotélio.[52] Eis como isso funciona.

Em primeiro lugar, é preciso saber que o *óxido nítrico* (fórmula molecular NO), produzido naturalmente pelo seu corpo, é importante para vários aspectos de sua saúde. Talvez sua função mais vital seja a vasodilatação, ou seja, ele relaxa a "musculatura" interior dos vasos sanguíneos, alargando-os e aumentando a circulação. Dessa forma, o NO é considerado uma das mais poderosas moléculas reguladoras do sistema cardiovascular. Mas também é relevante na função da insulina, porque outro importante papel dos vasos sanguíneos é facilitar a passagem da insulina da corrente sanguínea para as células, sobretudo as células musculares, permitindo que a glicose entre e produza glicogênio (a forma armazenada da glicose).[53]

O ácido úrico sabota de duas maneiras a atividade do NO: 1) comprometendo sua produção; 2) solapando a forma como ele realiza sua tarefa.[54] Portanto, se há carência de NO e um freio à maneira como ele funciona, tanto a função da insulina quanto a saúde cardiovascular geral ficam comprometidas. É por isso que uma deficiência de NO e danos à sua funcionalidade estão associados a doenças cardíacas, diabetes e até a disfunção erétil (veja Quadro na p. 55). Cientistas que estudam os efeitos do NO sobre o corpo documentaram há muito tempo o fato de que a redução de seus níveis é um mecanismo indutor de resistência à insulina. Quando fazem experiências com camundongos deficientes em NO, os roedores apresentam características da síndrome metabólica. E a razão biológica disso é uma espécie de bloqueio erguido entre a insulina e a glicose. A insulina deveria estimular a absorção de glicose nos músculos esqueléticos, pelo aumento da circulação de sangue para esses tecidos, por uma via que depende do óxido nítrico. Portanto, sem a quantidade adequada de NO, a insulina não pode cumprir o seu papel — a correspondência, ou atividade insulina-glicose, sofre uma ruptura. A perda do óxido nítrico também acarreta hipertensão e perda de "complacência vascular", termo que se refere à capacidade dos vasos sanguíneos de reagir adequadamente a alterações na pressão arterial.

A CONEXÃO ÁCIDO ÚRICO-ÓXIDO NÍTRICO

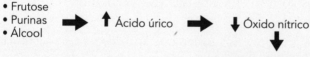

- Resistência à insulina
- Hipertensão
- Redução do fluxo sanguíneo para os órgãos

Vou mencionar mais um estudo, que mostrou a diferença radical, em termos de ácido úrico, entre pessoas recém-diagnosticadas com diabetes tipo 2 e seus pares saudáveis.[55] A pesquisa analisou pessoas entre os quarenta e os 65 anos, das quais os pesquisadores mediram glicemia em jejum, insulina, hemoglobina glicada e ácido úrico — registrando valores mais altos de ponta a ponta naquelas diagnosticadas com diabetes tipo 2. Estudos como esse, e muitos outros, expõem como o ácido úrico alto induz o diabetes. Existem algumas "rotas": uma delas é a simples ativação de processos inflamatórios, acarretados pelo ácido úrico elevado, que leva à resistência à insulina. E o ácido úrico é um poderoso gerador, como já comentei, de estresse oxidativo, que danifica os tecidos e o DNA e reduz a função do óxido nítrico (levando, assim, a danos da função endotelial). Tudo isso estimula novas inflamações. O efeito inflamatório acumulado, por si só, pode danificar as células do pâncreas, causando até problemas de expressão do *gene da insulina*, o que leva a uma queda da liberação de insulina. Quando o sistema de sinalização da insulina fica prejudicado, problemas metabólicos surgem no horizonte.

EDUCAÇÃO SEXUAL: O ÁCIDO ÚRICO E A DISFUNÇÃO ERÉTIL — QUAL A RELAÇÃO?

Embora eu seja neurologista, e como já expliquei antes, tratei de um número razoável de homens que sofrem de distúrbios sexuais, sendo impotentes ou apresentando algum grau de disfunção erétil. Muitos deles dependem da ajuda de drogas como o Viagra. São pacientes que não vieram a mim especificamente por causa dessa disfunção, mas que relataram isso quando perguntei que parte de suas vidas, além dos problemas neurológicos, eu iria tratar. Se eu estivesse atento à conexão com o ácido úrico, porém, teria acrescentado esse tópico à conversa.

A disfunção erétil, ou DE, há muito tempo tem sido associada a problemas nos vasos sanguíneos ou doenças cardiovasculares. Essa condição é um marcador de distúrbio vascular e tem forte correlação com as doenças arteriais coronarianas. Homens com histórico de condições cardiovasculares, como hipertensão e doença arterial periférica, correm alto risco de DE; e o ácido úrico elevado também passou a ser, *por si só*, um fator de risco independente — mesmo quando não há hipertensão.[56] Como isso ocorre?

Sabemos que o ácido úrico danifica o revestimento exterior dos vasos sanguíneos, o endotélio, via inflamação e estresse oxidativo. Isso reduz a atividade do óxido nítrico, necessária para a função erétil. Na verdade, drogas para a DE, como o Viagra e o Cialis, funcionam elevando o NO. Em vários estudos recentes, níveis altos de ácido úrico se mostraram associados a um aumento de 36% no risco de DE. O consumo excessivo de refrigerantes foi responsabilizado pelo "avanço lento e assintomático da DE", que resulta posteriormente na manifestação plena da DE.[57] Portanto, essas descobertas provavelmente dirão algo aos homens que não precisam se preocupar com pressão arterial alta, diabetes e obesidades, mas que se preocupam com a saúde sexual.

Caso não tenha conseguido acompanhar tanta informação científica, fique tranquilo: em breve você vai entender. Também vai aprender como esse processo biológico fundamental está relacionado a problemas tão díspares quanto o hipotireoidismo e transtornos imunes. Por conta da experiência da covid-19, todos nós estamos mais conscientes para a questão da imunidade. Buscamos descobrir os segredos de como aumentar a resiliência imunológica, incluindo a resiliência contra doenças autoimunes, e essa busca envolve, sem sombra de dúvida, a compreensão acerca do ácido úrico.[58] Existe no corpo, inclusive, um processo chamado "autofagia", que tem um papel de protagonista não apenas na imunidade, mas também na longevidade.

A autofagia (que significa em grego, literalmente, "comer a si mesmo") é uma forma de faxina celular que permite às células agirem como se fossem jovens. Fundamentalmente, é como o corpo remove ou recicla partes celulares perigosas e danificadas, entre elas as "células zumbis", mortas e causadoras de confusão, e patógenos. Nesse processo, o sistema imunológico ganha uma turbinada, e isso pode ter um impacto sobre o risco de desenvolvimento de câncer, doenças cardíacas, doenças autoimunes e transtornos neurológicos. E eis a questão

crucial: o ácido úrico suprime a autofagia e diminui a capacidade anti-
-inflamatória das células. Em outras palavras, ele impede que as células
limpem o entulho perigoso e acalmem as reações inflamatórias.

O PONTO IDEAL: O MEIO DO "U"

Na astrobiologia, campo da astronomia que estuda a vida na Terra
e em outras partes, a expressão "Zona Cachinhos Dourados" refere-se à
faixa de distância entre a órbita de um planeta e sua estrela, dentro da
qual as temperaturas do planeta são ideais para gerar água em estado
líquido (a rigor, essa expressão é aplicada em várias disciplinas para
descrever fenômenos que só acontecem dentro de certos limites "bem
precisos"). A Zona Cachinhos Dourados é o lugar onde o planeta pode
prover a vida, porque suas temperaturas permanecem estáveis "no
meio" — nem muito quentes, nem muito frias. A Terra é o exemplo
por excelência de planeta na Zona Cachinhos Dourados. Biomédicos
costumam pegar emprestado esse termo, na medicina, para descrever
as quantidades ideais das substâncias de que o corpo precisa para promover efeitos benéficos à saúde. Exercício demais ou de menos pode
levar a resultados danosos. A mesma coisa vale para dormir demais
ou de menos, comer demais ou de menos, ter glicemia perigosamente
baixa ou alta, ou tomar muito ou muito pouco um medicamento necessário. Você já me entendeu. Obviamente, o termo vem da história
infantil "Cachinhos Dourados e os três ursos", em que Cachinhos Dourados prova três tigelas de mingau e conclui que prefere o mingau que
não está nem muito quente nem muito frio, mas na temperatura certa.

Quando se trata do ácido úrico, encontrar a Zona Cachinhos Dourados é essencial.[59] Embora seja raro hoje alguém sofrer de taxa perigosamente baixa de ácido úrico, devo apontar que existem algumas
questões de saúde que podem estar associadas ao ácido úrico extremamente baixo durante muito tempo (definido como abaixo de 2,5 mg/dL
para os homens e 1,5 mg/dL para as mulheres), e entre elas estão um
risco *potencialmente* maior de certos transtornos neurológicos, doenças cardiovasculares, câncer e uma doença renal muito rara chamada

"síndrome de Fanconi". Mas essas associações não foram plenamente validadas, e outros fatores que nada têm a ver com o baixo ácido úrico poderiam ter alguma influência. Por mais que lhe digam que o ácido úrico é um antioxidante e que portanto traz benefícios, isso representa uma bipolaridade por excelência: ele pode ter algumas propriedades antioxidantes no plasma exterior às células, mas dentro delas é um agressor pró-oxidação. Francamente, não me preocupo com pessoas que tenham níveis de ácido úrico baixíssimos de forma persistente, porque essa não é a realidade para a esmagadora maioria das pessoas. Sim, os altos e baixos da gordura corporal têm seus riscos, mas há muito mais gente com sobrepeso e obesa do que com peso abaixo do normal. O mesmo vale para os altos e baixos do ácido úrico. É provável que pessoas que vivem com ácido úrico cronicamente baixo tenham causas genéticas para essa condição, e elas representam uma anomalia — uma em vários milhões.

Outra forma de pensar na zona ideal é imaginar a letra U — o ideal é não estar nas extremidades do U, com o ácido úrico na estratosfera. O ideal é estar no ponto certo, bem no meio. E, é claro, eu vou lhe mostrar exatamente como fazer isso.

A dramática elevação dos níveis de ácido úrico desde meados da década de 1970 tem origens claras, que vou mostrar em breve. Não tenho dúvida de que alterações da dieta têm grande parcela de responsabilidade. Nosso DNA não evoluiu com a velocidade necessária para lidar com a carga calórica atual, em particular a força oculta da frutose em nosso cotidiano. Você se surpreenderá ao conhecer a ciência da frutose e como ela é insidiosa em nossas vidas. Na verdade, faça você mesmo o teste: passe um dia tomando nota de todas as fontes de frutose em seus alimentos e bebidas. Leia os rótulos. Pergunte nos locais onde você faz suas compras. Não admira que estejamos registrando níveis crescentes de ácido úrico, assim como uma prevalência crescente de condições degenerativas em todos os segmentos da sociedade.

As leis da natureza, que governam e regem todos os aspectos da nossa fisiologia, foram inscritas milênios atrás em nosso código da vida. Parte desse código levou à situação precária em que nos encontramos hoje. Vamos fazer uma viagem no tempo.

2. A sobrevivência do mais gordo
Como os símios pré-históricos nos programaram com o gene da gordura

Na biologia, nada faz sentido a não ser à luz da evolução.
Theodosius Dobzhansky, 1973

Sue não era uma dinossaura feliz.* Todos nós sabemos que os *T. rex* estavam entre os mais ferozes e mais famigerados répteis gigantes que vagaram pelo planeta, cerca de 66 milhões a 68 milhões de anos atrás. Eram animais carnívoros, e o canibalismo não os envergonhava. Como outros *T. rex*, Sue tinha membros curtos e provavelmente o pavio também, e talvez fosse um pouco mais suscetível e instável que seus colegas dinossauros. Ela tinha bons motivos para ser mais ranzinza, porque estudos de seus ossos (e talvez se tratasse de um macho, pois desconhecemos seu sexo) resultaram em um diagnóstico extraordinário: gota.[1] Embora os répteis atuais careçam de uricase, provavelmente essa condição não era comum entre dinossauros (e entre tiranossauros, mais especificamente), mas isso suscita dúvidas como a razão pela qual esse mal existe há tanto tempo.

Jamais seremos capazes de viajar ao passado e observar Sue e suas presas do período Cretáceo, mas os astrofísicos nos dizem que talvez

---

* Sue, um esqueleto de tiranossauro, foi descoberto em 1990 em Dakota do Sul. A história de sua descoberta e sua aquisição posterior é dramática por si só, incluindo a prisão de um traficante de fósseis, uma apreensão do FBI e de soldados da Guarda Nacional, e um leilão em que ela foi vendida por 8,3 milhões de dólares. Sue Hendrickson, cujo prenome foi dado à dinossaura, encontrou-a numa saliência de rocha; viria a tornar-se um dos maiores e mais completamente preservados esqueletos de dinossauro de todo o mundo. Hoje Sue mora, em toda a sua glória fossilizada, no Museu Field de História Natural de Chicago.

seja possível um dia viajar para o futuro. Não posso deixar de pensar: como será o futuro ser humano? Até onde podemos empurrar as fronteiras da longevidade? Onde nos levará nosso genoma? Obviamente não tenho as respostas, porém, se a história é guia, ela nos ensina a respeitar nosso genoma — seus poderes, tanto quanto suas fraquezas. Na verdade, essa é a lição mais importante de todas. Infelizmente, chegamos a um ponto crítico em nossa evolução, que exige atenção especial a essa lição, se quisermos seguir em frente como espécie e prosperar. Muitos de nós não respeitamos nosso genoma, e tantas doenças crônicas são uma demonstração disso. A desconexão entre o genoma, consolidado muito tempo atrás, e o meio ambiente do século xxi é o que os cientistas chamam de *descompasso evolutivo/ambiental*. Vou explicar melhor.

Apesar das maravilhas e dos prodígios da tecnologia moderna, ainda possuímos um genoma de caçadores-coletores; ele é "frugal", no sentido de que nos programou para ficarmos gordos durante períodos de abundância. A "hipótese do gene frugal" foi proposta pela primeira vez em 1962 por James Neel, geneticista da Universidade de Michigan, para ajudar a explicar por que o diabetes tipo 2 tem uma forte base genética e resulta em efeitos negativos favorecidos pela seleção natural (o título de seu artigo científico diz tudo: "Diabetes Mellitus: um genótipo 'frugal' tornado nocivo pelo 'progresso'?").[2] Por que, indagou, a evolução daria apoio a um gene que causa sintomas debilitantes, mesmo durante os anos do auge reprodutivo, desde cegueira e problemas cardíacos até insuficiência renal e morte prematura? Não parece de bom augúrio, pelo menos à primeira vista, para o futuro de nossa espécie. Ele também se perguntou que alterações no ambiente eram responsáveis pelo aumento dos casos de diabetes tipo 2. Bem, de acordo com sua teoria, que agora é cânone, os genes que predispõem uma pessoa ao diabetes — genes frugais — eram vantajosos no passado. Eram eles que ligavam a "chavinha da gordura" para nos ajudar a engordar rapidamente quando havia comida disponível, pois longos períodos de escassez de alimentos eram parte inevitável da vida. Porém, depois que a sociedade moderna transformou nosso acesso à comida, os genes frugais, embora ainda ativos, deixaram de ser necessários —

preparando-nos, essencialmente, para um grau de escassez que hoje nunca se concretiza.

A evolução humana tem sua própria linha do tempo. Ainda não sabemos como acelerá-la. Leva algo entre 40 mil e 70 mil anos para que ocorram mudanças significativas no genoma humano, coletivamente — mudanças que poderiam nos adaptar a transformações drásticas na dieta. Nossos genes frugais inatos não são treinados para ignorar a instrução de armazenar gordura. A maior parte do genoma que nos define como humanos consiste em genes selecionados durante a idade paleolítica, na África, período que durou mais ou menos de 3 milhões a 11 mil anos atrás, quando ocorreu a revolução agrícola (esses números são um alvo em movimento: os arqueólogos continuam a achar novas pistas da cronologia de nossa evolução; a revolução agrícola ocorreu entre 10 mil e 12 mil anos atrás, então 11 mil é uma estimativa suficiente para meus fins). E 11 mil anos representam aproximadamente 366 gerações humanas, que por sua vez representam apenas 0,5% da história do *genus Homo*. Além disso, a Revolução Industrial e a era moderna, que marcam o início do estilo de vida ocidental, significam apenas sete e quatro gerações humanas, respectivamente. Esse período de apenas algumas centenas de anos foi marcado por transformações de estilo de vida e de dieta rápidas e radicais, ainda em andamento e que causaram modificações sem precedentes nos hábitos das pessoas — hábitos que levaram naturalmente a um aumento dos níveis de ácido úrico. A Revolução Industrial introduziu o uso generalizado de óleos vegetais refinados, grãos refinados e açúcar refinado, enquanto a era atual nos deu a indústria da junk food.

Nossos hábitos alimentares deram uma guinada particularmente destrutiva entre os anos 1970 e 1990, quando o consumo de xarope de milho rico em frutose explodiu mais de 1000% — alta que excede, de longe, as mudanças no consumo de qualquer outro ingrediente ou grupo alimentar. Essa escalada foi paralela ao aumento da obesidade e de outras condições agravadas pelo ácido úrico elevado. Atualmente, nos Estados Unidos, laticínios, grãos (sobretudo os refinados), açúcares refinados, óleos vegetais refinados e álcool representam um pouco mais de 72% de toda a energia consumida diariamente.[3] Esses tipos de alimento teriam contribuído com pouco ou nada da energia de uma típica dieta pré-agrícola do hominídeo. Na verdade, a indústria alimentar que nos proporciona os alimentos processados existe há apenas 0,005% do tempo de existência do ser humano neste planeta! Ainda não nos adaptamos geneticamente para prosperar com nossas dietas e estilos de vida ocidentais.

Embora alguns gostem de acreditar que tiveram a infelicidade de possuir genes que promovem a retenção e o aumento da gordura, o que dificultaria a perda e a manutenção do peso, a verdade é que *todos nós* portamos genes frugais, que ligam a chavinha da gordura. É parte de nossa constituição humana, e na maior parte do nosso tempo de existência no planeta isso nos manteve vivos. Mas o descompasso evolutivo entre nossa antiga fisiologia e a dieta e o estilo de vida ocidentais está na origem de muitos dos chamados "males da civilização", entre eles doenças cardíacas coronarianas, obesidade, hipertensão, diabetes tipo 2, cânceres, doenças autoimunes e osteoporose, raros ou virtualmente ausentes em caçadores-coletores e outras populações não ocidentalizadas (mais sobre isso a seguir).[4] Veremos adiante os efeitos cascata desse estilo de vida moderno, do atiçamento do incêndio inflamatório a alterações no microbioma, que têm tudo a ver com o metabolismo e a imunidade. Dispomos de novas evidências de que mudanças adversas do microbioma intestinal têm relação direta com o metabolismo do ácido úrico e as consequências de seu acúmulo no corpo — mesmo na ausência de gota ou problemas renais.

A ideia de que o *Homo sapiens* estaria mais bem adaptado a um ambiente ancestral é reforçada por dados que mostram que os caçadores-coletores atuais, e outras populações minimamente afetadas pelos hábitos modernos, apresentam marcadores de saúde, composição corporal e forma física superiores, se comparados a populações que vivem sob condições industrializadas, cujas dietas são ricas em açúcares refinados e gorduras nocivas.[5] Entre esses marcadores estão:

- pressão arterial saudavelmente baixa;

- falta de associação entre pressão arterial e idade (associação comum no resto de nós);

- excelente sensibilidade à insulina, mesmo em indivíduos de meia-idade e idosos;

- concentração menor de insulina de jejum;

- níveis menores de leptina de jejum (que controlam os sinais de fome);

- menores índices de massa corporal;

- menor relação cintura-estatura (ou seja, menos gordura abdominal);

- menor medida da dobra cutânea do tríceps (outro marcador de gordura corporal);

- maior consumo máximo de oxigênio (um marcador de funcionalidade cardiopulmonar);

- melhor acuidade visual;

- melhores marcadores de saúde óssea e menores taxas de fraturas.

Portanto, ao contrário dessas populações não ocidentalizadas, estamos tentando forçar nosso corpo a falar um idioma que ele nunca aprendeu — nossa vontade de operar em um novo mundo 2.0 com uma tecnologia 1.0 se volta contra nós. Não se está afirmando que nosso genoma é estúpido ou primitivo. Ele é uma engrenagem notável, que pode fazer muita coisa por nós se aprendermos a trabalhar com ela.

ERA UMA VEZ

Nossa história começa em algum momento entre 15 milhões e 17 milhões de anos atrás, entre o começo e o meio do Mioceno, época em que o mundo tinha uma cara bem diferente da atual. Dois ecossistemas principais — florestas de algas e savanas — apenas começavam a aparecer na Terra, à medida que os continentes continuavam a derivar para as posições que conhecemos. A Antártica se isolou; o monte Everest ergueu-se no Leste Asiático, enquanto cordilheiras se elevavam no oeste da América do Norte e na Europa; e a placa afro-arábica juntou-se à Ásia, fechando a rota marítima que antes separava África e Ásia. Os animais do Mioceno eram bastante modernos, pois mamíferos e aves já estavam bem estabelecidos, e os símios surgiram e se diversificaram. Os primeiros primatas evoluíram de um ancestral comum com os macacos, provavelmente no leste da África, cerca de 26 milhões de anos atrás.[6] Esses primatas andavam sobre quatro patas e, como os macacos, viviam nas árvores, mas tinham corpo grande, sem rabo, e crânio e cérebro maiores. Nessa época a África era repleta de florestas decíduas e tropicais úmidas — uma espécie de paraíso onde os primatas banqueteavam-se sobretudo com frutas.[7]

Mas a Terra passaria por um declínio progressivo das temperaturas nessa época, queda que se acentuou por volta de 14 milhões de anos atrás, o que levou a uma era do gelo que ajudou a formar a ligação terrestre entre a África e a Europa. Como todos aprenderam nas aulas de ciências do ensino médio, isso facilitou a migração de nossos distantes ancestrais primatas para a Ásia e a Europa. O resfriamento continuou e viria a se tornar uma poderosa pressão ambiental, favorecendo a sobrevivência entre aqueles capazes de suportar períodos significativos de escassez calórica. Esse processo de "afunilamento" foi lento, levando vários milhões de anos e aprimorando a genética dos animais ao longo do processo. Um certo grupo de primatas aguentou todos os desafios, vindo a ser nossos ancestrais. Esses ancestrais posteriormente migraram de volta para a África, lançando as sementes dos futuros seres humanos.

O segredo da sobrevivência? Eles tinham uma capacidade singular de gerar altos níveis de gordura corporal, assim como de preservar e armazenar essa gordura, criando um reservatório de energia calórica durante longos períodos de insegurança alimentar.[8] Era, de fato, uma questão de sobrevivência do mais gordo. Não se está afirmando, porém, que eles fossem necessariamente obesos ou que tivessem sobrepeso, e sim que foram geneticamente programados para guardar essas calorias "por via das dúvidas", para sobreviver com o peso normal e reter cada pedacinho de energia que pudessem. Entre as mutações que ocorreram para equipar nossos ancestrais com essa habilidade de sobrevivência baseada nos genes estão três que praticamente deletaram o gene que codifica uma enzima uricase funcional.[9] Como mencionei no capítulo 1, a uricase é a enzima que decompõe o ácido úrico. É uma enzima do fígado que converte o ácido úrico em alantoína, que é mais facilmente eliminada pelos rins em razão de sua solubilidade na água. Devo reiterar que as mutações que desativaram os genes da uricase são as mesmas que nos foram vantajosas milhões de anos atrás. Porém, elas também nos tiraram uma coisa: a capacidade de eliminar o ácido úrico do corpo e de evitar os efeitos colaterais resultantes do excesso dessa substância em circulação na nossa corrente sanguínea.

No ser humano moderno, essas mutações atrapalham a busca da boa forma física. E por boa forma me refiro a todos os tipos, de um peso saudável e outros marcadores físicos do bem-estar à ausência de doenças e transtornos metabólicos. Estamos, quem diria?, em um descompasso evolutivo com nosso ambiente atual. Levamos, talvez, 50 milhões de anos para que os genes da uricase mudassem, passando por várias versões até atingirmos nosso atual estágio genômico, mas ainda não tivemos os benefícios de mais 50 milhões de anos de evolução para forçar novas mutações a se adaptar a nosso meio ambiente moderno.

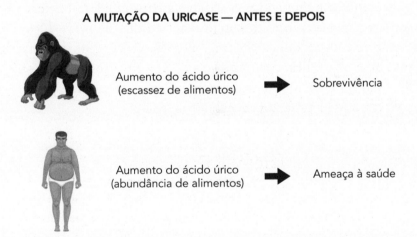

Esse descompasso entre nosso entorno e a evolução, que é a premissa central do chamado movimento Paleo, sempre me interessou. Na verdade, em 26 de março de 1971, quando eu tinha dezesseis anos, a seguinte carta foi publicada no *Miami Herald* como "a carta do dia". Foi a minha primeira publicação.

Ao editor

Depois de ter passado três dias e duas noites no autódromo de Sebring, vi-me perguntando a mim mesmo: "Será que podemos nos adaptar ao ambiente futuro?".

Talvez nosso corpo seja mais adaptado ao luxuriante leito florestal ou a praias de areia macia, onde os antigos seres humanos viveram por tanto tempo.

Não acredito que duas semanas nas montanhas ou um sábado na praia serão suficientes para manter satisfeito esse corpo, que evoluiu sob condições menos agressivas.

Talvez o ser humano evolua rapidamente nos próximos séculos e se adapte às latinhas de cerveja, ao concreto e aos ruídos ensurdecedores. Cada uma de nossas gerações tem contribuído para a evolução de pulmões resistentes à poluição. Mas e quanto às pessoas da atualidade, presas a máquinas obsoletas?

Nas décadas posteriores a essa publicação, vimos o que acontece quando o ser humano não se adapta com rapidez suficiente para acompanhar nosso infinito desejo por "latinhas de cerveja, concreto e ruídos ensurdecedores". Ficamos gordos, viciados no sedentarismo entre quatro paredes, e sofremos os efeitos adversos de um estilo de vida muito barulhento e amplamente urbano, que agrava nossos níveis de estresse e perturba nossos hábitos de sono.

A HISTÓRIA DE NOSSAS ORIGENS
AINDA ESTÁ SENDO ESCRITA

Nossa compreensão da história da origem humana e da nossa evolução é uma obra aberta. Muito dessa história já mudou desde que eu tive as primeiras aulas sobre o começo da humanidade, no meu curso na escola. O que não havíamos percebido, até o século XXI, quando foram descobertas novas evidências fósseis, é que houve pelo menos duas migrações saindo da África, senão mais, assim que surgiu uma série de passagens terrestres conectando a África à Europa e à Ásia (a "Eurásia") cerca de 21 milhões de anos atrás. Isso significa que as pressões para alterar os genes da "nave-mãe" para a enzima uricase podem ter ocorrido fora da África, sobretudo considerando que as evidências fósseis indicam que alguns símios europeus caminharam até a Ásia e se tornaram os ancestrais dos gibões e orangotangos, enquanto outros voltaram para a África e evoluíram, tornando-se os macacos e humanos africanos. Sete milhões de anos atrás, já não havia macacos na Europa.

O defeito da uricase beneficiou nossos ancestrais, não apenas por proteger seus ossos com uma camada de gordura muito bem-vinda para a sobrevivência, mas também porque o aumento da pressão arterial decorrente da elevação do ácido úrico os ajudou ainda mais a suportar períodos de desidratação e escassez de sal. O sal, como você provavelmente sabe, pode levar à pressão arterial alta, porque impede os rins de remover de forma eficiente a água do corpo.* O sal é o jeito da natureza de nos ajudar a reter a preciosa água. Porém, quando ocorre uma seca e não há sal por perto, o corpo precisa de alternativas para sobreviver.[10]

Nossos ancestrais transformavam o açúcar das frutas em gordura e, através da ação do ácido úrico, ao mesmo tempo elevavam a pressão arterial para mantê-la normalizada (não baixa demais). Na verdade, o metabolismo da frutose também estimula a produção de *vasopressina*, exatamente o hormônio que o corpo usa para turbinar a pressão arterial e ajudar os rins a reter água. Como foi resumido de forma elegante no *Journal of Internal Medicine*, em 2020: "Assim, uma das funções primordiais da frutose é conservar a água, estimulando a vasopressina, que reduz a perda hídrica através dos rins, estimulando ao mesmo tempo a produção de gordura e glicogênio como fonte de água meta-

---

* Note que as palavras "sal" e "sódio" muitas vezes são usadas de modo indiferente; tecnicamente, porém, sódio refere-se a um mineral — um dos dois elementos químicos encontrados no sal, ou cloreto de sódio, o composto em forma de cristal que salpicamos na comida e em nossas receitas. Semântica à parte, não importa se estamos falando de sódio ou de sal de mesa, porque ambos são a mesma coisa, em vários sentidos. O sódio é o ingrediente do sal que tem efeitos sobre o corpo.

bólica".[11] Além disso, o consumo de frutose também pode aumentar a sede, que age como um mecanismo a mais para estimular o aumento do precioso conteúdo hídrico.

Você já deve estar percebendo aonde eu quero chegar com esse raciocínio. Não há falta de frutose, sobretudo do tipo refinado, no sal da nossa dieta atual. Mas não temos os genes da uricase, que nos mantêm esbeltos e em forma neste nosso mundo de abundância. A pletora de calorias ricas em sal e em açúcar em nossas dietas, ao longo do último século em especial, é o motivo pelo qual os pesquisadores constataram um aumento drástico dos transtornos relacionados à hiperuricemia, entre eles o câncer e a demência. E o culpado número um, gritante na bibliografia científica, é a frutose.[12] A frutose pode ter sido nosso passaporte para a saúde zilhões de anos atrás, mas é a licença para matar do nosso corpo quando seu consumo foge do controle.

DA FRUTOSE AO FITNESS

Embora seja senso comum que o consumo excessivo de açúcar, de qualquer tipo, pode nos fazer engordar pelas calorias extras armazenadas no tecido adiposo (gorduroso), o que não se sabe tanto é que o excesso de frutose é particularmente danoso pelo impacto sobre as mitocôndrias, organelas minúsculas de nossas células que geram energia química sob a forma de ATP (adenosina trifosfato). O excesso de frutose prejudica a produção de energia nas mitocôndrias, o que, por si só, provoca armazenamento de energia. Tradução: mais gordura.

A frutose é o adoçante da natureza, encontrado exclusivamente nas frutas e no mel: é o mais doce de todos os carboidratos de ocorrência natural, o que provavelmente explica por que gostamos tanto dela (e por que os cientistas podem atribuir a prevalência de diabetes ao nosso caso de amor com o açúcar).[13] A maior parte da frutose que consumimos, porém, não vem na forma natural de açúcar da fruta integral. O americano médio consome dezessete colheres (71,14 gramas) de açúcar adicionado todos os dias (o termo "açúcar adicionado" se refere a qualquer açúcar que alimentos e bebidas normalmente não conteriam e é adicionado a eles durante a preparação e o processamento. Podem vir de sacarose, dextrose, açúcar de mesa, xarope, mel ou concentrados de sucos de frutas ou vegetais). Isso se traduz em cerca de 26 *quilos* de açúcar adicionado todos os anos, por pessoa — e muito disso vem sob a forma superprocessada de frutose derivada de xarope de milho rico em frutose.[14] Esse xarope, que encontramos em refrigerantes, sucos e muitos alimentos processados extremamente saborosos, é mais uma combinação de moléculas dominada pela frutose — possui cerca de 55% de frutose, 42% de glicose e 3% de outros carboidratos. Estou usando "cerca de" porque alguns estudos mostraram que o xarope de milho rico em frutose pode conter muito mais frutose que outras fórmulas — um preparado de xarope de milho rico em frutose tem 90% de frutose (embora no rótulo não conste a divisão percentual).[15]

O xarope de milho rico em frutose, ou HFCS na sigla em inglês, ganhou popularidade no final dos anos 1970, quando o preço do açúcar comum estava alto e o do milho, baixo, por conta de subsídios do governo (o HFCS costuma ser feito de amido de milho geneticamente modificado). Saudada no início como um "caso exemplar de inovação", desde então, esta tem sido uma história de ruína sanitária.[16] Mais adiante vamos entrar nos detalhes da biologia da frutose e sua relação com os níveis de ácido úrico, porém quero antecipar aqui um pouco dessa parte.

Costuma-se alardear que a frutose é um açúcar "seguro" ou "mais seguro", por ter o menor índice glicêmico de todos os açúcares naturais, o que significa que não desencadeia diretamente um aumento da glicemia, com a decorrente liberação de insulina pelo pâncreas. Ao contrário de outros tipos de açúcar, que vão diretamente para a circulação e elevam os níveis de glicemia, a frutose é tratada exclusivamente pelo fígado. Quando combinada a outras formas de açúcar, como no HFCS, a glicose vai parar na circulação geral e aumenta a glicemia, enquanto a frutose é metabolizada pelo fígado. Embora ela não tenha um efeito imediato sobre a glicemia ou o nível de insulina, não se engane: seus perigosos efeitos de longo prazo sobre esses índices e vários outros marcadores da saúde metabólica são profundos.[17]

Os fatos que vou apresentar no próximo capítulo estão bem documentados: o consumo de frutose está associado a piora da tolerância à glicose, resistência à insulina, aumento da gordura no sangue e hipertensão. E como a frutose não desencadeia a produção de insulina e leptina, dois hormônios-chave na regulagem do nosso metabolismo, dietas que contenham quantidades elevadas de frutose levam à obesidade e têm repercussões metabólicas. Na verdade, o consumo de frutose nos Estados Unidos vem sendo cada vez mais responsabilizado pelo surgimento da epidemia de obesidade no país, e a frutose tem ultrapassado outras formas de açúcar como a principal culpada.

Um exame das áreas geográficas onde as taxas de obesidade dispararam propicia um panorama vívido do descompasso evolutivo da era moderna. E não são os locais que você poderia imaginar. Os seres humanos com mais sobrepeso e obesos do planeta vivem na Polinésia, extensa região formada por um pouco mais de mil ilhas espalhadas pelo oceano Pacífico central e meridional. As revistas de viagens podem propagandear esse destino exótico como um paraíso de férias, mas, para pessoas com hipertensão, obesidade e diabetes, ele é o marco zero.[18] Os polinésios têm uma prevalência incomumente alta de hiperuricemia e gota. Em nenhum lugar do mundo o descompasso evolutivo é mais marcante.

Segundo a Organização Mundial da Saúde (OMS), mais da metade dos habitantes das ilhas Cook, por exemplo, é obesa; o percentual de obesidade vai de 35% a mais de 50% nas ilhas da Polinésia.[19] E o diabetes está grassando: 47% dos habitantes das ilhas Marshall apresentam esse diagnóstico. Segundo o professor Jonathan Shaw, do Instituto Baker do Coração e Diabetes, na Austrália, "trata-se de uma população com predisposição genética; quando exposta ao estilo de vida ocidental, exibe altas taxas de diabetes [...] [Isso é] inegavelmente causado por altas taxas de obesidade".[20] E quase um quarto dos polinésios sofre de hiperuricemia hoje.

Historicamente, os polinésios são um povo destemido, que resistiu a longas viagens marítimas. Do ponto de vista genético, porém, portam os mesmos genes frugais que lhes permitiram sobreviver a migrações oceânicas, mas que tornam difícil viver no século XXI, quando têm acesso a alimentos baratos, altamente calóricos, processados e ricos em açúcar. Curiosamente, nos países da Polinésia, como Fiji, onde há uma mistura de etnias (um pouco mais da metade da população é nativa, e a maior parte do restante tem origem indiana), o índice de obesidade é significativamente menor, 36,4%. Nada menos que 40% da população polinésia, de cerca de 10 milhões de habitantes, foi diagnosticada com uma doença crônica não transmissível — por exemplo diabetes, doenças cardiovasculares e hipertensão — que pode ser atribuída tanto ao caos glicêmico crônico quanto ao ácido úrico elevado. Na verdade, essas doenças respondem, sozinhas, por três quartos de todas as mortes desse tipo, e por 49% a 60% de todas as despesas com os cuidados de saúde.[21]

Preocupações com a saúde dos ilhéus do Pacífico remontam a décadas. Em 1960, médicos do que era então conhecido como Hospital Queen Elizabeth para Doenças Reumáticas, na Nova Zelândia, começaram a publicar artigos sobre a alta abrupta de doenças metabólicas e de índices elevados de ácido úrico entre o povo maori.[22] Quando os ocidentais encontraram pela primeira vez os maoris da Nova Zelândia, não havia virtualmente nenhuma evidência de gota nem de obesidade entre a população nativa, mesmo numa época em que a gota era altamente prevalente em certas áreas do Norte da Europa. Em meados do século xx, porém, a gota havia surgido entre muitos habitantes da bacia do Pacífico. Em 1975, um estudo observou que "metade da população polinésia da Nova Zelândia, Rarotonga, Puka Puka e ilhas Tokelau mostrou-se hiperuricêmica para os padrões aceitos na Europa e na América do Norte, e o índice de gota associado atingiu 10,2% nos homens maoris de vinte anos ou mais". Os pesquisadores prosseguiam:

> As tendências à hiperuricemia e à gota, por um lado, e a obesidade, diabetes mellitus, hipertensão e transtornos vasculares degenerativos associados, por outro, que se manifestam separadamente em alguns ilhéus polinésios do Pacífico, ocorrem simultaneamente nos povos maoris e samoanos, apresentando um problema conjunto de considerável importância para a saúde pública.[23]

Mais recentemente, cientistas da Universidade da Califórnia (UCLA) em San Francisco, da Universidade do Sul da Califórnia e da Universidade de Pittsburgh documentaram as mesmas preocupações entre havaianos nativos com ascendência polinésia, cujo risco de obesidade, diabetes tipo 2, doenças cardiovasculares e vários cânceres comuns é muito mais alto do que em euro-americanos ou asiático-americanos vivendo nas ilhas havaianas.[24] E a razão disso é a mesma: poderosos genes frugais, que predispõem as pessoas ao ácido úrico elevado e seus efeitos secundários ao adotarem o estilo de vida ocidental rico em calorias. Depois de estudar o DNA de 4 mil havaianos nativos, esse consórcio de epidemiologistas apontou que, para cada aumento de 10% na quantidade de DNA que indicava ascendência genética polinésia, houve um aumento de 8,6% no risco de diabetes e 11% no risco de insuficiência cardíaca. Como observou a doutora Veronica Hackethal, em artigo na *Medscape Medical News*: "Três mil anos de migrações oceânicas na Polinésia podem ter propiciado uma vantagem seletiva para uma variante genética favorecendo a obesidade".[25] E isso representa claramente uma explicação convincente de por que essa população tem tamanha prevalência de hiperuricemia.

Além da forte predisposição do gene frugal à hiperuricemia e à gota nesse grupo específico de pessoas, foram descobertas outras variantes genéticas que aumentam ainda mais a predisposição. Proteções evolutivas, por exemplo, contra a malária, infecção transmitida por mosquitos, podem ter levado a alterações genéticas, milhares de anos atrás, que hoje predispõem essas populações a mais hiperuricemia e gota (a rigor, o urato monossódico, que é formado de ácido úrico, desencadeia uma forte reação inflamatória; durante o processo infeccioso causado pelo parasita da malária, há liberação de urato). Em outras palavras, níveis elevados de ácido úrico podem ter sido "selecionados" pelas mudanças evolutivas para reforçar o índice de sobrevivência dos seres humanos com essa variante em sua composição genética em regiões onde a malária era endêmica.[26] Uma vez mais, houve uma barganha sob pressão pela sobrevivência.

As bases genéticas da obesidade e de outros transtornos metabólicos não costumam ser debatidas na medicina, ou pelo menos são minimizadas. Na maioria das pessoas obesas, por exemplo, não se pode identificar nenhuma causa genética singular, e não foram encontrados muitos genes relacionados diretamente à obesidade. Em estudos que identificaram partes do nosso genoma associadas à obesidade, estimou-se a contribuição total delas à variação do Índice de Massa Corporal (IMC) e ao peso do corpo em menos de 2%, indicando que influências ambientais são mais importantes que fatores genéticos. Existem, de fato, raríssimas condições de obesidade geneticamente estimuladas, como a síndrome de Prader-Willi. Não apenas essa síndrome envolve rupturas hormonais que retardam a puberdade e desencadeiam uma fome constante e insaciável, mas também acarreta problemas de comportamento, incapacitação intelectual e baixa estatura.

Fora condições altamente incomuns, como a síndrome de Prader-Willi, a dramática mudança nas tendências sanitárias dos ilhéus do Pacífico no último meio século pode, de fato, preparar o terreno para problemas metabólicos que não estão de forma alguma relacionados a um "defeito" genético. Era um mecanismo de sobrevivência, surgido muito tempo atrás, que se chocava com o estilo de vida dos séculos xx e xxi, com funestas consequências. Quando os cientistas investigaram mais a fundo essa perturbadora tendência, descobriram que, no caso dos polinésios, o fardo desses genes frugais imperiosos e das dietas modernas, ricas em purinas e frutose, equivale a um "genocídio alimentar".[27]

A *hiperuricemia do Pacífico* tornou-se um termo-padrão na bibliografia médica. E acredito que se pode afirmar com segurança que todos nós, hoje, sofremos de hiperuricemia do Pacífico em algum grau. A bibliografia médica rotula tanto os ilhéus do Pacífico quanto os caucasianos como os mais suscetíveis à hiperuricemia e à gota. Mesmo que não tenha ancestrais ilhéus do Pacífico, você provavelmente carrega genes apropriados a um buscador de alimentos, e não a um acumulador de alimentos. E seus níveis de ácido úrico podem ajudar a contar essa história. Pois bem, isso não significa que o ácido úrico elevado cause, por si só, obesidade, mas é parte importante de um complexo panorama metabólico que deve ser levado em conta. Vemos a seguir gráficos adaptados de estudos recentes que mostram os paralelos entre os níveis crescentes de ácido úrico e o aumento do IMC e da circunferência da cintura.[28]

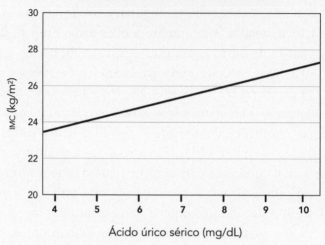

Adaptado de Nurshad Ali et al., PLOS ONE, nov. 2018.

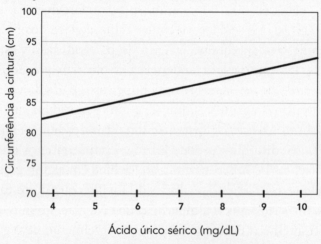

Adaptado de Nurshad Ali et al., PLOS ONE, nov. 2018.

ACÚMULO DE GORDURA VERSUS QUEIMA DE GORDURA

A maioria de nós sente atração por coisas que nos ajudam a queimar o excesso de gordura, da malhação que turbina o metabolismo aos horários ideais para as refeições, passando por uma simples noite de bom sono (e, se você não sabe como o sono queima calorias, aguarde o capítulo 5). Mas provavelmente não é do senso comum pensar que há mecanismos na nossa filosofia que determinam, a cada instante, se precisamos produzir e armazenar gordura ou queimar gordura — ou seja, usá-la como fonte de energia. E, ao longo dos últimos anos, pesquisas robustas revelaram que temos controle sobre a forma como nosso metabolismo lida com a gordura.

O estudo do metabolismo da gordura daria um livro por si só, mas aqui eu quero destacar alguns aspectos da fisiologia humana que são cruciais para o tema deste livro. Em especial, vamos nos concentrar em uma molécula do corpo da qual você provavelmente nunca ouviu falar: a AMPK, sigla em inglês para "proteína quinase ativada por adenosina monofosfato". Essa joia não apenas desempenha seu papel determinando se vamos armazenar ou queimar gordura, mas também tem muito a dizer sobre o envelhecimento Sim, isso mesmo: a AMPK age como um canivete suíço do corpo. É uma ferramenta multiuso que ajuda a realizar tarefas importantes — que podem nos levar a envelhecer e engordar ou a continuarmos jovens e esbeltos.

Os biólogos consideram a AMPK uma enzima antienvelhecimento que, quando ativada, promove e ajuda a "faxina celular" do corpo, assim como seu equilíbrio de energia, esteja você queimando ou armazenando gordura. Não quero me aprofundar muito nisso, mas a AMPK, quando ativada, basicamente diz a seu corpo que "a caçada foi boa", ou seja, que o alimento é abundante e, portanto, não há necessidade de produzir ou armazenar gordura, ou aumentar a produção de glicose. Seu metabolismo passa de armazenamento de gordura a queima de gordura, criando uma "máquina de caçar" magra e esbelta. E quando o alimento é abundante, a AMPK ajuda o corpo a reduzir sua produção de glicose. A metformina, droga popular contra o diabetes, tira pleno proveito desse mecanismo, pela estimulação direta da AMPK, reduzindo os níveis de glicemia. Essa ativação explica por que pessoas que tomam esse medicamento — ou que estimulam a AMPK através de exercícios ou da ingestão de berberina — muitas vezes passam pelo "efeito colateral" da redução de armazenamento adiposo abdominal.

Como você verá adiante, várias estratégias podem ajudar a ativar a AMPK sem exigir drogas — principalmente certos alimentos e suplementos, exercícios e até jejuns intermitentes (também chamados de "alimentação com restrição de tempo"). E embora decerto seja desejável manter uma atividade robusta da AMPK, o ideal é não ativar demasiadamente sua irmã gêmea do mal: a AMPD2, sigla em inglês para "deaminase adenosina monofosfato 2". Ela também é uma enzima, mas tem o efeito oposto — reduz a queima de gordura e amplia seu armazenamento. Essencialmente, a forma como nosso corpo lida com a gordura é regulada por essas duas enzimas, e, em um grau significativo, é o ácido úrico que determina qual delas é ativada. Níveis elevados de ácido úrico estimulam a ativação da AMPD2 e reduzem ou silenciam a AMPK.

Em um estudo de 2015 sobre animais que hibernam e desenvolvem gordura no fígado no período ativo de verão, passando para o modo de queima de gordura durante o inverno repleto de sono, pesquisadores descobriram que a acumulação de gordura nas células hepáticas podia ser atribuída à ativação da AMPD2 e à redução da atividade da AMPK.[29] Animais que hibernam fazem essa alternância entre a ativação da AMPD2 para armazenar gordura quando se preparam para hibernar e a ativação da AMPK para queimar gordura quando estão hibernando. E o ácido úrico vira essa chavinha.

Em um estudo semelhante, os mesmos pesquisadores concluíram que, quando se administra sucrose, uma fonte de frutose, a ratos, eles desenvolvem gordura no fígado, como seria de esperar.[30] Mas quando a AMPK era acionada dando-se aos ratos a droga metformina, o acúmulo de gordura no fígado não ocorria. Uma vez mais, o ácido úrico determina que rota é adotada, seja para produzir gordura, seja para queimá-la. Mais especificamente, quando o corpo decompõe as purinas e a frutose, dentre as várias moléculas produzidas em uma longa reação em cadeia está a adenosina monofosfato (AMP), que desencadeia a produção de ácido úrico — o produto final desse metabolismo. A produção de AMP significa que está havendo consumo de energia, e esse sistema diz ao nosso corpo que precisamos preservar energia — produzir e armazenar gordura. É assim que o meio ambiente (comida insuficiente) assume o comando. E, como esse estudo específico revelou pela primeira vez, o ácido úrico na ponta dessa sequência biológica inibe diretamente a AMPK, ao mesmo tempo que ativa a AMPD2. O estudo vai mais além, apontando a frutose como particularmente culpada pelo estímulo à atividade da AMPD2.

No próximo capítulo, vamos levar esses conhecimentos um passo adiante, mostrando como e por que a frutose é tão nociva. Por ora, tenha em mente que o consumo de frutose e os níveis de ácido úrico resultantes têm tudo a ver com a ativação da AMPK ou da AMPD2 pelo seu corpo. O nível de ácido úrico atua como uma espécie de sinal de trânsito em um cruzamento importante, mandando seu corpo armazenar ou queimar gordura. Em um sentido bastante real, o controle sobre nosso metabolismo começa e termina com a compreensão acerca do ácido úrico. Como ele desempenha um papel decisivo em determinar se vamos guardar quilinhos ou não para um inverno que nunca virá, temos que aprender a controlar seus níveis, para finalmente alcançar muitas de nossas metas relacionadas à saúde.

COMPARTILHANDO O PLANETA: O ÁCIDO ÚRICO E A SAÚDE INTESTINAL

Durante milênios, os humanos e outros seres vivos compartilharam algo além de uma evolução singular a partir de ancestrais pré-históricos. Também "coevoluímos" com as colônias de micróbios que hoje, coletivamente, compõem nosso microbioma. Em meu livro *Amigos da mente*, tracei um panorama aprofundado da ciência do microbioma, e incentivo que você o leia para aprender mais. O programa LUV foi elaborado para cultivar um microbioma sadio, o que também tem tudo a ver com o controle do ácido úrico. Mas, antes de entrarmos nessa conexão, eu gostaria de apresentar algumas informações básicas sobre o seu microbioma.

As bactérias do intestino são cruciais para nossa sobrevivência. Elas existem naquilo que chamamos de microbioma intestinal e desempenham um papel em várias funções fisiológicas: fabricam neurotransmissores e vitaminas que, do contrário, não poderíamos produzir;

promovem o funcionamento gastrointestinal normal; proporcionam proteção contra infecções; regulam o metabolismo e a absorção de alimentos; e ajudam a controlar a glicemia. Afetam inclusive se estamos com sobrepeso ou esbeltos, esfomeados ou saciados. Seu microbioma, como um todo, que abarca micróbios vivendo em vários lugares dentro e em cima do seu corpo (pense na pele), é diferente de todos os outros. Embora existam padrões nos microbiomas de pessoas que vivem em ambientes similares, microbiomas individuais são como impressões digitais — não existem dois idênticos.

Como a saúde do bioma pesa no funcionamento do seu sistema imune e nos níveis de inflamação, esses micróbios podem, no fim das contas, influir no risco de doenças tão variadas quanto depressão, obesidade, transtornos intestinais, diabetes, esclerose múltipla, asma, autismo, Alzheimer, Parkinson e até câncer. Esses micróbios também ajudam a controlar a permeabilidade intestinal — a integridade da parede intestinal, que age como um guardião entre você e um mundo exterior repleto de ameaças em potencial à saúde. Uma ruptura da parede intestinal (o chamado "intestino poroso") permite que toxinas alimentares e patógenos passem para a corrente sanguínea, desencadeando uma resposta imune agressiva e, muitas vezes, prolongada. Componentes de bactérias como os lipopolissacarídeos, ou LPS, também podem passar por um intestino poroso e gerar inflamações. Muitas cepas de bactérias boas para o intestino precisam do LPS para proteção e para manter a estrutura, mas o LPS não pode atravessar para a corrente sanguínea; ele é uma endotoxina nociva (o LPS costuma ser usado em experiências de laboratório para criar inflamações instantâneas em animais, inclusive no ser humano). Na verdade, medir o LPS no sangue é uma forma de detectar o intestino poroso, pois ele não deveria estar ali. Na minha área, o LPS vem sendo observado como um dos protagonistas de doenças neurodegenerativas. E, surpresa!, o ácido úrico está conectado à saúde do intestino e à presença ou ausência de LPS na sua corrente sanguínea.

Qualquer brecha no revestimento intestinal afeta a saúde e o funcionamento não apenas do cérebro, mas de outros órgãos e tecidos, entre eles o sistema esquelético, a pele, os rins, o pâncreas, o fígado e o cérebro. Como é o papel desempenhado pelo ácido úrico? Ocorre que ele é expelido pelo corpo, em grande parte, via intestino. Por conta disso, nosso intestino fica exposto ao ácido úrico, e, em quantidades elevadas, ele pode alterar a composição das bactérias intestinais, favorecendo cepas pró-inflamatórias. Essas elevações também ensejam um desgaste do revestimento intestinal, preparando ainda mais o terreno para inflamações sistêmicas. Não admira que os pesquisadores estejam documentando uma forte correlação entre hiperuricemia, disfunções da barreira intestinal e transtornos imunes.[31]

Em estudos de ponta que tiraram proveito do poder da tecnologia CRISPR, que permite aos cientistas "editar" o DNA de camundongos, de modo a que tivessem níveis anormalmente elevados de ácido úrico, muitos dos roedores desenvolveram microbiomas doentes, dominados por bactérias pró-inflamatórias e sinais claros de um revestimento intestinal comprometido. A relação entre o ácido úrico elevado e alterações nas bactérias intestinais é tão profunda que os pesquisadores vêm realizando transplantes microbianos fecais (TMFS) em ambientes de pesquisa, para verificar se eles poderiam representar um tratamento para a gota, tanto aguda quanto crônica. Transplantes microbianos fecais exigem pegar uma amostra do microbioma de um doador fisicamente saudável, em suas fezes, e dá-la a um paciente, depois de uma filtragem. Até agora, as experiências com seres humanos revelaram que o TMF leva a uma redução significativa do ácido úrico imediatamente após o tratamento, reduzindo a frequência e a duração dos ataques agudos de gota. É interessante notar que depois do tratamento com TMF as medidas da endotoxina LPS diminuíram.

O que eu acho ainda mais instigante são os estudos que se referem às bactérias ruins do ácido úrico elevado como "bactérias da gota". Em uma das primeiras investigações do gênero, pesquisadores identificaram dezessete bactérias associadas à gota e foram capazes de prever diagnósticos de gota com 90% de precisão simplesmente analisando as bactérias do intestino.[32] E, sem surpresa, concluíram que as bactérias no intestino dos pacientes de gota são bastante semelhantes às encontradas em pessoas com diabetes tipo 2 e outras características da síndrome metabólica.

Todas essas condições têm fundamentos comuns, e o ácido úrico é apenas uma trama poderosa na tapeçaria da nossa biologia, que não podemos mais negligenciar. Quanto antes pudermos baixar o ácido para níveis saudáveis e tonificar a força e a função dos nossos microbiomas intestinais, mais rapidamente seremos capazes de garantir uma saúde melhor. Ajudarei você a fazer isso na Parte II. Por ora, vamos fazer um acerto de contas com o açúcar, que há tanto tempo possui uma agenda oculta.

3. A falácia da frutose
Como o ácido úrico amplifica a ameaça

*Aquele que é descuidado com a verdade em questões menores
não merece confiança nas questões importantes.*
Albert Einstein

Quando Joanna fez cinquenta anos, deu a si mesma de presente uma visita a um spa medicinal, equipado com tecnologia de ponta e médicos in loco, especializados em ajudar as pessoas a criar planos personalizados de otimização da saúde e, supostamente, da longevidade. Depois de anos de luta para controlar persistentes problemas de saúde, entre eles pressão alta, pré-diabetes e trinta quilos em excesso, ela atingiu um ponto em que disse a si mesma: *Agora chega!* Nenhum de seus médicos de praxe ofereceu qualquer conselho além do batido "cuide da alimentação e tente fazer mais exercícios". E ninguém jamais discutiu com ela a síndrome metabólica, condição da qual ela certamente sofria, mas que nunca tinha sido oficialmente diagnosticada.

Embora seu clínico geral insistisse para que ela experimentasse medicamentos de controle da glicemia e da hipertensão, Joanna resistia a tomá-los, na esperança de atingir suas metas apenas com mudanças nos hábitos cotidianos. Porém, por mais que tentasse, de dietas populares a torturantes *boot camps* de exercícios, nada funcionava. Nada, até que ela encontrou um médico visionário no spa, que a diagnosticou com síndrome metabólica e fez uma pergunta simples: quanta frutose você vem consumindo?

Joanna não sabia que resposta dar a essa pergunta. A primeira coisa que lhe veio à cabeça foram frutas, que, ela reconheceu, provavelmente não comia o suficiente. Em seguida, pensou no quanto gostava de refrigerantes e outras bebidas adoçadas feitas de xarope de milho rico em frutose. Bebidas açucaradas eram o ponto mais fraco de sua dieta, que, tirando isso, era bastante boa. Quando o médico realizou uma série de testes básicos para confirmar sua suspeita — que ela poderia ticar pelo menos três dos cinco quadradinhos na lista de sintomas da síndrome metabólica (p. 48) —, descobriu que Joanna atendia a todos os cinco critérios dessa condição. Mesmo a gordura corporal, os níveis de triglicerídeos e os de colesterol apontavam para questões preocupantes em seu metabolismo. Ele também percebeu, o que é crucial, que o nível de ácido úrico estava elevado. Além disso, os testes revelaram que a tireoide tinha baixa atividade, o que, ela veio a saber depois, pode ter aumentado o ácido úrico. Como os hormônios da tireoide ajudam a regular o metabolismo e a função renal, quando ocorre um desequilíbrio nesses hormônios o ácido úrico não é excretado devidamente pelos rins, acumulando-se no sangue. O valor da proteína C-reativa de Joanna, uma medida de inflamações sistêmicas, também estava anormalmente alta.

Em seguida, ela teve uma prolongada conversa com o médico sobre ácido úrico e suas conexões com vários problemas metabólicos que, por sua vez, influenciam condições tão díspares quanto doenças cardíacas, demência, obesidade e câncer. Joanna nunca tinha ouvido falar da associação íntima entre o ácido úrico e a síndrome metabólica, e ficou ansiosa para saber mais. No cerne da conversa havia um surpreendente foco na relação oculta da frutose com o ácido úrico. Joanna sabia que a frutose não era nenhuma santa nem ganhava a medalha de ouro da saúde. Como tanta gente, ela achava que seria preciso consumi-la com moderação. Mas o que o médico lhe contou virou de cabeça para baixo muito do que ela pensava. Joanna logo se deu conta de que não fazia nenhuma ideia da verdadeira face da frutose e até que ponto ela estava arruinando sua saúde. Era como se estivesse lendo um romance policial e descobrisse seu próprio assassino. Assim como nada sabia sobre a relação entre o ácido úrico e a síndrome metabólica, ela nunca tinha ouvido falar do papel conspiratório desse ácido nos efeitos danosos da frutose. Joanna absorvia cada palavra do médico, e, depois de seguir um fácil protocolo para reduzir o ácido úrico e equilibrar a glicemia, em questão de meses sua saúde se transformou.

Minha esperança é de que a sua saúde se transforme também, porque o programa que vou apresentar na Parte II imita o que Joanna fez para amenizar seus males e finalmente controlar o peso. Antes de entrarmos nesses detalhes, porém, temos que desenvolver mais alguns temas científicos, a começar pelo inimigo público número um: a frutose. A história da conexão da frutose com o ácido úrico elevado não tem nada de doce.

FAKE NEWS SOBRE A FRUTOSE

Quem vive nos Estados Unidos talvez se lembre de ter visto, no início dos anos 2010, atraentes anúncios pagos pela Associação das Refinadoras de Milho, que promoviam a segurança do xarope de milho rico em frutose. A campanha publicitária foi uma tentativa de estancar o forte declínio no consumo de HFCS e reverter a percepção negativa que tinha se formado na cabeça de muitos consumidores. Em um comercial de TV que causou muita polêmica, um pai caminhava com a filha por um campo de milho, contando que os especialistas o tranquilizaram ao dizer que o xarope de milho era o mesmo que o açúcar de cana. "O corpo não vê diferença", ele diz. "Açúcar é açúcar."[1]

Isso não pegou bem com a Cooperativa Açucareira do Oeste e outros produtores de açúcar, que processaram a Associação das Refinadoras de Milho, a empresa Archer Daniels Midland e o grupo Cargill por publicidade enganosa, entre outras queixas (a Archer Daniels Midland e a Cargill são conglomerados alimentares globais que processam, entre muitas outras coisas, milho para a produção de HFCS). Pediram 1,5 bilhão de dólares de indenização, o que levou as refinadoras de milho a processá-los de volta, pedindo 530 milhões de dólares. A queixa principal das refinadoras de milho era que os processadores de açúcar estavam disseminando desinformação sobre o HFCS. O julgamento começou em 3 de novembro de 2015.[2]

A guerra entre Big Açúcar e Big Milho não poderia ser mais ferrenha, com bilhões de dólares em jogo. O processo revelou o quanto é pesada a competição no setor multibilionário dos adoçantes e até que ponto cada lado era capaz de ir para ganhar fatias de mercado na venda de suas doces mercadorias. Vieram a público centenas de páginas de e-mails corporativos secretos e documentos estratégicos, exibindo à luz do dia lobby, pressões, trapaças, ataques e terrorismo dos bastidores. Nos anos que antecederam o julgamento, as refinadoras de milho fizeram de tudo para mudar a narrativa cada vez mais contrária a elas, chegando a pedir à Food and Drug Administration (FDA), a agência que regula o setor nos Estados Unidos, que lhes permitisse chamar o HFCS de "açúcar de milho", para parecer mais natural. A FDA barrou a tentativa em 2012.

No esforço para desfazer o receio de que o consumo de HFCS estivesse levando a consequências sanitárias mais graves que o consumo de açúcar refinado comum, a Associação das Refinadoras de Milho gastou cerca de 10 milhões de dólares, em quatro anos, para custear as pesquisas do dr. James M. Rippe, um cardiologista com consultório em Massachusetts que divulgou uma série de estudos combatendo a informação de que o adoçante com base em milho pudesse ter qualquer consequência específica sobre a saúde.[3] O dr. Rippe também recebia uma vultosa comissão de 41 mil dólares por mês da associação para enviar regularmente artigos aos jornais locais afirmando que o xarope de milho rico em frutose não era mais perigoso que o açúcar. Se isso lhe parece um tanto antiético, eu acho que a coisa é ainda mais sinistra.

Embora o apoio de empresas a pesquisas sobre produtos não seja incomum, quando se trata de ingredientes e produtos que afetam significativamente a saúde da população eu acredito que as regras deveriam ser diferentes. Por que, por exemplo, você daria ouvidos a um cientista pago pela indústria do fumo que lhe dissesse que fumar com moderação não causa problemas de saúde? Você não daria. Seria um absurdo. Mas isso acontece com frequência no nebuloso mundo de autopromoção da indústria de alimentos e bebidas, no qual cada empresa está de olho no dinheiro que você pode lhe dar. Essas empresas também se acotovelam pela atenção dos grandes grupos fabricantes de alimentos, que precisam de adoçantes para seus próprios produtos. Para piorar, estudos apontando uma correlação tênue entre os adoçantes (açúcares adicionados) e o ganho de peso e o diabetes são, em geral, financiados pelas indústrias do açúcar e de bebidas.[4]

Dez dias após o início do julgamento "açúcar versus xarope de milho", foi acertada uma trégua, e as partes chegaram a um acordo confidencial. Curiosamente, o comunicado conjunto sobre o acordo foi neutro em relação a qual dos dois é "mais saudável", o açúcar ou o xarope de milho. Cada parte comprometeu-se apenas a incentivar o "uso seguro e saudável de seus produtos".[5]

SACAROSE VERSUS FRUTOSE: QUAL A DIFERENÇA?

Se lhe submetessem um questionário sobre a ciência do açúcar no corpo, meu palpite é que você daria muitas respostas erradas. O açúcar nos alimentos processados pode estar ocultado sob uma longa lista de nomes (por exemplo, suco de cana evaporado, sólido de suco de cana, cristais de suco de cana e assim por diante). Por isso, vou lhe apresentar um manual sobre esses nomes na Parte II. Por enquanto, vamos focar primordialmente na frutose, porque ela difere de outros tipos de açúcar e forma um par com o ácido úrico.

A glicose e a frutose puras, *monos*sacarídeos, são as formas mais simples de açúcar, enquanto a sacarose — aquele negócio granulado branco, também conhecido como açúcar branco — é uma combinação de glicose e frutose, tornando-se assim um *dis*sacarídeo (duas moléculas interligadas). Após ingerida, a sacarose é decomposta no intestino delgado pela enzima sucrase, que libera frutose e glicose, aí sim absorvidas.

Como já mencionei, a frutose é encontrada em forma natural nas frutas e no mel, assim como no agave e em vários vegetais, entre eles brócolis, alcachofra, aspargos e quiabo. Mas raramente temos overdose de frutose pura de fontes naturais: alimentos integrais, não processados, contêm frutose apenas em pequenas quantidades, e essa frutose é absorvida lentamente em presença de fibras. Portanto, no geral, consumir esses alimentos não aumenta os níveis de ácido úrico. Além disso, muitas frutas contêm nutrientes e outras moléculas que compensam ou contrabalançam aumentos potenciais do ácido úrico, como potássio, flavonoides, fibras e vitamina C (ascorbato), dos quais esta última tem inclusive o poder de reduzir o ácido úrico, ao mesmo tempo que estimula sua excreção. Beber frutose líquida, em forma de suco de frutas ou outras bebidas adoçadas com frutose, não é o mesmo que comer, digamos, uma dose equivalente de frutose de legumes integrais, frutas ricas em fibras e vegetais. E, quando você engole uma bebida que contém frutose, provavelmente irá ingerir grande quantidade em curto período. Isso leva a efeitos metabólicos drásticos e indesejáveis. Você pode até não sentir na hora, mas, como se costuma dizer, o corpo não esquece.

No início dos anos 1900, o americano médio ingeria cerca de quinze gramas diários de frutose (o equivalente a uma fruta inteira ou uma xícara de mirtilos); quase quadruplicamos, hoje, essa ingestão, para mais de 55 gramas, a maioria de fontes artificiais — sobretudo o xarope de milho rico em frutose.[6] Sim, sejamos claros: apesar do marketing, não há nada de natural no xarope de milho. Nosso consumo de frutose, na média, equivale a mais de treze colheres de chá por dia e constitui cerca de 10% de nossa ingestão total diária de energia.[7] Trata-se de um dos principais ingredientes de refrigerantes, pãezinhos, sobremesas e vários alimentos processados. Na esmagadora maioria dos refrigerantes, o açúcar é de pelo menos 58% de frutose, e nos três refrigerantes mais populares (Coca-Cola, Sprite e Pepsi) o açúcar pode conter nada menos que 65% de frutose.[8] Como explicarei em breve, a frutose, através do metabólito ácido úrico, envia uma mensagem urgente ao corpo: "Fabrique e armazene o máximo possível de gordura!!!". Não admira que os ursos prestes a hibernar se entupam de alimentos repletos de frutose. Eles precisam produzir o máximo de gordura a fim de sobreviver ao inverno e testemunhar a primavera seguinte.

> Embora as estimativas variem e seja difícil fazer um cálculo real definitivo, o consenso atual é que o americano médio consome 94 gramas de adoçantes adicionados por dia, quatro vezes mais que o limite proposto pelas orientações divulgadas pelo Escritório de Prevenção de Doenças e Promoção da Saúde (ODPHP, na sigla em

inglês), pertencente ao Departamento de Saúde e Serviços Humanos dos Estados Unidos.[9] Não há necessidade alguma desse açúcar adicionado, do qual não vem nenhum benefício. Ademais, as orientações estão em doloroso descompasso com o presente. Além das orientações do ODPHP, as recomendações feitas por organizações como a Associação Americana do Coração e a Associação Americana do Diabetes estão muito atrasadas em relação às pesquisas. E não conheço nenhum médico especialista que diga que nossa relação com o açúcar é saudável.

Vai levar tempo até que a tempestade cada vez mais pesada de dados científicos comprovando os males das bebidas adoçadas com açúcar altere as orientações de saúde da medicina moderna. E a parte do ácido úrico provavelmente vai continuar escapando do radar dos médicos por algum tempo. Em uma grande meta-análise de mais de 154 mil pessoas, publicada no *British Medical Journal* em 2019, mas que nunca chegou aos principais meios de comunicação, os pesquisadores demonstraram uma forte correlação entre o consumo de bebidas adoçadas com açúcar e o aumento do ácido úrico e da gota.[10] Aqueles que ingeriram maior quantidade de bebidas adoçadas com açúcar tinham mais que o dobro de probabilidade de sofrer de gota que aqueles que tomavam menor quantidade. E o consumo de suco de frutas também aumentou o risco de gota. É importante observar que não se constatou associação entre a ingestão de frutas integrais e a gota. Isso vai pesar nas minhas recomendações alimentares adiante.

Embora as bebidas adoçadas e os sucos de frutas sejam os principais culpados da overdose de frutas, aqueles que não beberam nada além de água ainda podem se encher de frutose via molhos, coberturas, geleias e gelatinas, salgadinhos, sorvetes, biscoitos, cereais, balas, iogurtes adoçados, sopas, bolos industrializados (como *muffins*, cookies, pãezinhos e tortas) e diversos outros alimentos processados. A frutose entra, em grande parte, através dos molhos e condimentos, em itens de fast-food como hambúrgueres, sanduíches de frango e pizzas. Ela é colocada até na aspirina para amenizar o gosto amargo do comprimido. Como eu disse, o xarope de milho está em toda parte.

> "É muito simples: nós subsidiamos xarope de milho rico em frutose neste país, mas não subsidiamos cenouras."
>
> Michael Pollan, *O dilema do onívoro*

Ao contrário do que o Big Milho alardeia, a frutose e a glicose não são irmãs com efeitos biológicos equivalentes. A frutose mais se parece com a gêmea do mal da glicose: quando você ingere glicose, seu corpo a utiliza para produzir energia; mas quando você ingere frutose, ela desencadeia alterações no corpo que favorecem o armazenamento de energia sob a forma de gordura. Simplificando, a glicose é o açúcar envolvido na produção de energia; a frutose é o açúcar envolvido no armazenamento de energia. Ao compreender como a frutose refinada é metabolizada no corpo, você acaba entendendo por que ela é, de fato, o pior açúcar. E, como você está prestes a descobrir, não é uma "alternativa mais segura" a outros açúcares, ainda que as pessoas mais confiáveis da indústria de alimentos (inclusive médicos) digam isso. A frutose é o bandido encapuzado do século XXI, assim como o fumo e a margarina o foram no século XX. E o ácido úrico, seu produto metabólico por excelência, perpetra seus atos maléficos.

Embora não seja digerida e metabolizada da mesma forma que outros açúcares, a frutose é, nas palavras de meu colega endocrinologista dr. Robert Lustig, "álcool sem a fama".[11] Especialista de longa data em transtornos hormonais pediátricos e um dos principais especialistas em obesidade infantil, o dr. Lustig também chama a frutose de "contribuinte fundamental para as doenças humanas", traçando paralelos entre os seus efeitos danosos e os reflexos do álcool sobre o corpo.

Quando comparamos o consumo excessivo de álcool com o de frutose, surgem muitas similaridades: ambos provocam os mesmos efeitos tóxicos, dependendo da dose, e desencadeiam hipertensão, resistência à insulina, gordura corporal nociva e doença hepática gordurosa. Assim como o álcool, a frutose induz alterações na capacidade de sinalização energética do sistema nervoso central, através do estímulo direto da nossa "via hedônica" (do prazer) inata, bem como pela estimulação indireta da nossa "via faminta".

Agora vou pisar levemente no freio. Em primeiro lugar, nossa via hedônica é caracterizada pelo impulso de comer para obter prazer quando não necessitamos verdadeiramente da energia, pelo menos do ponto de vista fisiológico. Todos sabemos como é ter fome hedônica — ver uma iguaria e instantaneamente querer devorá-la por puro prazer, mesmo sem estarmos fisicamente com fome. Na verdade, há sistemas de recompensa no cérebro prontos a causar sensações de gratificação ao engolir uma mordida de bolo de chocolate bem cremoso. E meu palpite é que neste exato momento você está pensando na tentação que é essa perdição de bolo. Talvez sua boca esteja salivando. É seu cérebro hedônico tentando assumir o comando. Por outro lado, a via faminta é caracterizada pelos processos que eu descrevi, em que somos forçados a comer mais porque nosso corpo acha que estamos morrendo de fome, quando na verdade não estamos!

A frutose é particularmente traiçoeira na via faminta, porque desmonta as indicações da fome e para de nos ajudar a nos sentirmos saciados; em consequência, continuamos a nos entupir — um caso indubitável de "comer sem pensar". Na presença da frutose, o corpo passa para o modo de estocagem de gordura, e faz todo o possível pela autopreservação, na crença equivocada de que está morrendo de fome. Enquanto isso, a insulina não consegue atuar com eficiência, o que só agrava a situação como um todo, e ao mesmo tempo estimula inflamações (mais informações a seguir). A ativação combinada de ambas as vias, a hedônica e a faminta, resulta em um círculo vicioso de ingestão em excesso, e você já sabe onde isso vai dar: ganho de peso, problemas de pressão arterial e glicemia, e todos os efeitos secundários subsequentes.

Uma fonte importante de frutose comercial, no mundo inteiro, não é fruta nem mel, é o açúcar de mesa derivado da cana-de-açúcar e do açúcar de beterraba. O açúcar de mesa foi processado pela primeira vez na Nova Guiné e no subcontinente indiano; era uma commodity rara e dispendiosa, introduzida na Europa via Veneza e outros portos comerciais da Idade Média. O xarope de milho rico em frutose, que predomina hoje, foi produzido pela primeira vez pelos bioquímicos americanos Richard O. Marshall e Earl R. Kooi em 1957, na Estação de Experiências Agrícolas da Universidade Estadual de Oklahoma, depois de criarem uma enzima que reorganizava quimicamente a composição da glicose no xarope de milho, transformando-a em frutose.[12] Cerca de uma década depois, ela começou a se infiltrar firmemente em nossa dieta, por ser mais doce e mais barata de produzir que o açúcar de mesa, substituindo progressivamente a sacarose, mais cara. A partir de 1970, aproximadamente, os fabricantes começaram a adicionar xarope de milho a seus produtos, e em 1984 tanto a Coca-Cola quanto a Pepsi anunciaram que estavam trocando a sacarose pelo HFCS em seus refrigerantes.

No final dos anos 1970, o HFCS estava em toda parte e era difícil de evitar: seu consumo nos Estados Unidos passou de zero em 1970 a assustadores 27 quilos anuais por pessoa no ano 2000, representando metade do consumo anual individual de açúcar.[13] Estudos epidemiológicos de longo prazo indicam que a alta concomitante da obesidade e do diabetes, desde os anos 1970, pode ser relacionada ao forte aumento do consumo de HFCS.[14]

Durante essa escalada meteórica da ingestão de frutose, houve um declínio paralelo do consumo de gorduras saudáveis, depois que o Departamento de Agricultura dos Estados Unidos, a Associação Médica Americana e a Associação Americana do Coração condenaram, equivocadamente, o consumo de qualquer gordura, em favor dos carboidratos. A febre "gordura zero" que tomou conta da alimentação ocidental favoreceu um excesso de carboidratos refinados e açucarados, às custas das gorduras e proteínas saudáveis. Atente, o que nos ajuda a sentir saciedade são essas gorduras e proteínas saudáveis. E, como você verá mais adiante, certas gorduras, como o ômega-3, podem contrabalançar, ou compensar, parte dos efeitos negativos do excesso de açúcar — mais especificamente, da frutose.

O percentual de gordura nas dietas da população caiu de 40% para 30% ao longo dos últimos 25 anos, enquanto o percentual de carboidratos subiu de 40% para 55% — tudo isso coincidindo com a explosão da epidemia de obesidade.[15] Em particular, é bem recente nossa compreensão de que uma das ameaças fundamentais que a frutose representa para a nossa saúde é através — você já adivinhou — da elevação do ácido úrico. Ele é o elo que falta entre o consumo de frutose e as doenças. É o que distingue a frutose de todos os outros açúcares.

Pois bem, à medida que eu deixo você cada vez mais perto de compreender o comportamento da frutose no corpo e sua relação clandestina com o ácido úrico, você já deve estar começando a considerar a glicose uma heroína. Não caia nessa, porém. A glicose tem um papel em nossas vidas por sua relação com a energia das células, mas também é uma molécula a ser administrada com muita cautela. Assim como muitas moléculas (e drogas) do corpo, pode ser uma aliada ou um veneno, dependendo da quantidade, e precisamos estabelecer uma relação saudável com ela, controlando seus níveis para ter uma saúde ideal.

> A incidência de diabetes tipo 2 é 20% maior em países com disponibilidade abundante de HFCS, em comparação com países onde ele não está tão disponível.[16] E até o ano 2030, 7,7% da população mundial será diabética.[17]

O METABOLISMO DA FRUTOSE E A SOBRECARGA DE ÁCIDO ÚRICO

A bioquímica do metabolismo da frutose é complexa e envolve muitas moléculas com nomes compridos e de travar a língua. Eis, porém, o que você precisa saber. Em primeiro lugar, a frutose é absorvida a partir do trato gastrointestinal, através de um mecanismo diferente daquele usado para processar a glicose. Como você sabe, a glicose estimula a liberação de insulina pelo pâncreas, mas a frutose, não. E foi exatamente esse simples fato que permitiu que espertas campanhas de marketing afirmassem que a frutose, como não gera uma reação da insulina, pode ser considerada um açúcar "mais seguro". Porém, apesar do que esse marketing malandro quer nos fazer crer, os efeitos do consumo elevado de frutose são devastadores no que diz respeito à insulina, e o ácido úrico desempenha um papel central nessa devastação.

Estruturalmente, a frutose e a glicose são quase idênticas, à exceção de algumas ligações químicas. Mas essas variações aparentemente diminutas fazem toda a diferença do mundo. Quando a glicose é metabolizada pela enzima glucoquinase, o estágio inicial do processo (a fosforilação da glicose) é cuidadosamente regulado, e os níveis da molécula de energia mais crucial do corpo — a adenosina trifosfato (ATP) — são mantidos rigidamente dentro da célula. Não é assim que acontece com a frutose. Quando ela é consumida, é rapidamente absorvida na corrente sanguínea e sugada para o fígado, para metabolizar. Dentro das células hepáticas, a enzima frutoquinase começa a fazer seu trabalho, que inclui o consumo de ATP.

Você pescou esse último e crucial fato? Como o processo *utiliza* ATP, isso significa que o metabolismo da frutose *esvazia* as reservas de energia. Em vez de ajudar a gerar a tão preciosa energia, ele *rouba* energia. E consome ATP de forma descontrolada, como se ninguém estivesse no comando. Quando uma célula vê muita frutose, seus níveis de ATP podem despencar até 40% ou 50%.[18] Nesse meio-tempo, o efeito secundário do roubo de ATP pela frutose é não apenas disfunção mitocondrial, mas também um rápido aumento do nível de ácido úrico na corrente sanguínea. A drenagem de energia das células pela frutose provoca um sinal de s.o.s. que grita: *"Estamos ficando sem energia!"*. E isso imediatamente força o corpo a trocar de marcha, adotando o modo de preservação: o metabolismo desacelera, para reduzir o gasto de energia em repouso (isto é, você queima menos gordura), e as calorias que chegam vão, em geral, para o armazenamento (isto é, são acrescentadas à sua gordura).

Olhando mais de perto esse efeito cascata, acrescento que a frutose passa por um ciclo de vários estágios em seu metabolismo. A ATP é transformada na molécula que mencionei no capítulo anterior, AMP (adenosina monofosfato), e no fim das contas gera ácido úrico como produto dessa complexa cadeia de eventos. Ocorre, então, um ciclo que se autoalimenta (algo tecnicamente chamado de *potenciação retroalimentar*), porque o alto nível de ácido úrico estimula ainda mais a frutoquinase.[19] Assim como um viciado em drogas, o ácido úrico elevado mantém a frutoquinase em estado ativo, sustentando todo o processo subsequente, que exacerba a perda de energia e a disfunção mitocondrial, fomenta inflamações e o estresse oxidativo, aumenta a pressão arterial e a resistência à insulina e desencadeia a produção de gordura corporal — todas elas coisas que seriam úteis se você fosse um caçador-coletor em época de escassez alimentar.[20] Mas no mundo em que vivemos, quem precisa disso?!? Ademais, como sinal de sobrevivência, a frutose provoca fome e sede, estimulando a pessoa a comer mais; porém, ao fazer isso, você está desperdiçando essa energia em potencial, sob a forma de armazenamento mais eficiente: gordura.

Em geral, existem mecanismos fisiológicos em que os produtos das reações biológicas ajudam a desativar os processos que ameaçam passar dos limites ou não são mais necessários. É o chamado "sistema de feedback negativo": os produtos atingem um ponto da virada, em termos de volume, o que ajuda a parar sua fabricação. Isso não ocorre com os produtos metabólicos da frutose. A frutoquinase não tem sistema de feedback negativo; continua apertando sem parar o botão de criação de ácido úrico. Em consequência, o metabolismo incessante da frutose vai retirando cada vez mais energia e bombeando ácido úrico nocivo no nível celular. Esse sistema descontrolado pode ter funcionado bem para nossos ancestrais, em épocas de escassez alimentar, e continua a funcionar para os mamíferos prestes a migrar ou hibernar. Mas é o paradoxo do mundo moderno por excelência: nossos mecanismos inatos de sobrevivência estão nos matando.

> O consumo de frutose recorre à programação mais profunda do DNA: nossos genes carregam a arma e o ambiente puxa o gatilho.

Muita coisa acontece no fígado quando a frutose chega para a metabolização. Além de sugar energia, ela também provoca a *lipogênese*, processo que fabrica gordura hepática. É isso mesmo que você leu: o metabolismo da frutose no fígado leva diretamente à produção de lipídios — sobretudo à formação de triglicerídeos, o tipo mais comum de gordura do corpo. Quando encontrados em níveis altos no sangue, os triglicerídeos representam um importante fator de risco para eventos cardiovasculares, como ataques cardíacos e doenças arteriais coronarianas. Níveis elevados de triglicerídeos há muito tempo são apontados como a marca de um consumo excessivo de carboidratos, mas hoje sabemos qual carboidrato é o agressor principal. Em uma revisão de artigos intitulada "Chronic Fructose Ingestion as a Major Health Concern" [Ingestão crônica de frutose como preocupação grave de saúde], de 2017, a dra. Amy J. Bidwell, professora de nutrição da Universidade Estadual de Nova York em Oswego, afirmou com clareza: "O aspecto mais prejudicial da frutose é sua capacidade de se converter em ácidos graxos dentro dos hepatócitos (células do fígado)".[21]

Outra lição fundamental: o acúmulo de gordura nas células hepáticas, por si só, gera o caos, porque compromete diretamente a capacidade da insulina de realizar sua missão e estocar glicose. Além disso, a geração de ácido úrico pelo metabolismo da frutose também causa estresse oxidativo nas ínsulas pancreáticas, que são pequenas ilhas de células no pâncreas que produzem insulina. Portanto, embora seja verdade que a frutose não eleva diretamente a insulina, ela acaba por aumentar a resistência à insulina, pela "porta dos fundos" do fígado, com a ajuda do ácido úrico. É exatamente assim que a frutose — e o ácido úrico elevado — está associada ao desenvolvimento do diabetes e outros transtornos metabólicos. O ácido úrico não é um mero subproduto: é um instigador de reações que possuem efeitos nocivos sobre o metabolismo e, por sua vez, sobre o corpo inteiro.

> Considero uma vergonha que, no passado, a frutose tenha sido vendida como açúcar "bom" e "seguro" para os diabéticos, sob a alegação equivocada de que não mexia com o fluxo de insulina e não elevava a glicemia. Essa ideia está em conflito direto com a ciência: a frutose age de formas ocultas, através de seu comportamento no fígado. Seu metabolismo singular, que culmina na geração de níveis elevados de ácido úrico, resulta em uma constelação

> de desfechos negativos — perda de energia, produção de gordura e incapacitação do sistema de insulina do corpo. Tudo isso acaba por provocar processos inflamatórios sistêmicos e estresse oxidativo. Outro golpe biológico.

Em um dos estudos mais reveladores a destacar o problema da frutose, em oposição à glicose, um grupo de cientistas de um amplo leque de instituições, entre elas a Universidade da Califórnia em Davis, a Universidade Tufts e a Universidade da Califórnia em Berkeley, deu a voluntários bebidas, adoçadas com glicose ou adoçadas com frutose, que representavam 25% de suas calorias em um período de dez dias.[22] Os dois grupos ganharam peso, mas o grupo da frutose ficou com um nível muito maior de tecido visceral adiposo (gordura abdominal). Sabemos que altos níveis de gordura abdominal — o pior tipo de gordura corporal a se carregar em excesso — têm correlação com um aumento dos processos inflamatórios, um aumento da resistência à insulina e condições como diabetes tipo 2, Alzheimer e doenças arteriais coronarianas. A conclusão mais crucial do estudo foi que o grupo da frutose sofreu um forte aumento dos triglicerídeos e um aumento da produção de gordura nas células do fígado, o que tem relação direta com a resistência à insulina. Além disso, uma série de marcadores de risco cardiovascular também aumentou no grupo da frutose. Em outro estudo semelhante, realizado para monitorar os efeitos metabólicos de dez semanas de consumo de bebidas adoçadas com frutose entre mulheres, os resultados foram uma cópia exata: elevações drásticas dos triglicerídeos e da glicemia de jejum, e resistência à insulina comprometida.[23]

Considerando o efeito pró-gordura do ácido úrico, como resultado direto do metabolismo da frutose, agora você percebe que ele não é um espectador inocente.[24] Na verdade, ele pode ser um dos principais suspeitos, com uma arma fumegante na mão, nesses eventos biológicos adversos. Para piorar as coisas, a decomposição da frutose no fígado gera mais que uma alta do ácido úrico e os tijolinhos necessários para uma síntese dos triglicerídeos; também gera a matéria-prima para a produção de glicose. Essencialmente, ela estimula a produção de glicose no fígado e, ao fazê-lo, abre a torneira da liberação de insulina pelo pâncreas, quando essa glicose é liberada na circulação. É um círculo vicioso, como provavelmente agora você percebe. Para juntar tudo isso, veja o diagrama a seguir.

EFEITOS DA FRUTOSE NO FÍGADO

Frutose

- Produção de gordura
- Produção de glicose
- Resistência à insulina

Aumento da glicose

Resistência à insulina

Aumento da insulina

Descobertas como essas alarmaram os médicos da minha área que estudam os fatores de risco do Alzheimer, levando-os a repensar os efeitos da frutose sobre o cérebro. Eles chamam a frutose de "bomba-relógio potencial" para o risco de demência, e eu concordo inteiramente.[25] Uma vez mais, pesquisas documentaram a influência do ácido úrico nesse risco. Os cientistas que soaram o alarme, na Universidade de Cambridge e na University College de Londres, ambos no Reino Unido, escreveram: "A associação entre o alto consumo de frutose e o aumento do risco de incapacitação cognitiva pode ser mediada pela elevação dos níveis plasmáticos do AU [ácido úrico] causados por uma alta ingestão de frutose". Nesse artigo contestador, o subtítulo "Fructose and Dementia: A Potential Time Bomb" [Frutose e demência: uma bomba-relógio potencial] causou polêmica na comunidade médica.

Os autores do artigo prosseguiram explicando que um nível elevado de ácido úrico é uma clara evidência de aumento da atividade de uma enzima que tem efeitos secundários adversos, entre eles um aumento dos radicais livres e uma redução da síntese de óxido nítrico (NO). Você deve se lembrar, do capítulo 2, que o NO é essencial para a saúde vascular. Também é crucial para a saúde do cérebro, onde está diretamente envolvido na transmissão de mensagens e na formação da memória. Conforme explicarei detalhadamente no próximo capítulo, como a insulina exige óxido nítrico para estimular a absorção de glicose no corpo *e no cérebro*, a hiperuricemia induzida pela frutose tem papéis tanto diretos quanto indiretos na síndrome metabólica, um enorme fator de risco para disfunções cerebrais. Temos aí, portanto, um elo a mais entre os níveis de ácido úrico e o risco de declínio cognitivo, relação demonstrada em inúmeros estudos.

A FRUTOSE SEQUESTRA OS SINAIS DE FOME E MANTÉM A PRODUÇÃO DE ÁCIDO ÚRICO

Uma das diferenças mais mal compreendidas entre a glicose e a frutose é o efeito que elas têm sobre o apetite. E eis onde, mais uma vez, a frutose assume a dianteira, sendo ainda mais insidiosa. Os dois hormônios "senhores" de nossas sensações de fome e saciedade são a grelina e a leptina. Em termos simples, a grelina é o "sinal verde" que desencadeia a fome e a leptina é o "sinal vermelho" que induz uma sensação de saciedade. A grelina é excretada pelo estômago, quando está vazio; ela envia ao cérebro a mensagem de que você precisa comer. De forma inversa, quando seu estômago está cheio, as células adiposas liberam leptina, dizendo ao cérebro que pare de comer. Um estudo, publicado em 2004 e hoje considerado um marco, ao qual já me referi várias vezes, mostrou que pessoas com uma queda de 18% na leptina sofriam um aumento de 28% da grelina, o que se traduzia em um aumento de 24% do apetite, levando-as a alimentos ricos em carboidratos e carregados de calorias, principalmente doces, salgadinhos e alimentos com amido.[26] Esse estudo, coordenado por pesquisadores da Universidade de Chicago, foi um dos primeiros a demonstrar o poder do sono na regulagem dos hormônios do apetite, porque essas alterações drásticas da leptina e da grelina eram simples resultado da privação de sono — os participantes dormiram quatro horas por noite, por apenas duas noites consecutivas. Como você verá adiante, essa é uma das razões pelas quais um sono reparador é um importante ingrediente de nosso programa.

É evidente que o ideal é um equilíbrio desses dois hormônios, proporcional à energia efetiva do seu corpo, para que você não precise comer muito nem pouco. Pois bem, é aqui que entra a frutose: ao contrário da glicose, à qual os hormônios reagem, a frutose reduz a leptina e inibe a supressão da grelina.[27] Em outras palavras, a frutose impede a pessoa de atingir uma sensação de satisfação plena ao consumir a refeição. Resultado: mais apetite, mais comilança e maior resistência à leptina. Você enganou seu corpo, fazendo-o acreditar que estava na rota da fome. Já escrevi muito a respeito disso, mas, para os leitores pouco familiarizados com a resistência à leptina, eis uma síntese.

A leptina e a insulina têm muito em comum, apesar da tendência a se antagonizarem. Ambas são moléculas que favorecem inflamações. A leptina é uma citocina inflamatória, além de desempenhar um importante papel nos processos inflamatórios do corpo. Ela controla a criação de outras moléculas inflamatórias no tecido adiposo do corpo inteiro. E isso ajuda a explicar por que pessoas com sobrepeso ou obesas são suscetíveis a problemas inflamatórios, inclusive aqueles que aumentam substancialmente o risco de doenças degenerativas crônicas em qualquer parte do corpo, da cabeça aos pés. Tanto a leptina quanto a insulina são os mandachuvas na cadeia de comando do corpo. Por isso, desequilíbrios tendem a criar uma espiral descendente, gerando caos em virtualmente todos os sistemas do corpo, além daqueles diretamente controlados por esses hormônios.

Além disso, a leptina e a insulina são negativamente influenciadas pelos mesmos fatores, da privação do sono ao excesso de açúcar refinado. Quanto mais processado o açúcar — e a frutose figura no topo dessa lista —, mais desbalanceados ficam os níveis de leptina e insulina. Assim como o abuso constante dos sistemas de bombeamento de insulina e de equilíbrio da glicemia acaba levando à resistência à insulina, o abuso constante da sinalização da leptina faz o mesmo. Quando o corpo está sobrecarregado de substâncias que causam picos contínuos de leptina, os receptores de leptina param de ouvir sua mensagem: começam a se desligar, e você se torna resistente à leptina. Simplificando, eles abrem mão do comando, e você fica com um corpo vulnerável a doenças e ainda outras disfunções. Assim, mesmo quando sua leptina está elevada, ela não envia ao cérebro o sinal de que você está saciado e pode parar de comer. E, caso você não consiga controlar seu apetite, ela aumenta muito o risco de desenvolver a síndrome metabólica, que o deixa suscetível ao risco de outros transtornos.

Pesquisas mostraram que possuir níveis elevados de triglicerídeos — que, como você acabou de aprender, são um sinal de excesso de frutose na dieta — causa resistência à leptina. Na verdade, a forte correlação entre a frutose e a resistência à leptina foi bem documentada. Conforme um grupo de pesquisadores observa:

> Como a insulina e a leptina, e possivelmente a grelina, atuam como sinalizadores-chave para o sistema nervoso central na regulagem de longo prazo do equilíbrio energético, quedas da circulação de insulina e leptina e aumento nas concentrações de grelina [...] podem levar a um aumento da ingestão de calorias, contribuindo posteriormente para o ganho de peso e a obesidade durante o consumo crônico de dietas ricas em frutose.[28]

Em um estudo de 2018 que analisou essas conexões em animais de laboratório, os pesquisadores documentaram espantosos efeitos, ao forçar ratos a fabricar frutose em seus corpos.[29] Conseguiram fazer isso ativando uma via conhecida, da glicose para a frutose, colocando sal na dieta dos roedores. Resultado: resistência à leptina e obesidade nos ratos. Pensemos nisso por um instante. Se esses pesquisadores conseguiram desencadear a produção interna de frutose usando uma dieta rica em sal, isso significa que excesso de sal na dieta pode acabar contribuindo para uma série de condições nas pessoas, da hipertensão à doença hepática gordurosa. Veremos no capítulo 5 como o sal tem potencial para desencadear a produção de ácido úrico — ao atear a conversão da glicose em seu gêmeo do mal, a frutose, no corpo; podemos chamar isso de "troca de açúcares". Em parte, é por isso que dietas ricas em sal estão associadas à obesidade e ao desenvolvimento de diabetes, entre outras doenças metabólicas. É bastante evidente, e um tanto assustador: mais sal → frutose mais alta → piora da resistência à leptina → excesso de apetite e de ingestão → obesidade → resistência à insulina → fígado gorduroso.

Essa não é uma cadeia de reações desejável.

Um dos primeiros estudos a provar o papel do ácido úrico na síndrome metabólica induzida por frutose remonta a um trabalho pioneiro, feito com ratos em 2005.[30] Um consórcio de pesquisadores ministrou a um conjunto de ratos uma dieta rica em frutose, registrou os desfechos psicológicos e em seguida fez experiências em outro grupo de ratos com drogas que reduzem o ácido úrico. Entre os ratos alimentados com frutose e sem drogas para controlar o ácido úrico, os resultados claramente mostraram os efeitos que o ácido úrico teve sobre o desenvolvimento das características básicas da síndrome metabólica (insulina elevada, triglicerídeos elevados e pressão arterial elevada). Porém, no grupo de ratos tratados com uma droga para reduzir o ácido úrico, adivinhe o que aconteceu? Não houve mudanças mensuráveis nesses marcadores metabólicos.

Estudos semelhantes, realizados em seres humanos para observar os efeitos do consumo elevado de frutose sobre a pressão arterial, também apontaram o papel de protagonista do ácido úrico no estímulo a impressionantes mudanças adversas.[31] Como sabemos que o ácido úrico desempenha um papel relevante? Porque quando ele é bloqueado artificialmente com drogas, os efeitos da frutose sobre a pressão arterial são, comparativamente, bem menores.

EFEITOS DO BLOQUEIO DO ÁCIDO ÚRICO EM HOMENS COM DIETA RICA EM FRUTOSE

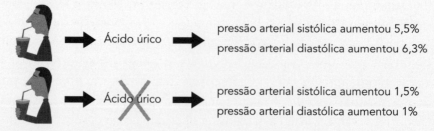

A trama fica mais densa com outro estudo, realizado em 2017, que mostrou que o xarope de milho afeta a sinalização da dopamina no cérebro.[32] Embora já saibamos, graças a estudos tanto com seres humanos quanto com animais, que qualquer inibição da sinalização da dopamina pode levar a compulsão alimentar e obesidade, esse estudo documentou como o xarope de milho desencadeia desequilíbrio metabólico e altera a sinalização de dopamina *mesmo sem obesidade*. Os autores advertiram que a redução da sinalização da dopamina devida ao xarope de milho pode provocar compulsão alimentar, vício em comida e, a longo prazo, obesidade. Em outras palavras, ao consumir xarope de milho, mesmo com um peso saudável, você está adentrando o portal que leva ao caos metabólico e de peso.

Descobertas como essas me fazem pensar em outros transtornos relacionados à dopamina, como o transtorno de déficit de atenção e hiperatividade (TDAH), que hoje afeta pelo menos 10% das crianças entre os quatro e os dezessete anos nos Estados Unidos.[33] Isso dá cerca de 5,4 milhões de crianças, mais da metade delas recebendo medicação.[34] E se elas cortassem a ingestão de açúcares, sobretudo o de xarope de milho? Causa algum espanto que aumentos concomitantes da obesidade e do TDAH estejam, ambos, associados à ingestão crônica de açúcar? Mais um estudo, realizado pelas faculdades de medicina de Yale, Princeton, Universidade da Flórida e Universidade do Colorado, ligou ainda mais os pontinhos: uma redução na atividade da dopamina aponta para aumento do ácido úrico.[35] A equipe de cientistas postulou que o ácido úrico pode reduzir o número de receptores de dopamina, tornando-a menos eficiente. Constatou-se que as crianças com TDAH possuem níveis de ácido úrico no sangue superiores aos das que não têm. Embora a conexão entre o consumo de açúcar e questões comportamentais, como o TDAH, tenha sido descrita há muito tempo na literatura científica e comentada de maneira empírica, só recentemente descobriu-se a relação entre a sinalização da dopamina e os níveis de ácido úrico. E embora já em 1989 os pesquisadores tenham documentado um elo entre o ácido úrico elevado e sintomas de hiperatividade em crianças sem outros transtornos, claramente levou tempo até ouvirem esses rumores e analisarem melhor as pesquisas.[36]

Minha esperança é que esse conhecimento nos leve a tratar esses transtornos, que cada vez mais afetam a juventude, por meio da "medicina de estilo de vida" — e não de produtos farmacêuticos. De forma não tão anedótica, embora em geral se fale de TDAH para referir-se a crianças, cerca de 10 milhões de adultos nos Estados Unidos também lidam com essa condição. Para eles, a solução poderia ser bem parecida: menos açúcar. Estudos recentes coordenados pelos Institutos Nacionais de Saúde também rastrearam níveis elevados de ácido úrico entre pessoas altamente impulsivas, inclusive com formas leves de TDAH e condições extremas, como o transtorno bipolar.[37] Curiosamente, em um estudo experimental com apostadores compulsivos, as concentrações de ácido úrico aumentavam quando eles jogavam por dinheiro, mas não quando eles jogavam damas sem apostas![38]

> Espantosos 43% dos vídeos mais populares postados por influenciadores entre os três e os catorze anos promovem alimentos e bebidas, e mais de 90% desses produtos são junk food nociva à saúde, incluindo fast-food, doces e refrigerantes.[39] Alimentos saudáveis ou não industrializados figuram como meros 3% dos vídeos.

Falando em crianças, gostaria de dizer algumas palavras sobre o consumo de frutose e o que estamos começando a constatar entre os adolescentes. Esse grupo demográfico consome mais frutose que qualquer outra faixa etária, mas somente nos últimos anos começou-se a estudar fatores de risco para doenças. Os resultados são perturbadores: assim como ocorre com adultos, documentou-se que um consumo elevado de frutose em crianças está associado a vários marcadores que sabidamente elevam o risco de doenças cardiovasculares e diabetes tipo 2, e aparentemente essas relações se articulam na obesidade visceral, ou excesso de gordura abdominal.[40] Não creio que isso surpreenda qualquer um que estude essas correlações no contexto da disparada das taxas de síndrome metabólica entre os jovens. Por mais que gostemos de achar que os adolescentes são de alguma forma poupados ou protegidos dos estragos de uma dieta ruim e açucarada, e que eles vão acabar "superando" o pendor pelo açúcar (e perder o ganho de peso que dele resulta), considero essa uma forma terrivelmente ignorante de pensar. Nós estamos preparando esses adolescentes para uma série de problemas de saúde na idade adulta e programando-os para viver com condições crônicas. Além disso, essas agressões ao corpo no início da vida armam o cenário para o câncer, as demências e a morte prematura.

COMO MUDAR A HISTÓRIA, E RECONHECER O CARÁTER BIOLÓGICO DO ÁCIDO ÚRICO

Eu tive uma experiência pessoal com os esforços da indústria do açúcar para apresentar o produto como uma ameaça menor à saúde do que realmente é. Em 2018, apareci em vários programas de televisão em rede nacional, para promover a edição atualizada de *A dieta da mente*, cinco anos depois da publicação original. Em um programa matinal de grande audiência, cujo nome não vou citar, minhas palavras, baseadas em fatos sobre as ameaças à saúde do consumo de açúcar, foram contestadas praticamente desde o primeiro instante da conversa. Os produtores chegaram a obter uma declaração da Associação de Produtores de Açúcar: "O ideal é apreciar o açúcar com moderação, fato apoiado por décadas de pesquisa". Forçado a contestar essa escancarada desinformação, não me abalei. Reagindo rapidamente, citei o absurdo de acreditar na indústria do açúcar, assim como não devíamos ter acreditado na indústria do cigarro, décadas atrás, quando nos diziam que fumar era saudável. Infelizmente, parece que o pessoal que estava realizando a entrevista não compreendeu.

Em 2021, juntamente com o dr. Casey Means, médico formado em Stanford e pesquisador, fui coautor de uma carta aberta ao recém-empossado presidente Joe Biden no site MedPage Today, respeitado destino on-line para profissionais do setor médico e leitores que gostam de acompanhar o noticiário médico em publicações científicas. O título era "A verdade amarga das orientações do USDA sobre o açúcar".[41] Apontávamos um gritante descompasso:

As recomendações sobre açúcar adicionado nas orientações alimentares do USDA para 2020-5 — divulgadas no governo Trump — obedecem ao setor do açúcar, ao setor dos alimentos processados e ao poder econômico. Essas recomendações são uma afronta diante da ciência, e continuarão causando danos significativos às crianças e aos adultos americanos, com lamentáveis desdobramentos sanitários e financeiros por vários anos.

Conclamávamos o governo a reduzir a cota de açúcar adicionado, nas orientações do USDA [o Departamento de Agricultura dos Estados Unidos], a menos de 6% das calorias totais, em relação ao atual nível de 10%, dando aos americanos uma chance de lutar pela própria saúde.

A redução do consumo de açúcar é essencial para melhorar a saúde e a produtividade de todos. Apontamos, sobretudo, a culpa da frutose sob a forma de xarope de milho, subsidiada pelo Congresso em quase 500 bilhões de dólares. Escrevemos: "As dietas ricas em açúcar, ou desequilíbrio glicêmico, estão associadas a doenças mentais, redução da cognição e do aprendizado, doenças cardíacas, Alzheimer, TDAH e suicídios", sem falar em câncer, derrames, infertilidade, doenças renais e hepáticas crônicas, disfunção erétil e cegueira evitável. Essas consequências contribuem para um nível estratosfericamente elevado de sofrimento humano e econômico. Esse sofrimento econômico é multifacetado, abrange desde os gastos com saúde até o prejuízo com a perda de produtividade. Pessoas com diabetes tipo 2, por exemplo, não apenas caminham rumo à falência cerebral, mas também são 44% menos produtivas no trabalho.

Quando postei em meu site outro artigo sobre os perigos da frutose, fazendo a distinção entre aquela encontrada em frutas in natura e o tipo refinado, artificial — e chamando ao mesmo tempo a atenção para o ácido úrico —, a reação dos leitores foi imediata. A frutose confundiu as pessoas durante muito tempo, e praticamente ninguém tinha ouvido falar da parte do ácido úrico na história. Bastou eu dar início ao debate para abrir as comportas das indagações do público vindas do mundo inteiro, em busca de esclarecimento, de conselhos e da verdade.

Minha missão, ao escrever este livro, é trazer-lhes uma verdade sem verniz, mesmo que inconveniente, apoiada pelos melhores e mais isentos conhecimentos científicos. Para mim, tudo se resume a isto: esqueça o marketing e adote aquilo que os cientistas mais respeitados nos dizem. E eles estão dizendo e repetindo o tempo todo a mesma coisa: o açúcar vem nos matando lentamente. E agora os fatos sobre a frutose, relacionados aos fatos sobre o ácido úrico, vêm alterando toda a narrativa sobre o açúcar. Essa narrativa contém um capítulo sobre o que as descobertas científicas recentes representam para o cérebro. É o que vamos ver a seguir.

4. A "Bomba U" no seu cérebro
A *descoberta do papel do ácido úrico no declínio cerebral*

De um modo geral, o cérebro humano é o objeto mais completo conhecido no Universo — conhecido, aliás, por ele mesmo.
E. O. Wilson

Em 7 de junho de 2021, a FDA aprovou uma nova droga, chamada Aduhelm (aducanumab), para tratar o Alzheimer, e manchetes explodiram na mídia. Era o primeiro tratamento novo aprovado para o Alzheimer em quase vinte anos, elaborado para desacelerar o avanço da perda de memória e outros problemas cognitivos em pessoas com leves sintomas cognitivos, ao reduzir os níveis da proteína beta-amiloide no cérebro. As milhões de pessoas e seus parentes, que sofrem lidando com a doença, comemoraram com esperanças renovadas. O anúncio levou a uma disparada das ações na Bolsa de um grupo seleto de empresas de biotecnologia que trabalham com esse transtorno neurodegenerativo. Gigantes da indústria farmacêutica, que muito tempo atrás haviam abandonado terapias semelhantes em estudo, repentinamente renovaram seus programas para drogas contra o Alzheimer. Parecia haver bilhões em jogo, com a Big Pharma e os investidores de olho na próxima classe de medicamentos com grande potencial de vendas. Mas nem todas as notícias eram positivas. O clamor inicial que se espera quando uma droga nova e promissora surge para tratar uma doença tão devastadora, sem cura conhecida, foi rapidamente abafado por dúvidas e críticas à apresentação da droga como uma salvação em potencial. Ela está longe disso.

O Aduhelm, feito pela Biogen, foi rápida e fortemente criticado por muitos cientistas, neurologistas e até pelo próprio comitê consultivo independente da FDA, por ter sido aprovado às pressas, com poucas evidências convincentes demonstrando seu real funcionamento (três dos especialistas da FDA pediram demissão poucos dias depois). Os críticos também apontaram o alto custo do medicamento (56 mil dólares por ano por paciente), que precisa ser ministrado por via intravenosa uma vez por mês, além de exigir que os pacientes façam ressonância magnética regularmente, pelo risco de inchaço ou hemorragia cerebral. A controvérsia incluiu dúvidas sobre quem deveria receber a droga — todos as pessoas com sintomas de Alzheimer ou apenas aquelas nos estágios iniciais? Em julho, sob intensa pressão, a FDA esclareceu que o medicamento só deveria ser prescrito para pessoas com problemas leves de memória ou raciocínio, já que não havia dados sobre seu uso em estágios posteriores do Alzheimer. Uma semana depois desse anúncio, duas das maiores instituições de saúde americanas, a Cleveland Clinic e o Centro Hospitalar Mount Sinai para Bem-Estar e Saúde Cognitiva, anunciaram que não dariam o medicamento a seus pacientes. Outros logo os acompanharam, inclusive o Departamento de Assuntos dos Veteranos, que excluíram o medicamento de seus formulários e chegaram a recomendar que ele não fosse oferecido.

O drama em torno do Aduhelm reflete o quanto estamos desesperados para acabar com o Alzheimer e ter pelo menos algo em nosso arsenal que combata a progressão da doença. Demos grandes passos rumo ao tratamento de males como doenças cardíacas, derrames, HIV/aids e muitos tipos de câncer, mas, quando se trata das demências, principalmente o Alzheimer, continuamos em um beco sem saída. E os números são sombrios: mais de 6 milhões de americanos vivem com Alzheimer atualmente, número que deve quadruplicar nos próximos quarenta anos; atualmente atinge um em cada dez americanos com 65 anos ou mais, e não para de crescer. As estimativas mais recentes agora classificam o Alzheimer em terceiro lugar como a principal causa de morte para pessoas nessa faixa etária, atrás das doenças cardíacas e do câncer. Em 2021, o Alzheimer e outras demências custaram aos Estados Unidos 355 bilhões de dólares; em 2050, esse custo pode chegar a 1,1 trilhão de dólares. Qualquer pessoa que tenha um ente querido com esse mal sabe de suas consequências devastadoras e custosas, e não apenas para os acometidos, mas também para suas famílias.[1]

Por isso, somos forçados a enxergar essa questão de outro ponto de vista. Se estamos lidando com um mal para o qual não temos absolutamente nenhum tratamento relevante, não faz sentido, em primeiro lugar, fazer todo o possível para evitar que ele se manifeste? E o que nossos melhores cientistas estão deixando claro é o simples fato de que dispomos, hoje, das ferramentas para fazer isso acontecer. Sendo bem claro, há medidas que podemos tomar *desde já* para reduzir drasticamente o risco dessa doença.

E se você puder impedir que o Alzheimer venha a ocorrer? Teria um valor inestimável, certo? Bem, todos os números dizem que podemos fazer isso usando a medicina de estilo de vida para manter o cérebro funcionando em alta rotação, muito antes que a patologia se instale e os sintomas comecem a aparecer. De acordo com algumas pesquisas, as pessoas temem o declínio cognitivo mais do que o câncer ou até mesmo que a própria morte.[2] A ideia do lento encolhimento mental, até o ponto em que se fica incapaz de realizar as tarefas cotidianas, mas com a expectativa de continuar vivendo por muitos anos, é simplesmente pesada demais. O Aduhelm não será a salvação da lavoura, mas posso compartilhar muitas técnicas cientificamente validadas que podem ajudá-lo a ter um cérebro o mais resiliente possível. E controlar o ácido úrico está entre as ferramentas que precisamos usar.

Certas condições — mais especificamente alta da glicemia, resistência à insulina, obesidade, diabetes, hipertensão e inflamações — apresentaram forte correlação com um risco maior de declínio cognitivo, bem como encolhimento do cérebro. Conforme escrevi em *A dieta da mente*, mesmo uma leve elevação da glicemia acarreta um risco significativo de declínio cognitivo. E, como também escrevi, sabemos há muito tempo que um poderoso preditor do declínio cognitivo é simplesmente o tamanho da barriga (relação cintura-quadril) e o índice de massa corporal (IMC) — quanto maior o IMC, maior o risco. E agora podemos acrescentar o ácido úrico elevado à lista de principais fatores de risco.

A obesidade é um importante preditor de ácido úrico elevado e um importante fator de risco para a demência; os dois caminham juntos. Em um estudo longitudinal de 27 anos, analisando mais de 10 mil homens e mulheres, aqueles que eram obesos entre os 40 e os 45 anos tinham um risco 74% maior de demência futura, em comparação com aqueles que mantinham um peso normal ou até mesmo aqueles apenas acima do peso.[3] Se pudéssemos voltar no tempo e testar os níveis de ácido úrico desses indivíduos quando estavam na casa dos quarenta, anos antes de eles apresentarem déficits cognitivos, minha aposta é que mediríamos valores surpreendentemente altos. Isso já foi demonstrado em outros estudos.

Veja, por exemplo, um estudo japonês de 2016, com um grupo de idosos cujos níveis de ácido úrico foram testados no contexto de risco de demência: um alto nível de ácido úrico entre os participantes mostrou-se associado a *um risco quadruplicado* de um diagnóstico de demência. Os pesquisadores afirmaram de forma sucinta em suas conclusões: "Níveis séricos elevados de AU estão independentemente associados à deterioração cognitiva".[4] De novo a mesma ideia: um *fator de risco independente*. Se a obesidade, o diabetes tipo 2 e a hiperuricemia são fatores de risco independentes para demência, imagine o aumento exponencial desse risco quando *todas* essas condições estão presentes em um indivíduo.

Embora esses pesquisadores tenham se concentrado nos efeitos prejudiciais do ácido úrico elevado nos vasos sanguíneos do cérebro, há vários efeitos secundários que demonstram por que o ácido úrico elevado se mostra tão ameaçador para o cérebro.[5]

É importante enfatizar que, em muitos desses estudos que documentam associações entre o ácido úrico elevado e desfechos negativos para o cérebro, a definição de ácido úrico "alto" varia um pouco acima daquilo que seu médico consideraria normal, e poderia ser facilmente descartado como ainda dentro da faixa normal. Já em 2007, pesquisadores da Universidade Johns Hopkins ligaram o sinal de alerta ao concluir que "níveis normais-altos de ácido úrico podem causar miniderrames quase imperceptíveis, que potencialmente contribuem para o declínio mental em adultos idosos".[6] (São considerados "normais-

-altos" níveis acima de 5,75 mg/dL em homens e cerca de 4,8 mg/dL em mulheres.) É por conta de conclusões assim que eu recomendo limites mais baixos para os níveis de ácido úrico do que o proposto pelas diretrizes atuais (e pela maioria dos médicos). Vários estudos realizados desde 2007 confirmaram que o ácido úrico "normal-alto" tem correlação com um volume de alterações da substância branca no cérebro 2,6 vezes maior, em comparação com pessoas que têm um nível médio ou baixo de ácido úrico.[7] O ideal é não sofrer alterações estruturais, ou lesões, na substância branca do cérebro — evidentemente. Em adultos com sessenta anos ou mais, níveis altos mas ainda "normais" de ácido úrico revelaram-se responsáveis por uma propensão 2,7 a 5,9 vezes maior a figurar no 25º percentil mais baixo nas medições da velocidade de raciocínio e memória.

Apesar de nossa tendência a expressar preocupação em termos de declínio cognitivo das pessoas idosas, a obesidade está associada a um desempenho cognitivo ruim em pessoas de todas as idades.[8] E embora muitas vezes suponhamos equivocadamente que os jovens têm cérebros mais rápidos, ágeis e livres de doenças, inúmeros estudos revelam que memória fraca, vocabulário pobre, baixa velocidade de processamento e habilidades de raciocínio deficientes podem ser atribuídos aos efeitos do peso corporal extra no cérebro. Esse fenômeno foi observado em crianças de apenas cinco anos, e, de fato, crianças obesas têm desempenho inferior nos testes escolares, em comparação com seus pares de peso normal.[9] Crianças com síndrome metabólica sofrem de incapacitações de ortografia e aritmética, assim como de perda de atenção e de flexibilidade mental geral. E sabemos que a síndrome metabólica está associada ao ácido úrico; é comum encontrar ácido úrico elevado em pessoas com síndrome metabólica, tenham elas 5 ou 75 anos, aumentando significativamente o risco de demência futura.

Nos círculos de pesquisa que analisam a relação entre o ácido úrico elevado e o risco de demência, tamanha riqueza de dados serve de alerta. Se você der uma busca por "ácido úrico" e "declínio cognitivo" no Google, encontrará toda uma biblioteca de artigos científicos, muitos dos quais publicados apenas de 2010 para cá (e você encontrará muitas citações adicionais nas notas de rodapé). Trata-se, claramente, de um ramo científico nascente e de ponta. E, caso lesse esses artigos, iria deparar com o debate sobre uma conexão entre déficits cognitivos e diabetes, exatamente no ponto em que o ácido úrico entra na história, como o vilão.

O "DIABETES TIPO 3"

Atualmente, em qualquer discussão sobre o Alzheimer, o diabetes vem à baila. Em 2005, um ano depois que as inflamações crônicas viraram capa da revista *Time*, estudos que descreviam o Alzheimer como um terceiro tipo de diabetes começaram a aparecer discretamente na bibliografia científica.[10] Mas só recentemente a conexão entre o Alzheimer e uma dieta rica em açúcar e frutose passou a merecer atenção maior: as pesquisas mais recentes mostram que o consumo de frutose aumenta o risco de demência do ponto de vista bioquímico — e que o ácido úrico pode muito bem ser o ator principal. Esses estudos são ao mesmo tempo preocupantes e poderosos. Pensar que podemos reduzir o risco de Alzheimer apenas controlando os níveis de ácido úrico é espantoso. Tem muitas implicações para a prevenção não apenas do Alzheimer, mas também de outros transtornos cerebrais.

O que estamos começando a compreender é que na raiz do "diabetes tipo 3" está um fenômeno em que os neurônios do cérebro se tornam incapazes de reagir à insulina, essencial para tarefas básicas, entre elas a memorização e o aprendizado. Também acreditamos que a resistência à insulina pode desencadear a formação dessas infames placas presentes no Alzheimer. Essas placas são compostas de uma proteína incomum que essencialmente assume o comando do cérebro, tomando o lugar das células cerebrais normais. Alguns pesquisadores acreditam que a resistência à insulina é crucial para o declínio cognitivo no Alzheimer. É ainda mais revelador observar que pessoas com pré-diabetes ou síndrome metabólica têm um risco aumentado de pré-demência e comprometimento cognitivo leve, que em geral progride para o Alzheimer total. Devo reiterar que, uma vez instalados os sinais da doença, geralmente se considera impossível reverter o curso; o trem saiu da estação e provavelmente vai acelerar.

A conexão entre o diabetes e o risco de Alzheimer não significa que o diabetes seja sempre e diretamente a causa do Alzheimer, e sim que eles podem compartilhar a origem. Ambos podem se desenvolver a partir de hábitos alimentares de longo prazo que levam à disfunção metabólica e, posteriormente, à doença. Onde a frutose e o ácido úrico entram nesse quadro? Multiplicam-se as pesquisas com novos insights que desfazem falsas ideias de que o açúcar não aumenta diretamente a glicemia, mas gera o caos no cérebro. E ele faz isso de uma série de maneiras.

Em primeiro lugar, como eu disse no capítulo 3, a resistência à insulina induzida pela frutose mantém o corpo travado em um modo no qual a glicemia permanece perigosamente alta. No cérebro, a resistência à insulina impede as células de receberem a energia de que precisam. A insulina é um poderoso hormônio *trófico*, ou seja, nutre os neurônios e é fundamental para a energia do cérebro. Também chamada de "neuroenergética", a energética cerebral refere-se ao sistema pelo qual a energia flui no cérebro para cuidar das células locais e atender a suas elevadas demandas de oxigênio, combustível e apoio. Retire das células cerebrais esse cuidador vital e elas sofrerão — ou, pior ainda, morrerão.

Em segundo lugar, a maneira como o corpo metaboliza a frutose leva a um aumento da produção de ácido úrico e esgota a energia (ATP), o que desencadeia ainda novas inflamações, que podem chegar ao cérebro (neuroinflamações). Esse metabolismo também pode ocorrer diretamente no cérebro: descobriu-se há pouco tempo que a engrenagem bioquímica do metabolismo da frutose está presente em células cerebrais como os neurônios e as células gliais, que supostamente não metabolizam a frutose.[11] Essas informações novas e surpreendentes reverteram antigos dogmas predominantes sobre o metabolismo da frutose no cérebro.

Em terceiro lugar, lembre-se de que, além de esgotar a energia, o metabolismo da frutose leva à redução da produção de óxido nítrico (NO), que, como você deve se lembrar, é uma molécula vital para os vasos sanguíneos, permitindo que funcionem adequadamente e que transportem insulina. Ao inibir a atividade do NO, o ácido úrico eleva-do, consequentemente, aumenta o risco de distúrbios ateroscleróticos e demência vascular, ao mesmo tempo que aumentam a glicemia e a resistência à insulina. Perturbações no sistema de sinalização de insulina do cérebro, mesmo diminutas, irão desencadear a neuroinflamação. E sabemos que a frutose pode atuar em áreas específicas do cérebro envolvidas tanto na regulação da ingestão de alimentos e mecanismos de recompensa (lembra-se daquela via hedônica?) quanto em regiões cruciais para o aprendizado e a memória.[12] Vamos retornar em breve ao ácido úrico, mas antes vamos rever alguns outros fatos biológicos.

Pesquisas feitas em camundongos mostram o que exatamente a frutose faz no cérebro: reduz a "plasticidade sináptica" no hipocampo.[13] Tradução: as células do centro de memória do cérebro ficam menos capazes de fazer conexões, parte importante dos processos de aprendizagem e formação de memórias. Ao mesmo tempo, também há redução do crescimento de novas células cerebrais.[14] Esses dois efeitos são os marcos da demência. Quando você não consegue processar bem as informações, aprender e formar novas memórias ou cultivar novas células cerebrais para substituir as antigas ou agonizantes, está na rota do declínio cognitivo grave e da demência. Simples assim.

A boa notícia é que nesses estudos — em que camundongos foram alimentados durante semanas com uma dieta à base de frutose, desenvolveram síndrome metabólica e mostraram sinais de declínio cognitivo — os pesquisadores conseguiram reverter parcialmente a condição dos animais alterando a dieta deles e retirando a frutose. Essa observação indica que pode haver uma janela de oportunidade durante a qual se pode reverter o curso do declínio do cérebro — afastando-o do rumo da demência e devolvendo-o ao rumo da saúde e da cognição ideal. Mas essa reversão tem que começar cedo: como mencionei, uma vez que uma doença grave se enraíza, é muito difícil apagar o dano causado ou reverter as coisas.

Sabe-se também que a frutose compromete a energia cerebral em geral, em particular onde mais a desejamos — nas mitocôndrias do hipocampo. Na Faculdade de Medicina David Geffen, da UCLA, os cientistas declararam: "O consumo de frutose reduz a resiliência neural e pode predispor o cérebro à disfunção cognitiva e à suscetibilidade a distúrbios neurológicos por toda a vida".[15] Essa é uma descoberta importante por dois motivos. Primeiro, a resiliência neural é necessária para a longevidade do cérebro e para a chamada *reserva cognitiva* — a capacidade de impedir o declínio. É como ter um par de sapatos reserva, pronto para quando os antigos ficarem gastos. Sabe-se que pessoas com altos níveis de reserva cognitiva escapam das demências, mesmo quando seus cérebros mostram sinais físicos de deterioração (por exemplo, placas e emaranhados).

Adquirimos esses conhecimentos a partir de autópsias realizadas nos cérebros de pessoas idosas, algumas das quais passaram dos cem anos e cujos cérebros pareciam terrivelmente danificados e repletos de problemas, mas que mantiveram a mente aguçada e intacta até o fim. O segredo? Ao longo da vida, elas "construíram", por assim dizer, estradas e atalhos neurais para compensar as avenidas que já não funcionavam tão bem. É isso que torna o cérebro tão notável — é o órgão mais maleável, ou plástico, do corpo. Ao contrário de outros órgãos, que apresentam desgaste natural com a idade, o cérebro pode ser aprimorado à medida que os anos escoam, mas apenas se o ajudarmos com os insumos adequados — especialmente aqueles que envolvem o metabolismo.

Em segundo lugar, tenha em mente que o cérebro é o órgão do corpo que mais demanda energia. Por mais que represente apenas 2% a 5% do peso corporal, ele consome até 25% da energia total do corpo *em repouso*. Então, o que estamos fazendo ao privar de energia nosso amado cérebro? Preparando-o para a disfunção e a falência. Pesquisas de ponta indicam que o comprometimento da energia cerebral talvez seja o mais importante mecanismo subjacente do Alzheimer. E o principal dentre esses agressores astutos é a boa, velha e maléfica frutose.

Em 2017, quando os pesquisadores participantes no Estudo Cardíaco de Framingham, que comentei no capítulo 1, voltaram a atenção para os sinais do chamado "Alzheimer pré-clínico", eles demonstraram o quão prejudicial para o cérebro pode ser a ingestão diária de suco de frutas. Ressalve-se que por "Alzheimer pré-clínico" entende-se o período em que o indivíduo ainda não exibe sinais de declínio cognitivo, mas em que há algo errado no cérebro se ele for examinado.

É um estágio muito inicial da doença, que ainda está por se manifestar ou evidenciar-se no comportamento e na falta de cognição. Pode levar anos, ou mesmo décadas, até que a patologia da doença no cérebro se transforme em sintomas externos (e por isso é tão importante tirar proveito do período pré-clínico para evitar o início e a progressão da doença). Nesse estudo específico, coordenado pela Universidade de Boston, os pesquisadores analisaram milhares de pessoas, que passaram por testes neuropsicológicos e ressonância magnética para determinar quais efeitos, se eles existem, as bebidas adoçadas com açúcar — de refrigerante a suco de frutas — tiveram sobre o cérebro. O grupo-teste foi comparado a um grupo que consumia menos de uma bebida açucarada por dia. Os resultados falam por si.[16]

- Um consumo maior de bebidas açucaradas foi associado a um menor volume cerebral total, menor volume do hipocampo e menores pontuações em testes para avaliar a recuperação da memória.

- Uma ou mais porções diárias de sucos de frutas foram associadas a um menor volume total do cérebro, menor volume do hipocampo e pontuações mais baixas nos testes de memorização.

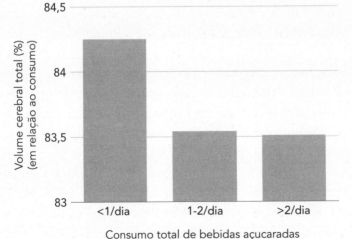

BEBIDAS AÇUCARADAS E ENCOLHIMENTO CEREBRAL

Adaptado de Matthew P. Pase et al., *Alzheimer's & Dementia*, n. 13, 2017.

As conclusões apontaram diretamente os efeitos do açúcar, aqui representando sobretudo frutose, sobre o cérebro:

> Essas descobertas foram marcantes, considerando que se mostraram evidentes em uma amostra de meia-idade, e foram observadas mesmo após ajuste estatístico para diversos fatores de perturbação, como prevalência de diabetes, ingestão calórica total e atividade física. As magnitudes das associações observadas equivaleram a *1,5-2,6 anos de envelhecimento cerebral* em relação ao volume cerebral total e *3,5-13 anos de envelhecimento cerebral* em relação à memória episódica. (grifos meus)

(A memória episódica refere-se à memória de eventos cotidianos específicos.) Ao apresentar seus resultados, os autores citaram outras experiências que chegaram a conclusões semelhantes — o desenvolvimento da patologia do Alzheimer em conjunto com o consumo de frutose. Então, como é que o ácido úrico entra em cena?

Embora esse estudo específico não tenha analisado os níveis de ácido úrico nos participantes, outras pesquisas fizeram exatamente isso, mostrando repetidamente que os importantes mecanismos pelos quais a frutose exerce seus efeitos nocivos ao cérebro são auxiliados pelo ácido úrico.[17] Trata-se de um fugidio elo perdido ligando os pontinhos entre a frutose e a degeneração cerebral. À medida que a frutose aumenta o ácido úrico e compromete a sinalização da insulina, as células cerebrais perdem a capacidade de usar adequadamente a glicose.

Essa disfunção na energética do cérebro ajuda a explicar por que, por exemplo, a dieta cetogênica se mostrou eficaz como intervenção para pacientes de Alzheimer: ela fornece um combustível alternativo — as cetonas.[18] Quando entrevistei o dr. Matthew Phillips, colega neurologista neozelandês que estuda energética do cérebro no contexto do Alzheimer, ele explicou o poder do uso da dieta cetogênica no tratamento do Parkinson, que também é uma doença causada por defeitos na energética do cérebro. Aonde quero chegar: a questão bioenergética é consequência da resistência à insulina, e agora conhecemos o papel central do ácido úrico nesse triste estado de coisas.

Também não esqueçamos o estudo britânico que mencionei brevemente no capítulo 3. Ele destacou a ação conjunta da frutose e do ácido úrico, que conspiram para o declínio do cérebro. O título dizia tudo: "Increase Fructose Intake as a Risk Factor for Dementia" [Aumento da ingestão de frutose como fator de risco para demência]. Os cientistas demonstraram claramente que o consumo excessivo de frutose estimula o surgimento da demência: ratos que receberam açúcar desenvolveram rapidamente resistência à insulina e comprometimento cognitivo. Os autores argumentaram ainda que a frutose prejudica a capacidade de processamento, aprendizado e memorização do cérebro, e, sem surpresa, ressaltaram o papel desempenhado pelo ácido úrico. Sua elevação está associada ao aumento da formação de radicais livres, bem como à diminuição da síntese de óxido nítrico, que compromete o fluxo sanguíneo, inclusive o precioso fluxo sanguíneo para o cérebro. Além disso, a diminuição do óxido nítrico vascular compromete diretamente a capacidade da insulina de processar a glicose no sangue. Por fim, os pesquisadores descobriram que a diminuição da "sintase" do óxido nítrico, a enzima que produz o óxido nítrico no cérebro, reduz a transmissão neural sináptica e a formação de memórias.

A transmissão sináptica é o método pelo qual um neurônio se conecta e fala com seu vizinho. Isso significa que o ácido úrico tem mais efeitos nocivos relacionados ao óxido nítrico do que simplesmente reduzir o fornecimento de sangue e diminuir a atividade da insulina. Ela compromete diretamente a maneira como um nervo se comunica com outro. Em outras palavras, o ácido úrico ajuda a deixar o cérebro em um estado metafórico difuso de "estática", como aquelas imagens borradas das tvs antigas quando sintonizadas num canal inexistente. A capacidade do cérebro de manter a transmissão rápida e clara de mensagens através das sinapses é fundamental para sua saúde e funcionamento. Qualquer interrupção nesse processo é uma agressão severa, que, sem dúvida, terá sérios efeitos secundários, incluindo o risco de declínio mental e cognitivo.

Para compreender de verdade o quanto o ácido úrico contribui para o surgimento do declínio cognitivo, basta ver o efeito que as drogas para reduzi-lo têm na diminuição do risco de desenvolver demência.[19]

Em 2018, um estudo retrospectivo usando dados de reembolsos do Medicare lançou uma luz sobre o poder da redução do ácido úrico na prevenção da demência. Ao comparar dois medicamentos populares para gota e ácido úrico elevado — o alopurinol e o febuxostat —, cientistas da Universidade do Alabama descobriram que, em comparação com uma dose baixa de alopurinol (< 200 mg/dia), doses mais altas de alopurinol e febuxostat, de 40 mg/dia, foram associados a um risco menor — em mais de 20% — de um novo diagnóstico de demência. É muita coisa, sobretudo em um mundo onde não temos tratamento eficaz contra o Alzheimer. Estudos como esse estimularam um esforço para analisar a relação entre o ácido úrico e o risco de demência, e passou a haver um sério interesse no uso de medicamentos para reduzir o ácido úrico como meio de prevenir a demência. Embora não tenha sido um estudo de intervenção, controlado por placebo, para determinar quem teve ou não demência, foi uma revisão de indivíduos que estavam ou não tomando um medicamento redutor de ácido úrico por outras razões, como gota e cálculos renais, e que pareciam se beneficiar com uma redução concomitante do risco de demência. Pesquisas futuras fornecerão novas pistas de conexões e mecanismos subjacentes. Além disso, quando leio estudos como "A redução do ácido úrico com alopurinol melhora a resistência à insulina e a inflamação sistêmica na hiperuricemia assintomática", sei que estamos no caminho certo para a compreensão de uma abordagem inteiramente nova da prevenção e até do tratamento de doenças cerebrais, considerando os pesados fatores de risco trazidos à baila pela resistência à insulina e pelas inflamações sistêmicas.[20]

Em 2021, em um artigo para o *American Journal of Geriatric Psychiatry*, a dra. Jane P. Gagliardi, médica da Universidade Duke, escreveu: "Atacar os fatores de risco modificáveis é uma estratégia importante no manejo da demência".[21] E o ácido úrico elevado é de fato um importante fator de risco que só recentemente identificamos. Como se diz nos círculos médicos, quando o solo muda, a semente não cresce. Se pudermos controlar o ácido úrico, entre outros elementos importantes do "solo" perfeito, podemos apoiar a saúde e o funcionamento ideais do cérebro.

Embora essa pesquisa demonstre um notável benefício para o cérebro das pessoas que tomam medicamentos para baixar o ácido úrico, essa abordagem não é a intenção da Dieta LUV. Daqui em diante, irei abranger todo o espectro de opções livres de substâncias químicas que você pode adotar hoje para conservar seu nível de ácido úrico sem colocar em risco a saúde do seu cérebro. Precisamos apenas manter certas coisas sob controle, coisas facilmente realizáveis através do estilo de vida — estratégias que compartilharei na Parte II. Como reforço, no gráfico abaixo adaptei dados de um estudo feito por cientistas da Universidade Johns Hopkins, que em 2007 alertaram que até mesmo ligeiras elevações de ácido úrico são problemáticas e aumentam o risco de declínio cognitivo entre adultos idosos.[22] Como você pode ver, até níveis ligeiramente elevados (de baixos a moderados) e altos, mas ainda considerados normais, acarretam consequências cognitivas.

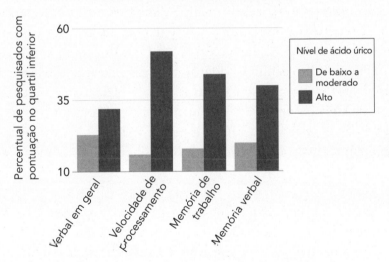

Adaptado de David J. Schretien, *Neuropsychology*, v. 21, n. 1, 2007.

A meu ver, gráficos como este contam muito da história.

Comecei este capítulo apresentando estatísticas preocupantes relacionadas ao Alzheimer, mostrando onde estamos e para onde vamos.

Lembre-se de que é uma doença para a qual não existe qualquer tratamento farmacológico eficaz. Não temos escolha a não ser focar em estratégias preventivas. E essas estratégias estão sendo validadas pelas melhores equipes de pesquisadores do mundo inteiro.

Como neurologista, tenho interesse especial em acompanhar as pesquisas emergentes. Elas evidenciam que nossas escolhas cotidianas traçam o destino da saúde de nossa mente. Mas há outro elemento que me motiva a apresentar essas informações. No momento em que escrevo, minha memória me faz voltar aos momentos em que segurei a mão de meu pai enquanto testemunhava o Alzheimer roubar-lhe a vida. Essa experiência, muito mais do que minha missão como neurologista, é o que me motiva a compartilhar o outro lado da história do Alzheimer, a parte que não vem sendo contada ao consumidor. A mensagem de que devemos apenas viver nossas vidas e esperar por uma solução farmacêutica é injusta e cruel. Imagine como me senti quando defendi em rede nacional meus argumentos sobre a importância de reduzir o consumo de açúcar como escolha de estilo de vida saudável para o cérebro e fui confrontado por uma declaração da indústria açucareira que, basicamente, reforçava a ideia de que devemos seguir alegremente nosso caminho, continuar ingerindo açúcar e torcer pelo melhor. Nós merecemos mais que isso. Você merece mais que isso.

Agora que já abordamos o açúcar, em particular a frutose, no contexto do ácido úrico e da saúde, a pergunta lógica é: o que mais aumenta seu nível de ácido úrico?

5. Chuva ácida
O que sono, sal, psoríase, siris e sedentarismo têm a ver com o ácido úrico

O valor da experiência não é ter visto mais, mas ter visto melhor.
Sir William Osley, médico (1849-1919)

Mais de um século atrás, Sir William Osler estava entre os médicos de pensamento mais avançado em sua época. Hoje celebrado como pai da medicina moderna, ele era um observador atento, que compreendia e ensinava o valor de se aprender com os pacientes tanto quanto com os manuais. Em sua obra fundamental *The Principles and Practice of Medicine* [Princípios e prática da medicina], publicado em 1892 (mesmo ano do livro de Haig), ele abordou a gota, chamada por ele de "transtorno alimentar", sugerindo que o tratamento dessa condição crônica fosse uma dieta pobre em carboidratos, em que "itens alimentares com amido e sacarina devem ser ingeridos em quantidades muito limitadas".[1] Também recomendava restrição do consumo de frutas em pacientes com gota para prevenir acessos recorrentes de artrite. Já naquela época ele estava ciente de um problema com açúcares e frutose, mas não tinha como saber que há uma diferença entre morder um pedaço de fruta in natura e beber açúcar em forma líquida. E o xarope de milho rico em frutose ainda não fizera sua aparição no cenário mundial.

Agora que compreendemos como a frutose — inimiga pública número um — eleva os níveis de ácido úrico, é hora de descobrir como outros ingredientes e hábitos podem entornar o caldo. Muitos fatores podem impedir você de expelir adequadamente o ácido úrico do corpo, e as evidências na literatura científica vêm crescendo desde meados da década de 1960.[2] Alguns desses fatores, oriundos da vida cotidiana moderna, vão surpreendê-lo, mas vou apresentar-lhe as diretrizes necessárias para geri-los de maneira prática. Vamos fazer um giro.

O SONO É MEDICINAL

A princípio, passamos um terço de nossas vidas adormecidos. E por um bom motivo: compreendemos como nunca o valor do sono, de um ponto de vista científico. Estudos de ponta, tanto laboratoriais quanto clínicos, mostraram que virtualmente todos os sistemas corporais são afetados pela qualidade e quantidade do sono, e provavelmente você já leu sobre isso nos veículos on-line e nos livros, inclusive nos meus. Mas eis uma informação nova que você provavelmente não ouviu: o impacto do sono sobre o corpo tem tudo a ver com seus efeitos bioquímicos, entre eles os relacionados ao ácido úrico.

Antes de entrarmos na conexão entre o sono e o ácido úrico, permita-me proporcionar um breve resumo dos benefícios já conhecidos do sono: ele nos ajuda a controlar a fome, o quanto comemos, a velocidade de nosso metabolismo, o ganho ou a perda de peso, a capacidade de combater infecções, a criatividade e a engenhosidade, a facilidade com que tomamos decisões certas, o poder de lidar com o estresse, a rapidez com que processamos informações e aprendemos coisas novas, a habilidade para se organizar, armazenar e recuperar as lembranças.[3]

A expressão inglesa *Good night, sleep tight* ["Boa noite, durma bem"] tem origem no século XIX, mas ganhou popularidade universal ao virar um verso de uma das canções do *Álbum branco* dos Beatles, em 1968. Foi mais ou menos nessa época que começamos a despertar (trocadilho intencional) para o trabalho fantástico do sono sobre o corpo, mas ainda se passariam várias décadas até realizarmos o tipo de experiência controlada demonstrando que quem dorme mal (ou seja, não "dorme bem") está sujeito a inflamações, fica prejudicado quanto à sinalização hormonal e à regulagem da glicose, e essencialmente tem desmantelado um metabolismo saudável. E esse desmantelamento pode ser rápido: no primeiro estudo controlado que avaliou as consequências da recorrente perda parcial de sono em variáveis hormonais e metabólicas, forçaram-se homens jovens e não diabéticos, saudáveis, a reduzir o tempo de sono para apenas quatro horas por noite, durante seis noites consecutivas.[4] No quinto dia, a tolerância à glicose caíra 40% em comparação a quando eles dormiam mais. Esse estudo de referência foi realizado por Eve Van Cauter e seus colegas da Universidade de Chicago em 1999.

A primeira pesquisa a relatar uma associação geral entre sono insuficiente e mortalidade foi publicada em 1964. Abrangendo mais de 1 milhão de adultos, concluiu que os que dormiram por sete horas ininterruptas tiveram menor taxa de mortalidade. Mas não se conseguiu identificar todos os eventos biológicos e até moleculares subjacentes durante o sono. Desde então, vários estudos aumentaram nossa compreensão da relação entre sono e mortalidade e preencheram muitas lacunas, inclusive explicando como o sono afeta o comportamento de nosso DNA.[5]

Desconhecíamos até recentemente as conexões ocultas entre o sono e o ácido úrico, embora evidências empíricas já viessem se acumulando. Pessoas com gota tendem a ter ataques agudos à noite, durante o sono, e o fato de os níveis de ácido úrico atingirem o pico no início da manhã, quando há maior propensão a sofrer ataques cardíacos, nos revela algo: sono e ácido úrico possuem uma relação intrincada.

Um sono reparador, que para a esmagadora maioria de nós significa pelo menos sete horas ininterruptas, também influencia os genes. No início de 2013, cientistas britânicos concluíram que uma semana de privação de sono alterava o funcionamento de 711 genes, entre eles alguns relacionados ao estresse, à imunidade, ao metabolismo e aos processos inflamatórios.[6] Qualquer coisa que afete negativamente essas importantes funções do corpo nos afeta em tudo, desde como nos sentimos até como pensamos. Dependemos desses genes para produzir um suprimento constante de proteínas que substituam ou reparem tecidos danificados. Se eles pararem de funcionar depois de uma única semana de sono ruim, podem acelerar todo tipo de deterioração no corpo. Vou voltar a essa relação em breve; antes, vamos analisar melhor o poder do sono.

O sono é formado por uma série de ciclos que duram em média noventa minutos (embora possam variar muito de uma pessoa para outra), durante os quais o cérebro vai do sono profundo e não REM ao sono REM (REM é a sigla em inglês para "movimento rápido dos olhos", e o sono REM é a única fase do sono caracterizada pelo movimento rápido aleatório dos olhos). Embora os ciclos sejam bastante estáveis ao longo da noite, a proporção de sono não REM em relação ao REM muda, passando do não REM para o REM mais leve à medida que se aproxima o amanhecer. Algumas pesquisas sugeriram que o sono não REM é mais rejuvenescedor do que o REM, repleto de sonhos, mas precisamos de quantidades adequadas de ambos, porque cada um oferece benefícios importantes. Enquanto o sono não REM ajuda o corpo a se recuperar fisicamente e a se renovar, o sono REM é fundamental para o aprendizado e a memória.

Mesmo que não sintamos os efeitos colaterais do mau sono no nível genético, certamente experimentamos outros sinais de privação crônica do sono: confusão, perda de memória, névoa mental, baixa imunidade e infecções crônicas, ânsia de carboidratos, ganho de peso e obesidade, doenças cardiovasculares, diabetes, ansiedade e depressão crônicas. Todos esses desfechos estão exclusivamente ligados ao sono, tanto na quantidade que você acumula regularmente quanto na capacidade deste de renovar as células e manter seus sistemas sob controle. Seu sono é profundo e reparador, a noite inteira, com frequência suficiente? Você dorme a noite toda sem interrupções? Acorda sentindo-se revigorado? Mantém horários constantes?

Além dos efeitos sobre o comportamento de nossos genes, o sono ruim aumenta diretamente nossos níveis de moléculas inflamatórias potentes (as citocinas), como a interleucina-6 e a interleucina-1β, a proteína C-reativa e a TNF-alfa, como foi demonstrado por estudos sobre privação de sono em seres humanos.[7] Os glóbulos brancos também são ativados, sinal de que o corpo está sob estresse e potencialmente propenso a lesões. Como você sabe, esses marcadores inflamatórios têm correlação com fatores de risco de muitas doenças. Até mesmo a privação de sono em 24 horas foi associada a um aumento agudo desses agentes inflamatórios. Uma redução do sono de meras duas horas (por exemplo, dormir seis horas por noite, em vez de oito) também se mostrou associada a um aumento da produção de substâncias químicas inflamatórias. E, se você estava achando que uma boa noite de sono era apenas questão de número de horas, repense: caso seu sono não seja reparador, ou você sofra de distúrbios como apneia do sono, que faz um estrago no ciclo de sono completo e profundo, suas moléculas inflamatórias estão sendo estimuladas.

Em uma revisão particularmente grande, feita em 2016 com 72 estudos totalizando 50 mil pessoas, as perturbações do sono se mostraram claramente associadas a um aumento dos marcadores inflamatórios.[8] Excesso de sono também se mostrou problemático, porque quem dorme mais de oito horas por dia (o chamado "sono prolongado") desencadeia um aumento das substâncias químicas inflamatórias. Em outras pesquisas, o excesso de sono foi associado a um aumento de 23% a 30% na mortalidade por todas as causas.[9] Devo observar que o excesso de sono também passou a ser considerado um potencial marcador precoce de declínio cognitivo. Em 2017, a revista *Neurology* relatou que dormir mais de nove horas por noite pode aumentar o risco de progressão para a demência clínica em um período de dez anos.[10] É uma afirmação e tanto, ainda mais preocupante quando se descobre que o mesmo estudo constatou uma redução do volume cerebral nas pessoas que têm sono prolongado.

Claramente, portanto, existe um ponto ideal para tirar proveito dos benefícios do sono, e aparentemente ele é de sete a oito horas para a maioria de nós. Só que a maioria de nós não consegue dormir tanto. Cerca de 25% dos americanos se queixam de insônia ocasional, e cerca de 10% sofrem de insônia crônica.[11] Isso também afeta as crianças: os números mais recentes revelam que a insuficiência de sono — simplesmente não obter sono o bastante para as necessidades do corpo — é epidêmica entre os jovens. Nada menos que 30% das crianças dos seis aos onze anos não têm um sono repousante e adequado, e isso certamente contribuiu para o aumento da síndrome metabólica nessa faixa etária.[12] Em crianças de sono curto, o aumento do risco de obesidade chega a assustadores 89%.[13] O impacto do sono ruim sobre o risco de síndrome metabólica, na verdade, é outra área em que a medicina do sono recebe muita atenção. O sono está entre as atividades de maior influência no apoio a processos corporais cruciais, do metabolismo da glicose e da sinalização da insulina aos hormônios da fome (grelina) e da saciedade (leptina).

Qualquer debate sobre privação do sono leva a uma discussão quanto ao metabolismo e o risco de obesidade e diabetes. Estudos após estudos demonstraram que a privação do sono aumenta a resistência da insulina, elevando gravemente o risco de todo um leque de problemas metabólicos. Como isso acontece?

Nosso ciclo de sono e vigília dá o tom para o ritmo circadiano, que, por sua vez, afeta o aumento e a diminuição dos hormônios, as flutuações da temperatura do corpo e o vaivém de certas moléculas que contribuem para a saúde e o bem-estar. Quando nossos padrões de sono não atendem às necessidades do corpo, vários efeitos se dão ao mesmo tempo, desde complexas alterações hormonais no corpo que aumentam o apetite até um desejo intenso de junk food. Você deve se lembrar do estudo revolucionário que mencionei no capítulo 3, jogando luz sobre o papel decisivo do sono no equilíbrio dos hormônios relacionados ao apetite e à sensação de saciedade. Hormônios da fome desbalanceados são a consequência de um sono ruim, e o resultado é uma inegável ansiedade pelos tipos errados de comida — alimentos que entrarão posteriormente em guerra com uma fisiologia saudável.

Um estudo de 2017 com 18 mil adultos mostrou que, no pré-diabetes, dormir menos de seis horas por noite está associado a um aumento de 44% no risco de desenvolver plenamente o diabetes, enquanto dormir menos de cinco horas por noite elevou esse risco para 68%.[14] A pesquisa concluiu que uma "duração suficiente do sono é importante para retardar ou prevenir a progressão do pré-diabetes para o diabetes". Lembre-se de que as doenças arteriais coronarianas, o pré-diabetes e o diabetes são, todos, condições inflamatórias que podem acabar levando a outras condições. Não admira que se tenha demonstrado que a privação constante do sono aumenta o risco de morrer — por qualquer causa — em nada menos que 12%.

O PODER DESTRUTIVO DA PRIVAÇÃO DO SONO

A privação do sono aumenta o risco de todos os seguintes fatores, através de uma combinação complexa de vias biológicas:

- Excesso de peso e obesidade.
- Resistência à insulina, síndrome metabólica e diabetes.
- Perda de memória, confusão e névoa mental.
- Demência e Alzheimer.
- Redução da função imunológica.
- Eventos cardiovasculares, inclusive ataques cardíacos.
- Câncer.
- Baixa libido e disfunção sexual.
- Mau humor e depressão.
- Suscetibilidade a infecções.
- Impulsividade.
- Vício.
- Redução da expectativa de vida.

Pois bem, eu quase não mencionei o ácido úrico nos parágrafos anteriores, mas você provavelmente pode ver onde isso vai dar. Como o ácido úrico elevado está associado às mesmíssimas condições afetadas pelos hábitos de sono (ou falta dele), sabemos que ele está entre os que agem nos bastidores. E eis que um estudo realizado em 2019 revela uma forte relação inversa entre a duração do sono e a concentração de ácido úrico no sangue: sono de qualidade suficiente equivale a um baixo nível de ácido úrico.[15] Outras pesquisas confirmaram essa correlação, entre elas aquelas que apresentam uma relação inversa: um sono de baixa qualidade e curta duração está correlacionado a um nível de ácido úrico elevado.[16]

Em pessoas com propensão à gota, entre as razões para os acessos noturnos estão as alterações fisiológicas que ocorrem durante o sono que podem catalisar a formação de cristais de ácido úrico nas articulações. Entre essas alterações estão a queda da temperatura corporal, mudanças nos padrões de respiração e uma diminuição nos níveis de cortisol. O cortisol é uma molécula anti-inflamatória cuja produção no corpo cai durante o sono. Por isso, diminui sua quantidade e sua ajuda em caso de inflamação causada por gota. A desidratação também pode ser parte do problema: como o corpo pede água durante o sono, com a respiração e a transpiração, o ácido úrico pode ficar cada vez mais concentrado no sangue e acumular-se nas articulações, onde se cristaliza. Mas você não precisa sofrer de gota para se dar conta de que tem problemas com o ácido úrico elevado. Muitas pessoas nunca sofrem um ataque de gota, mas, se você pudesse espiar o corpo delas à noite, durante um sono pouco restaurador, veria a disparada dos níveis de ácido úrico infligindo danos silenciosos.

> Uma boa noite de sono mantém sob controle os níveis de ácido úrico. Quanto melhor você dorme e mais cuida do número de horas de sono de que seu corpo necessita, melhor consegue gerir esses níveis de ácido úrico.

Para muitas pessoas, o problema não é cair no sono, é continuar a dormir e evitar interrupções. A apneia obstrutiva do sono (AOS) é um transtorno incrivelmente comum, em que pausas noturnas da respiração perturbam o ciclo do sono. Isso acontece quando os músculos que apoiam os tecidos moles da garganta, como a língua e o palato, relaxam temporariamente. As vias aéreas se estreitam e começam a cortar a respiração até o problema semidespertar a pessoa; esse processo costuma se repetir depois que ela volta a dormir. A causa mais comum de AOS? A obesidade, porque o peso extra na região do pescoço pode desencadear uma cascata de eventos que levam a uma respiração desordenada. Hoje sabemos que quem sofre de AOS tem mais que o dobro de probabilidade de desenvolver demência. Perde-se um tempo de sono vital para sustentar a saúde metabólica — o tipo de saúde metabólica de que o cérebro necessita para prosperar livre de doenças.

Um estudo constatou a elevação substancial nos níveis de ácido úrico quanto mais o sono for perturbado pela AOS — no Gráfico a seguir adaptei os resultados (o "índice de apneia-hipopneia" reflete a severidade da perturbação do sono; *hipopneia* refere-se apenas a uma respiração anormalmente superficial ou lenta).[17] Por acaso, esse estudo foi realizado com diabéticos tipo 2 cujo IMC médio os situa na categoria de sobrepeso. Mas não surpreende constatar AOS nessas pessoas — todas as três condições, diabetes, sobrepeso e AOS, costumam caminhar lado a lado e têm conexão uma com a outra: a síndrome metabólica.

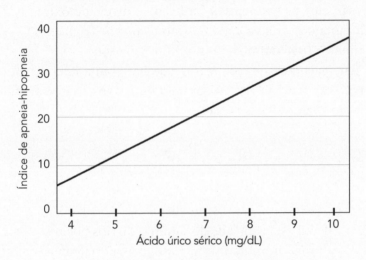

A RELAÇÃO ENTRE O ÁCIDO ÚRICO E A APNEIA DO SONO

Adaptado de Caiyu Zheng et al. *Disease Markers*, n. 2019, 3 abr. 2019.

Até pouco tempo atrás, quem quisesse obter uma compreensão detalhada sobre a qualidade e a quantidade do próprio sono precisava ir a um laboratório do sono e passar por uma polissonografia. Trata-se de um teste de incrível valor, porém complicado, para determinar não apenas quanto tempo as pessoas dormem, mas também a qualidade do sono em seus vários estágios. Por exemplo, é importante determinar quanto tempo passamos no sono REM, por ser o momento em que nossas memórias são consolidadas. Da mesma forma, o sono profundo também é crucial, por ser a hora em que o cérebro aciona seu "sistema glinfático" — o "ciclo de lavagem e enxágue" que ajuda a livrar o cérebro de resíduos metabólicos tóxicos acumulados e vários outros elementos, entre eles a perigosa proteína beta-amiloide, que tem sido associada à doença de Alzheimer.[18] Curiosamente, pesquisas recentes usando sofisticadas ressonâncias cerebrais demonstram que até mesmo uma única noite de privação de sono está associada a níveis mais altos de beta-amiloide no cérebro dos pesquisados.

O mais empolgante é que hoje temos a oportunidade de obter facilmente métricas instrutivas sobre a quantidade e a qualidade do nosso sono. Com a proliferação de diversos dispositivos apropriados e seus respectivos aplicativos, podemos rastrear todos os tipos de informação, entre eles os batimentos cardíacos e níveis de oxigenação do sangue durante o exercício e até mesmo os níveis de glicemia a qualquer momento. Também podemos monitorar o sono.

Vou dar mais dicas para ajudá-lo a acabar com a falta de sono na Parte II. Por enquanto, vamos passar para outros instigadores de ácido úrico elevado. Não me passe o sal...

O SAL PODE ESPALHAR SÍNDROMES

Em várias partes do mundo, inclusive nos Estados Unidos, a ingestão média de sal está acima de dez gramas diários por pessoa, quando deveria ser uma diminuta fração disso. A maioria das pessoas tem ciência de que sal em excesso na dieta aumenta o risco de pressão alta e doenças cardiovasculares. Também está documentado há muito tempo na bibliografia científica que uma dieta rica em sal se associa ao aumento da frequência de obesidade, resistência à insulina, doença hepática gordurosa não alcoólica e síndrome metabólica. Pode-se provocar a resistência à insulina em seres humanos em apenas cinco dias, colocando-os em uma dieta rica em sal. No entanto, o mecanismo exato da ação do sal sobre o corpo e sua influência sobre o metabolismo permaneceram um tanto vagos até recentemente.

Como mencionei brevemente antes, nós, seres humanos, conseguimos produzir frutose endogenamente — dentro do próprio corpo — convertendo glicose em frutose. Isso ocorre pela ativação de uma enzima específica chamada *aldose redutase*. As pesquisas sobre esse processo em camundongos analisaram a possibilidade de que o sal ative essa enzima, que, por sua vez, aumenta a produção de frutose endógena.[19] E o que se descobriu foi que uma dieta rica em sal induz a síndrome metabólica em camundongos. No entanto, camundongos com deficiência de frutoquinase — enzima essencial para o metabolismo da frutose, que mantém apertado o botão de geração de ácido úrico — não desenvolvem síndrome metabólica. Nem sequer se tornam obesos. Isso sugere que bloquear o metabolismo da frutose — e a produção de ácido úrico — evita que os camundongos desenvolvam problemas metabólicos.

Essa revelação mostra não apenas que existe uma relação entre o consumo de sal e a formação de frutose, mas também que o metabolismo da própria frutose leva ao desenvolvimento de características da síndrome metabólica. Além disso, essas experiências revelaram que em camundongos selvagens sem deficiência de frutoquinase (ou seja, que convertem frutose em ácido úrico) uma dieta rica em sal está associada a uma série de problemas: resistência à leptina; alimentação descontrolada e excessiva, causadora de obesidade; resistência à insulina; e doença hepática gordurosa. E, quando os pesquisadores testaram seres humanos, a mesma causa e os mesmos efeitos foram registrados. Uma revisão de 2018 avaliou 13 mil adultos saudáveis e mostrou que uma dieta rica em sal, definida como superior a onze gramas por dia, prediz o desenvolvimento de diabetes e doença hepática gordurosa não alcoólica.[20] Lembremos que a DHGNA é um prenúncio de diabetes; todas essas condições metabólicas estão inter-relacionadas. A mensagem a levar para casa é clara: já é bastante ruim que você esteja ingerindo bebidas adoçadas com frutose, mas se ainda por cima adicionar sódio, será como esfregar sal na ferida.

Note que ainda não dispomos de pesquisas sólidas o suficiente para sugerir que o sal estimula a produção de frutose em seres humanos em um grau significativo, mas as evidências vêm se acumulando. Artigos de revisão abarcando vários estudos bem projetados vêm mostrando que a ingestão de sal na dieta pode estar relacionada ao aumento da incidência de síndrome metabólica — mesmo após o ajuste para a ingestão calórica total. O sal não possui calorias, mas pode estimular o apetite pelo simples fato de desencadear a produção de frutose e seu metabolismo no corpo. E essa cascata começa quando a frutose endógena estimula uma reação de compulsão alimentar e resistência à leptina, fazendo-nos comer mais. Sabemos que em roedores o consumo de frutose estimula a absorção de sódio, que por sua vez aumenta o metabolismo da frutose, ao acionar a frutoquinase. Enxergo nisso um ciclo vicioso que estudos futuros com seres humanos provavelmente validarão do ponto de vista científico. A revista *Nature*, que deu destaque especial à revisão de 2018 que acabei de mencionar, enfatizou a conclusão dos cientistas: "Nossas descobertas desafiam o dogma de que a restrição de sal deva ser recomendada apenas para o controle da pressão alta, e nos levam a propor que a ingestão de sal deva ser monitorada de perto em uma variedade de populações".[21]

Quero ainda mencionar que o sal na alimentação, como o ácido úrico, demonstrou comprometer o óxido nítrico endotelial em animais de laboratório, e isso leva à disfunção cognitiva. Sabemos que o óxido nítrico desempenha um papel importante no suprimento sanguíneo e na saúde vascular, mas também está relacionado à prevenção da formação da proteína tau — a mesma proteína que é um sinal revelador da doença de Alzheimer. Em 2019, a *Nature* publicou o artigo de um grupo do Instituto de Pesquisa do Cérebro e da Mente Feil Family, da faculdade de medicina Weill, da Universidade Cornell, cujo título diz tudo: "Dietary Salt Promotes Cognitive Impairment" [Sal alimentar promove o comprometimento cognitivo]. No artigo, os autores explicavam que o mecanismo funciona por meio de uma via de óxido nítrico que permite o acúmulo dos tristemente famosos aglomerados de tau.[22]

Minha esperança é que pesquisas futuras em seres humanos possam delimitar melhor essas interações multifacetadas entre o sal e nossa fisiologia, redefinindo níveis saudáveis de consumo de sal. Tanto o açúcar quanto o sal são ingredientes preponderantes na dieta diária da esmagadora maioria dos americanos. São ingredientes que não apenas desidratam o corpo, mas também desativam seu funcionamento normal e aumentam o ácido úrico quando consumidos em excesso.

DROGAS QUE ELEVAM SEU ÁCIDO

Certos medicamentos aumentam o ácido úrico.[23] Não vou entrar em todos os detalhes de como isso acontece para cada um deles; é suficiente dizer que está relacionado ao aumento na reabsorção de ácido úrico, diminuição de sua eliminação e aumento na produção de purinas, que então se decompõem em mais ácido úrico na corrente sanguínea. Menciono os mecanismos mais comuns, mas observe que os quimioterápicos, em virtude da citotoxicidade (capacidade de matar células cancerosas), também aumentam o ácido úrico, liberando purinas quando essas células são destruídas (mais a respeito em breve).

A seguir, minha lista abrangente de medicamentos que podem aumentar o ácido úrico. Evidentemente, a decisão de descontinuar, reduzir ou manter qualquer um desses medicamentos deve ser tomada em consulta com seu médico.

- Aspirina (em doses de 60 mg a 300 mg por dia).

- Testosterona (na terapia de reposição de testosterona para homens).

- Topiramato (por exemplo, Topamax, um anticonvulsivante).

- Ticagrelor (por exemplo, Brilinta, um anticoagulante).

- Sildenafila (por exemplo, Viagra).

- Omeprazol (por exemplo, Prilosec, para refluxo ácido).

- Ciclosporina (um imunossupressor).

- Niacina (vitamina B3).

- Acitretina (por exemplo, Neotigason, para tratar a psoríase).

- Filgrastim (por exemplo, Neupogen, para contagem de células sanguíneas).

- L-dopa ou levodopa (por exemplo, Sinemet, para tratar mal de Parkinson).

- Teofilina (por exemplo, Teolong, para tratar doenças pulmonares, como asma e bronquite crônica).

- Diuréticos ("pílulas de água").

- Betabloqueadores (por exemplo, propranolol e atenolol).

Muita gente se esquece de revisar o armário de remédios uma ou duas vezes por ano para fazer uma lista de suas verdadeiras necessidades. Acostumam-se a tomar pílulas, quando na verdade poderiam abandoná-las de vez. Vou dar um excelente exemplo que ouço rotineiramente: drogas para combater o refluxo ácido — os inibidores da bomba de prótons, ou IBPS (por exemplo, Nexium, Prilosec e Prevacid). Embora esses medicamentos não aumentem o ácido úrico tão diretamente quanto alguns dos outros listados acima, cerca de 15 milhões de americanos usam IBPS para tratar a doença do refluxo gastroesofágico (DRGE) e podem estar se colocando em risco de forma indireta.

Esses medicamentos bloqueiam a produção de ácido no estômago, algo de que o corpo necessita para a digestão normal. Eles não apenas deixam as pessoas vulneráveis a carências nutricionais e vitamínicas e infecções, algumas das quais podem ser fatais, mas também aumentam o risco de doenças cardíacas e insuficiência renal crônica, o que, por sua vez, afetará a capacidade do corpo de eliminar ácido úrico. E eles pintam o sete nas bactérias intestinais benéficas, o que também pode afetar negativamente a depuração de ácido úrico do corpo. Seguidos estudos mostram que, em indivíduos que tomam IBPS para sintomas gastrointestinais, como azia, 70% não percebem nenhum benefício e também sofrem alterações adversas no microbioma intestinal.[24] E isso acontece rapidamente — no espaço de uma semana. Na prática, esses medicamentos podem arruinar a integridade do sistema digestivo — e do metabolismo. A boa notícia é que, se você sofre de DRGE há muito tempo, a Dieta LUV pode ajudar a remediar essa condição. Seus bichinhos intestinais vão ficar contentes e ajudá-lo ainda mais a atingir as metas de ácido úrico.

O ÁLCOOL E O XILITOL

Ainda que o xilitol não seja, em si, uma droga, quero chamar a atenção especificamente para ele, por ser um substituto comum do açúcar em muitos produtos alimentícios. Por ter um índice glicêmico muito mais baixo que a sacarose e menos calorias por grama, é comercializado como uma alternativa saudável aos açúcares naturais e artificiais, e muitos diabéticos são aconselhados a privilegiá-lo em relação a outros açúcares. Ele vai parar em muitos biscoitos, chicletes e pastas de dente. O xilitol é um açúcar natural (tecnicamente, um álcool de açúcar, um tipo de carboidrato que na verdade não contém álcool) e pode ser encontrado em quantidades pequenas e insignificantes em frutas e vegetais fibrosos. Mas há muito se sabe que ele provoca um aumento no ácido úrico ao estimular a decomposição das purinas no corpo, e creio que convém evitá-lo quando adicionado a produtos alimentícios.

O álcool é classificado como uma droga, mas pode ser consumido com moderação, atentando-se para o tipo de álcool que se consome, porque alguns tipos aumentam os níveis de ácido úrico mais do que outros. A cerveja, por exemplo, provoca um aumento maior que os destilados, enquanto o consumo moderado de vinho não aumenta os níveis de ácido úrico. Bioquimicamente, o álcool aumenta o ácido úrico, sobretudo, de três maneiras: 1) pode ser fonte de purinas, que produzem o ácido quando decompostas pelo organismo; 2) faz os rins eliminarem álcool em vez de ácido úrico, deixando assim mais desta substância em circulação; 3) aumenta o metabolismo dos nucleotídeos, fonte adicional de purinas que podem ser transformadas em ácido úrico.

Curiosamente, a cerveja é o pior tipo de álcool porque é feita a partir de levedura e, como tal, é rica em purinas (dito isso, darei na Parte II dicas de como encontrar cervejas sem purina). Quem bebe muita cerveja não só adquire obesidade abdominal (a "barriguinha de cerveja"), mas também desenvolve fígado gorduroso, pressão alta e níveis de triglicerídeos prejudiciais à saúde. Ao contrário de outras formas de álcool, como destilados e vinho, a cerveja possui um efeito duplo: é rica em purinas e contém álcool, o que incentiva ainda mais a produção de ácido úrico. O álcool é metabolizado de maneira semelhante à frutose, pois converte ATP em AMP e prepara o terreno para a formação do ácido.

O tipo de álcool que você consome, portanto, de fato faz diferença, assim como seu sexo.[25] Ocorre que, nas mulheres, o consumo de vinho está associado a um declínio do ácido úrico, enquanto nos homens não há efeito mensurável. Acredita-se atualmente que alguns dos componentes não alcoólicos do vinho, como os polifenóis, com suas propriedades antioxidantes, podem agir na mulher como proteção contra o ácido úrico elevado. Isso não quer dizer que as mulheres tenham carta branca para consumir vinho. Darei conselhos específicos na Parte II.

ALIMENTOS RICOS EM PURINAS

Como você já viu, muitos alimentos contêm naturalmente purinas, que são metabolizadas em ácido úrico. A fonte mais concentrada de purinas são os produtos de origem animal: carne vermelha, como bovina, ovina e suína; vísceras, como fígado e rim; e peixes oleosos, como anchova, sardinha e arenque. Lentilha, ervilha, feijão e muitas frutas, legumes e verduras também contêm purinas. Porém, eis o problema: o simples fato de um alimento ser rico em purinas não quer dizer que ele vai fazer o ácido úrico aumentar. Há muitas nuances a abordar na Parte II, em que descrevo minha Dieta LUV e apresento os ajustes na dieta que você pode fazer para manter o nível de ácido úrico baixo.

Enquanto a ingestão de uma tonelada de carne vermelha, anchovas, vísceras, bebidas açucaradas e álcool definitivamente aumenta o risco de ácido úrico elevado e suas condições correlacionadas, você não corre o risco de ter uma overdose de ervilhas, aspargos e espinafre e colocar nessas joias nutricionais a culpa pela alta do seu ácido úrico. Vários estudos de grande porte provam que não há relação entre o consumo de vegetais, mesmo aqueles ricos em purinas, e ácido úrico elevado. Na verdade, alguns alimentos que contêm purina — entre eles frutas in natura ricas em vitamina C, vegetais fibrosos e certos produtos de soja e laticínios — podem protegê-lo de altas do ácido úrico. A soja merece um asterisco, no entanto, porque você deve ter cuidado com a geneticamente modificada (darei orientações a respeito na Parte II).

Para pôr isso em perspectiva, vamos analisar uma grande revisão realizada em 2018, que avaliou dezenove estudos transversais para determinar o risco de gota em relação ao consumo de diversos alimentos.[26] Abaixo, uma lista de alimentos que tanto aumentaram quanto diminuíram o risco.

- Frutos do mar: risco aumentado em 31%.

- Carne vermelha: risco aumentado em 29%.

- Frutose: risco aumentado em 114%.

- Álcool: risco aumentado em 158%.

- Laticínios: risco *reduzido* em 44%.

- Produtos de soja: risco *reduzido* em 15%.

- Legumes: risco *reduzido* em 14%.

- Café: risco *reduzido* em 24% (somente em homens; veja adiante).

Mesmo deixando de lado o risco de gota, quando os pesquisadores ligaram os pontinhos entre essas categorias de alimento e o risco de hiperuricemia, ou elevação do ácido úrico, os percentuais reagiram de maneira muito semelhante: frutos do mar, carne vermelha, álcool e frutose lideraram o aumento do risco, e café, laticínios e produtos de soja lideraram a redução do risco. O café foi o campeão entre os homens, diminuindo significativamente o risco de gota e hiperuricemia, mas nas mulheres parece aumentar marginalmente o risco de hiperuricemia (embora não o de gota). Na Parte II, vou detalhar o que isso significa para os níveis de consumo de homens e mulheres.

Algo que eu gostaria de salientar é que todos nós sentimos cinco sabores básicos: doce, salgado, azedo, amargo e umami. *Umami* significa, literalmente, "gosto saboroso e agradável" ou "delicioso" em japonês, e deve sua qualidade de dar água na boca sobretudo ao glutamato, um aminoácido classicamente encontrado no glutamato monossódico, ou MSG. Todos os alimentos ricos em purinas são alimentos umami; quando sua boca saliva pelo saboroso gosto do umami, você está desejando comida rica em purinas.[27] São alimentos tentadores que nos fazem querer mais, colocando-nos nessa via hedônica. O umami contribui para a pessoa se entupir e armazenar comida mesmo quando não há perspectiva de fome real iminente.

A indústria alimentícia adora usar umami sob a forma de GMS para melhorar o sabor e estimular a ingestão de alimentos, mas a grande maioria deles provoca elevações no ácido úrico por dois motivos principais. Primeiro, como mencionei, o GMS é encontrado em alimentos ricos em purinas. E segundo, o GMS costuma ser produzido com aditivos que se convertem em ácido úrico, como inosinatos e guanilatos. Pesquisas mostram que o GMS induz obesidade em camundongos, quando administrado no início da vida.[28] Além disso, administrar GMS a camundongos adultos faz com que eles desenvolvam resistência à insulina, triglicerídeos elevados, pressão alta e aumento do tamanho da cintura — todas elas características da síndrome metabólica e todas explicáveis no contexto do ácido úrico. Em testes com humanos, um estudo de adultos saudáveis acompanhados por pouco mais de cinco anos mostrou que uma alta ingestão de GMS estava correlacionada a alto índice de massa corporal à medida que o peso dos participantes aumentava.[29] Vários estudos em seres humanos também associaram alta ingestão de GMS à hipertensão.[30]

Os mecanismos subjacentes a esses desfechos ainda estão sendo estudados e provavelmente envolvem diversas vias, entre elas aquelas que afetam o pâncreas, o metabolismo da glicose e o controle geral da glicemia. Além disso, o GMS pode perturbar o equilíbrio energético do corpo, aumentando a palatabilidade dos alimentos e afetando a sinalização da leptina. As pesquisas também demonstram que o GMS desencadeia a liberação de substâncias químicas inflamatórias, como a interleucina-6 e a TNF-alfa, que, por sua vez, aumentam a resistência à insulina.[31] E um estudo feito no Chile, em 2002, mostrou que administrar GSM a ratos obesos leva a altas do colesterol, da glicose e dos níveis de ácido úrico no sangue.[32] Altos níveis de ácido úrico em ratos obesos são esperados, porque o peso extra dificulta a eliminação desse metabólito pelos rins. Mas outros eventos biológicos que elevam o ácido podem estar ocorrendo na presença de GMS. Observe que a obesidade e a hipertensão induzidas por GMS, por si só, manterão os níveis de ácido úrico acima do normal, porque essas condições impedem que os rins eliminem o ácido com eficiência.

Todos nós entendemos o recado de que o GMS não é um ingrediente benéfico e de que não se deve consumi-lo muito, sobretudo quando está oculto em alimentos altamente processados. No passado, ele foi erroneamente acusado de desencadear dores de cabeça e enxaquecas. Mas não escapará da responsabilidade pela alta do ácido úrico. É um ingrediente sem o qual podemos viver muito bem.

CONDIÇÕES DE SAÚDE RELACIONADAS AO ÁCIDO ÚRICO ELEVADO

Você já sabe que os transtornos metabólicos estão especificamente ligados ao ácido úrico elevado. A seguir, mais algumas condições para acrescentar a essa lista.

Psoríase. A conexão entre psoríase, artrite psoriática e gota foi documentada décadas atrás. Mas só recentemente os cientistas descobriram que o denominador comum é o ácido úrico elevado, um subproduto da rápida renovação das células da pele e da inflamação sistêmica observada em pessoas geneticamente propensas à psoríase. A propósito, a psoríase é uma doença inflamatória crônica da pele relacionada ao sistema imunológico, e 25% dos pacientes que têm a moléstia também sofrem de um problema nas articulações (a artrite psoriática).

Em um estudo de grande porte, de 2014, que monitorou quase 99 mil participantes de dois grandes bancos de dados e abrangeu quase 28 mil homens e 71 mil mulheres, os pesquisadores concluíram que homens com psoríase têm duas vezes mais chances de desenvolver gota do que homens sem a doença; que as mulheres com psoríase são 1,5 vez mais propensas a desenvolver gota do que as mulheres sem a doença; e que homens e mulheres com psoríase e artrite psoriática são cinco vezes mais propensos a desenvolver gota do que seus pares saudáveis.[33]

Estão em andamento pesquisas para compreender plenamente a inter-relação dos mecanismos subjacentes a essas conexões. Mas, sem dúvida, eles compartilham interações complexas, relacionadas a inflamações sistêmicas e disfunções metabólicas, o que também afeta a função imunológica. Em 2020, um grupo de pesquisadores franceses deu um nome à condição simultânea de gota e psoríase — *psota* — e clamou por novos estudos, na esperança de que quem sofre de psoríase possa controlar a condição simplesmente monitorando os níveis de ácido úrico.[34]

Insuficiência renal e doença renal crônica. A insuficiência renal (incapacidade dos rins de filtrar resíduos) e a doença renal crônica (DRC) atingem uma parcela significativa da população. A doença renal, que surge depois da insuficiência renal, afeta cerca de 37 milhões de pessoas nos Estados Unidos, ou 15% da população adulta — mais de um em cada sete adultos —, e aproximadamente 90% das pessoas com DRC nem sequer sabem que são vítimas da moléstia. Um em cada três adultos americanos (aproximadamente 80 milhões de pessoas) corre risco de ter DRC. Essa conexão faz sentido: quando os rins não estão aptos a filtrar e eliminar resíduos como o ácido úrico, adivinhe o que acontece? O ácido úrico se acumula.

Hipotireoidismo. Estima-se que 20 milhões de americanos tenham algum tipo de doença da tireoide e, de acordo com a Associação Americana da Tireoide, mais de 12% da população dos Estados Unidos desenvolverá alguma condição da tireoide em algum momento da vida. A relação entre hipotireoidismo e ácido úrico elevado é conhecida desde 1955. Mas foi somente em 1989 que se descreveu a relação entre ácido úrico elevado e hipotireoidismo e hipertireoidismo.[35] Como já mencionei, a falta de níveis adequados de hormônios da tireoide (no caso do hipotireoidismo) compromete a eliminação de ácido úrico e turbina o nível de ácido úrico no sangue.

No hipertireoidismo, o funcionamento elevado da tireoide leva à degradação dos tecidos e, portanto, à liberação de purinas, que se transformam em ácido úrico ao serem processadas. Devo acrescentar ainda que a tireoide é uma das principais reguladoras do metabolismo e pode ser fortemente influenciada pela leptina — um dos hormônios recentemente rotulados como reguladores do ácido úrico. Você deve lembrar que tanto um desequilíbrio ou deficiência de leptina quanto níveis elevados de ácido úrico são preditores de síndrome metabólica, e que os dois estão intimamente relacionados.

Intoxicação por chumbo. Em 1848, quando o médico inglês Alfred Baring Garrod observou um aumento anormal do ácido úrico no sangue de pacientes com gota, foi a primeira vez que essa condição foi descrita como causada por excesso de ácido úrico. Ninguém havia feito a conexão antes. Naquela época, o aumento dos relatos de gota na Inglaterra foi amplamente atribuído à intoxicação por chumbo, e Garrod tinha plena consciência da associação entre chumbo, gota e doenças renais. Basicamente, o chumbo impede que o ácido úrico seja eliminado pelos rins, levando a seu acúmulo. A exposição ao chumbo na época de Garrod era bastante comum, porque ele se infiltrava em muitas bebidas alcoólicas (e note nisso o duplo prejuízo). Muitas bebidas alcoólicas populares então, entre elas sidras de maçã e vinhos fortificados, como porto e xerez, eram fabricadas e armazenadas em equipamentos e barris que continham chumbo. O consumo diário das pessoas estava repleto de chumbo: ao mesmo tempo, o consumo de açúcar estava alto, incluído em bebidas alcoólicas, chá, café e sobremesas (embora a invenção do xarope de milho rico em frutose tivesse que esperar mais um século).

Hoje estamos muito mais conscientes dos perigos do envenenamento por chumbo e tentamos controlar as fontes desse metal pesado. Mas ele ainda está à espreita, e constatou-se que mesmo níveis muito baixos de exposição podem resultar em ácido úrico elevado. Em um estudo publicado na revista *Annals of Internal Medicine* em 2012, os pesquisadores relataram que o risco de gota aumenta mesmo entre adultos cujos níveis de chumbo no sangue são várias vezes menores do que o considerado aceitável pelo Centro de Controle de Doenças.[36]

Não há níveis seguros e aceitáveis de chumbo no corpo, e ele é uma substância difícil de erradicar. Caso você more em uma casa antiga com pintura descascada e carregada de chumbo, convém fazer um exame de sangue. Todos também devem evitar a água contaminada com chumbo, como a que assolou a cidade de Flint, no estado do Michigan, de 2014 a 2019. É bem possível que esse tipo de contaminação volte a ocorrer, e muitas vezes só sabemos do vazamento depois que o estrago foi feito.

Síndrome da lise tumoral. Quando você está passando por um tratamento de câncer, pode desenvolver algo chamado *síndrome da lise tumoral*. Embora muito rara, essa condição se caracteriza por uma constelação de transtornos metabólicos que ocorrem quando grande número de células tumorais morre rapidamente, em geral como resultado da quimioterapia. Entre esses transtornos metabólicos está a liberação de purinas, que são metabolizadas em ácido úrico. Lembre-se de que qualquer coisa que tenha a ver com a degradação do tecido (celular) levará a um aumento do ácido úrico. Isso significa que outros eventos também podem causar essa síndrome, como traumas físicos, excesso de exercícios e até jejum. A razão para o aumento durante o jejum não vai parecer estranha: o jejum diz ao corpo que a comida é escassa, e o ácido úrico é o sinal do corpo para entrar no modo de preservação — conservar energia e quebrar os tecidos quando necessário para obter energia (liberando assim as purinas).[37] Por conta disso, é importante levar em conta o jejum na hora de testar o ácido úrico.

O jejum, porém, tem muitos benefícios, quando feito na hora certa, como você verá no próximo capítulo: pode ajudar a recuperar a sensibilidade à insulina, auxiliar na perda de peso e ativar o processo de "autofagia", que limpa os detritos celulares. Os níveis de ácido úrico geralmente voltam à linha de base 24 horas após o término do jejum. Mostrarei como praticar o jejum intermitente na Parte II e incentivarei a jejuar aqueles que desejam perder peso adotando uma dieta cetogênica de baixíssimas calorias, com forte restrição de carboidratos. Assim como o jejum, as dietas cetogênicas podem causar um aumento transitório do ácido úrico, mas o objetivo geral da perda de peso faz com que valha a pena tentar, e o retorno típico aos níveis normais de ácido úrico após sair da dieta faz com que o aumento temporário seja bom para a maioria das pessoas. Só é preciso monitorar os níveis atentamente, sobretudo quando se tem histórico de problemas renais ou de gota. Para aqueles que não querem adicionar um elemento cetogênico a esse programa, a Dieta LUV será mais do que suficiente para perda de peso e redução do ácido úrico.[38] Simplificando, você não precisa fazer a dieta cetogênica para colher os benefícios da Dieta LUV. Ela atende a todos os requisitos para gerenciar o ácido úrico de maneira inteligente e melhorar sua fisiologia geral, restaurando e promovendo uma saúde radiante.

FALTA DE MOVIMENTAÇÃO REGULAR
(ISTO É, EXCESSO DE SOFÁ)

Surpreende zero pessoas que levar uma vida sedentária seja ruim para a saúde. Escrevi longamente sobre a magia do movimento, desde o fato de manter nosso metabolismo funcionando e ativar genes ligados à longevidade até o impacto positivo sobre a saúde do cérebro e a prevenção de todo tipo de mal que possa nos atingir. Fomos projetados para ser atletas, isto é, a seleção natural levou os primeiros humanos a evoluírem no sentido de uma agilidade extrema — adquirimos pernas longas, dedões do pé grossos, cérebro grande e ouvidos internos complexos para nos ajudar a manter o equilíbrio e a coordenação enquanto caminhamos sobre apenas dois pés, e não quatro. Nosso genoma, ao longo de milhões de anos, evoluiu em meio a constantes obstáculos físicos à nossa luta para encontrar alimento. Na verdade, nosso genoma *espera* exercícios frequentes para nos mantermos vivos. Infelizmente, hoje poucos levam em conta essa exigência. As doenças crônicas e as altas taxas de mortalidade estão aí como prova disso. Especialistas calculam que quase 10% da taxa de mortalidade mundial seja atribuível ao aumento do estilo de vida sedentário,[39] e a OMS considera a inatividade física uma das principais causas de doenças e deficiências.[40]

"O sedentarismo é o novo cigarro" é uma narrativa que atrai muita cobertura da imprensa. O estudo que mereceu mais manchetes foi uma meta-análise e revisão sistemática de 2015 publicada na revista

Annals of Internal Medicine, mostrando que o comportamento sedentário está associado à morte prematura por todas as causas, bem como ao aumento do risco de doenças cardiovasculares, diabetes e câncer.[41] Por mais que não cause surpresa, constatou-se que isso ocorre independentemente da quantidade de atividade física quando o estilo de vida é dominado pelo comportamento sedentário. Em outras palavras, um treino de uma hora não compensa ficar o resto do dia sentado. Tampouco ser atleta de fim de semana e passar o resto dos dias fugindo dos exercícios. Além disso, demonstrou-se que a movimentação constante para romper o comportamento sedentário previne doenças e morte. E não precisa ser tanto assim: por exemplo, outro estudo de 2015, que avaliou pessoas ao longo de vários anos, revelou que levantar-se da cadeira a cada hora para meros dois minutos de atividade leve estava associado a uma redução de 33% no risco de morrer prematuramente por qualquer causa.[42]

> Aceite o desafio de dois minutos: os especialistas dizem que, se você tirar o bumbum da cadeira de hora em hora para meros dois minutos de atividade leve (pular, fazer alguns agachamentos e *lunges*, dar uma volta rápida no quarteirão), vai reduzir em 33% o risco de morrer de qualquer coisa! É um sacrifício mínimo de tempo em nome de uma vida mais longa.

Vários efeitos se combinam quando o corpo está envolvido em atividade física. Em primeiro lugar, o exercício é um potente anti-inflamatório. Também melhora a sensibilidade à insulina, ajuda a controlar o equilíbrio da glicemia e reduz a glicação das proteínas — processo biológico no qual a glicose e as proteínas se entrelaçam, tornando os tecidos e as células rígidos e inflexíveis. Sabe-se disso por conta de estudos sobre os efeitos do exercício na hemoglobina A1c, que também é um marcador de glicação. Provou-se além disso que os exercícios induzem o surgimento de neurônios no cérebro e nos ajudam a deixar a mente mais aguçada, ampliar a reserva cognitiva e evitar o declínio.

Nos últimos anos, os pesquisadores finalmente começaram a estudar o papel dos exercícios nos níveis de ácido úrico e, sem surpresa, depararam com a mesma curva em forma de U que descrevi no capítulo 1: exercícios muito extenuantes podem causar um aumento da reposição do ATP (trifosfato de adenosina) nos tecidos, levando a um aumento da reserva de purinas, o precursor imediato do ácido úrico; mas muito pouco exercício também aumenta o risco de ácido úrico elevado. Em um dos primeiros estudos desse tipo a observar a associação entre comportamento sedentário e hiperuricemia, um grupo de pesquisadores da Coreia do Sul descobriu, em 2019, que quem passa dez ou mais horas por dia sentado fica mais propenso a ter hiperuricemia do que quem passa menos de cinco horas por dia sem atividade física.[43] Não era um estudo pequeno — analisou mais de 160 mil homens e mulheres saudáveis. Os pesquisadores também calcularam que o risco de níveis elevados de ácido úrico foi reduzido em 12% na atividade física de baixa e moderada intensidade, e em 29% na atividade física de alta intensidade. E embora ainda não conheçamos toda a biologia subjacente, sabemos que o comportamento sedentário e a hiperuricemia estão ligados à resistência à insulina e à obesidade, e que a combinação de movimentação física e perda de peso pode resultar em melhorias radicais nos níveis de ácido úrico.[44]

Não vou tratar aqui dos fanáticos por exercícios, que praticam atividade regular, às vezes a ponto de romper tecidos e aumentar o ácido úrico. Estou mais preocupado com a maioria da população — aqueles que não suam nem desafiam fisicamente seu corpo o bastante para colher os benefícios do movimento. A boa notícia é que existem muitas maneiras fáceis, acessíveis e econômicas de fazer exercícios físicos adequados e agradáveis. Darei algumas ideias na Parte II.

6. Os novos hábitos do LUV
O *poder de cinco suplementos-chave, da tecnologia CGM e da alimentação com restrição temporal na redução do ácido*

> *Comer para viver, e não viver para comer.*
> Sócrates

Caso lesse uma manchete dizendo "Açúcar leva à morte precoce, mas não por obesidade", de quem você acharia que é a culpa? Parece uma pegadinha, porque todos nós sabemos que a obesidade decorre do excesso de açúcar, e que a obesidade mata.

Pois foi essa a manchete de um comunicado à imprensa divulgado pela Associação Americana para o Progresso da Ciência em março de 2020, quando um novo estudo, coordenado pelo Instituto MRC de Ciências Médicas de Londres, no Reino Unido, rebateu a crença comum de que a obesidade resultante de excesso de açúcar é a principal razão da morte prematura de quem gosta de doces.[1] Os pesquisadores demonstraram que a morte precoce por consumo excessivo de açúcar estava relacionada ao acúmulo de ácido úrico, e não, ao contrário do senso comum, ao resultado de questões metabólicas semelhantes ao diabetes, que normalmente associamos a dietas ricas em açúcar.

Evidentemente essa descoberta surpreendeu os pesquisadores, que concluíram que a morte prematura por sobrecarga de açúcar não era necessariamente uma consequência direta da obesidade em si. Embora a pesquisa tenha sido com moscas-das-frutas, substitutas dos seres humanos em estudos de laboratório, colaboradores da Universidade de Kiel, na Alemanha, replicaram os resultados em seres humanos, mostrando que a ingestão de açúcar na dieta está associada à diminuição da função renal e ao aumento das purinas no sangue, o que, por sua vez, levou a um aumento nos níveis de ácido úrico.[2] E esses altos níveis de ácido úrico vão fazendo um estrago que encurta a vida. Moscas alimentadas com uma dieta rica em açúcar, como os seres humanos, apresentam muitas características de doenças metabólicas — ficam gordas e resistentes à insulina. Mas agora precisamos reconhecer que um culpado oculto por esses resultados, entre eles a morte prematura, é o ácido úrico elevado. O que significa, uma vez mais, que você não precisa ser obeso ou ter problemas metabólicos relacionados à obesidade para perder tempo de vida caso seus níveis de ácido úrico estejam constantemente altos.

Agora que você tem uma visão panorâmica acerca do papel do ácido úrico na biologia e dos fatores que desencadeiam elevações perigosas, vamos examinar as maneiras de controlar esse criminoso sorrateiro, começando com cinco suplementos-chave, bem documentados na bibliografia científica, que reduzem diretamente o ácido úrico.[3]

CINCO SUPLEMENTOS QUE REDUZEM O ÁCIDO ÚRICO

Quercetina. É um importante polifenol alimentar, de uma família de micronutrientes que inclui os flavonoides, possuidores de fortes propriedades antioxidantes, anti-inflamatórias e antipatogênicas. É o pigmento que dá cor a muitas plantas e atua como um regulador imunológico, que pode prevenir ou retardar o desenvolvimento de doenças degenerativas. Está presente em vários alimentos, principalmente frutas e vegetais, como maçãs, frutas vermelhas, cebola (sobretudo cebola-roxa), tomate-cereja, brócolis e outros vegetais folhosos verdes. Além de suas propriedades antioxidantes e anti-inflamatórias, a quercetina mostrou-se valiosa no controle dos processos mitocondriais. E novas pesquisas mostram que a suplementação de quercetina pode ter efeitos benéficos, especificamente, em doenças neurodegenerativas: em estudos com camundongos de laboratório projetados para imitar os sinais do Alzheimer, ela reduziu o acúmulo nocivo das placas de proteínas associadas à doença. Também inibiu a formação no corpo de AGES (abreviação em inglês de "produtos finais de glicação avançada", os AGES são compostos nocivos formados no corpo como resultado de uma reação química indevida que ocorre sob certas circunstâncias; a sigla, sinônimo de *envelhecer* em inglês, é apropriada, porque seu acúmulo envelhece você por dentro e por fora; mais a respeito em breve).

Pois bem, eis o que torna a quercetina uma pérola na redução do ácido úrico: ela inibe a ação de uma enzima chamada *xantina oxidase*, necessária durante a etapa final da produção de ácido úrico pelo corpo. Tudo que inibir essa enzima reduzirá a produção de ácido úrico (e, sim, é desse modo que funcionam os medicamentos que reduzem o ácido úrico, como o alopurinol — eles também interferem na atividade da enzima). Em um importante estudo de 2016 com adultos saudáveis cujos níveis de ácido úrico eram altos, mas ainda dentro da faixa "normal", um mês de quercetina diária (500 mg por dose) resultou em níveis significativamente reduzidos.[4] Os efeitos de redução de ácido da quercetina foram mais acentuados naqueles com níveis de ácido úrico acima do normal. Os autores afirmaram que "a quercetina pode ser uma abordagem promissora para diminuir os níveis de ácido úrico em indivíduos com esse ácido no sangue em nível acima do ideal, para aqueles com alto risco e que ainda não desenvolveram nenhuma doença ou para pacientes em recuperação após terapia". Além disso, em pesquisas com indivíduos com alto risco de eventos cardiovasculares, a quercetina também demonstrou diminuir a pressão arterial e os níveis de LDL no sangue.[5]

Recomendo uma dose de 500 miligramas por dia.

Luteolina. Como a quercetina, a luteolina deve seus poderes redutores do ácido à capacidade de inibir a xantina oxidase. Incrivelmente, a luteolina demonstrou ter propriedades de redução de ácido úrico semelhantes às do alopurinol. Também foi demonstrado que previne a disfunção das células beta do pâncreas. Como o ácido úrico elevado pode causar danos diretos ao pâncreas, cujas células beta são essenciais para a produção de insulina, trata-se de uma descoberta importante. Em um estudo japonês duplo-cego controlado por placebo, de 2017, com pessoas com hiperuricemia leve, aqueles que receberam o suplemento de luteolina acabaram com valores de ácido úrico significativamente mais baixos do que as pessoas do grupo de controle.[6]

Além de ser encontrado no extrato de flores de crisântemo, esse flavonoide é naturalmente concentrado em muitas frutas e vegetais, sobretudo pimentão verde, aipo, frutas cítricas e brócolis. Ervas como tomilho, hortelã, alecrim e orégano contêm luteolina. Como a maioria dos flavonoides, a luteolina tem um efeito poderoso: possui propriedades anti-inflamatórias e antioxidantes em estudos com animais, apresentou sinais de benefícios cardioprotetores e neuroprotetores. Também estão em andamento estudos para explorar o potencial anticancerígeno da luteolina.[7]

Recomendo uma dose de 100 miligramas por dia.

DHA. Talvez nenhuma outra molécula tenha merecido tanta atenção na minha área quanto o DHA, ou ácido docosahexaenoico, um ácido graxo ômega-3. O DHA é um importante tijolinho para as membranas que envolvem as células cerebrais, em especial as sinapses, que estão no cerne de um funcionamento cerebral eficiente. Ele ajuda a reduzir os processos inflamatórios no cérebro e em todo o corpo e parece aumentar o fator neurotrófico derivado do cérebro (BDNF, na sigla em inglês), o "fertilizante" preferido do cérebro para neurônios novos. O DHA também combate as inflamações intestinais causadas por uma dieta inadequada. E pode bloquear os efeitos nocivos de uma dieta rica em açúcar, sobretudo frutose, ajudando a prevenir disfunções metabólicas.

A relação DHA-frutose é particularmente interessante, e relevante para o controle do ácido úrico. No capítulo 4, mencionei um estudo de 2017, realizado por cientistas da UCLA, sobre os efeitos prejudiciais da frutose no cérebro, vistos pela lente da participação do ácido úrico. Essa equipe de pesquisadores também concluiu que o DHA pode ajudar a compensar esses efeitos negativos, e rotulou-o de ácido graxo ideal para combater a frutose.[8] O que eles fizeram nessa bem bolada experiência foi, primeiro, treinar ratos para escapar de um labirinto. Em seguida, dividiram os ratos em três grupos distintos: um recebeu água misturada com frutose; outro, a mesma mistura de água e frutose, mas também uma dieta rica em DHA; e o terceiro bebeu água pura sem frutose ou DHA. Seis semanas depois, os pesquisadores puseram os roedores à prova, observando-os tentar escapar do mesmo labirinto. Qual grupo sofreu? Os ratos que consumiram água misturada com frutose atravessaram o labirinto com cerca de metade da velocidade dos que beberam apenas água, mostrando que a frutose afetou sua memória. Mas os ratos que receberam uma mistura de água e frutose em combinação com uma dieta rica em DHA saíram do labirinto na mesma velocidade que o grupo que recebeu apenas água. Foi uma evidência clara de que o DHA os protegeu dos efeitos negativos da frutose.

O DHA também desempenha um papel importante na regulação do funcionamento das células endoteliais vasculares. Lembre-se de que o excesso de ácido úrico compromete a produção e a função do óxido nítrico, levando à redução da saúde vascular e da capacidade dos vasos sanguíneos de se dilatarem adequadamente (e de ajudarem a sinalização ideal da insulina dentro dos vasos). Os significativos efeitos positivos do DHA nas células endoteliais vasculares o tornam um potente contrapeso aos efeitos adversos do ácido úrico elevado.

Em 2016, a revista *American Journal of Clinical Nutrition* relatou que o DHA superou outro ácido graxo ômega-3 popular, o ácido eicosapentaenoico (EPA), em termos de propriedades anti-inflamatórias (embora não haja problema em comprar DHA que venha combinado ao EPA).[9] O corpo consegue fabricar pequenas quantidades de DHA, e somos capazes de sintetizá-lo a partir de uma gordura ômega-3 comum na dieta, o ácido alfa-linolênico. Mas é difícil obter todo o DHA de que precisamos dos alimentos que ingerimos, e tampouco podemos confiar na produção natural do corpo. Precisamos de pelo menos 200 a 300 miligramas diários, mas a maioria dos americanos consome menos de 25% dessa meta e deveria ir além desse mínimo absoluto. Opte por um suplemento de óleo de peixe ou escolha DHA derivado de algas marinhas.

Recomendo uma dose de 1000 miligramas por dia.

Vitamina C. Você conhece a vitamina C por seus benefícios há muito tempo comprovados no reforço da imunidade. A vitamina C, também chamada de ácido ascórbico, tem que ser obtida a partir dos alimentos, porque não conseguimos fabricar esse nutriente vital no corpo. É necessária para o crescimento, desenvolvimento e reparo de todos os tecidos — desde vasos sanguíneos e cartilagens até músculos, ossos, dentes e colágeno. A vitamina C também é fundamental para muitos processos corporais, entre eles a cicatrização de feridas, a absorção de ferro e o bom funcionamento do sistema imunológico.

No tratamento e na gestão da gota, a vitamina C é frequentemente considerada uma heroína.[10] E por um bom motivo: vários estudos demonstram que o poder da vitamina C como redutora do ácido úrico é suficiente para ajudar a proteger até mesmo pessoas suscetíveis a crises de gota. Em um estudo com quase 47 mil homens ao longo de um período de vinte anos, publicado na revista *Archives of Internal Medicine*, pesquisadores da Universidade da Colúmbia Britânica descobriram que aqueles que tomavam um suplemento de vitamina C reduziam o risco de gota em 44%.[11] E em uma rigorosa meta-análise realizada por cientistas da Universidade Johns Hopkins, sintetizando os resultados de ensaios clínicos randomizados publicados em mais de 2 mil publicações, os resultados foram unânimes: "A suplementação de vitamina C reduziu significativamente o ácido úrico sérico (AUS)".[12]

Como a vitamina C pode ser eficaz? De acordo com o estudo da Johns Hopkins, a vitamina C aumenta a excreção urinária de ácido úrico, pode diminuir a reabsorção de ácido úrico no rim e, curiosamente, sendo um poderoso antioxidante, é capaz de reduzir os danos aos tecidos que levariam a uma produção maior de ácido úrico. Parte da razão pela qual tantas frutas cítricas ricas em vitamina C são benéficas na redução do ácido úrico certamente tem a ver com o papel desse micronutriente.

Recomendo uma dose de 500 miligramas por dia.

Chlorella. Você pode não ter ouvido falar de chlorella antes, mas ela é uma alga medicinal unicelular de água doce. Existem muitas espécies, porém a mais estudada para diminuir o ácido úrico é a *C. vulgaris*, fácil de encontrar em forma de suplemento. A chlorella costuma ser usada para ajudar a melhorar certas características da síndrome metabólica, por reconhecidamente auxiliar na redução da glicemia e da proteína C-reativa. Também é conhecida por reduzir os triglicerídeos, aumentar a sensibilidade à insulina e melhorar as enzimas hepáticas. É um ótimo desintoxicante, aderindo a pesticidas e metais pesados na corrente sanguínea para ajudar a eliminá-los do corpo.

Em um estudo de 2017 que usou chlorella para tratar pacientes com doença hepática gordurosa não alcoólica, os pesquisadores encontraram diferenças notáveis entre as pessoas que tomaram chlorella e aquelas que tomaram placebo, após oito semanas.[13] Além de registrar quedas na glicemia de jejum, nos marcadores inflamatórios e no ácido úrico, e além dos sinais de melhora da função hepática nos pacientes que receberam a alga (em relação aos que receberam placebo), o grupo da chlorella apresentou perda de peso significativa. Lembre-se, os pacientes com DHGNA correm risco de ganho de peso porque têm resistência à insulina e produzem gordura ativamente como resultado de sua condição (90% dos pacientes com DHGNA têm pelo menos uma das características da síndrome metabólica). Se um suplemento pode fazer tudo isso às pessoas com DHGNA, imagine o que pode fazer em alguém sem a doença. A chlorella é um supercarregador biológico.

A chlorella também tem outras aplicações, graças aos seus efeitos anti-inflamatórios. Atualmente, por exemplo, alguns estudos dão respaldo a seu uso no tratamento da depressão, cada vez mais vista como um distúrbio inflamatório. Em um estudo-piloto de seis semanas com pacientes sofrendo de transtorno depressivo severo, os pesquisadores registraram melhorias significativas naqueles que tomaram chlorella, além da terapia-padrão antidepressiva.[14] Diminuíram os sintomas físicos e cognitivos de depressão, assim como os de ansiedade.

Recomendo uma dose de 1200 miligramas de *C. vulgaris* por dia.

Vou recordar as dosagens recomendadas desses cinco suplementos principais na Parte II, em que apresento o programa semana a semana. Você começará a tomar seus suplementos na preparação para a semana 1. Por ora, vamos tratar de duas outras táticas úteis a cogitar em seu plano de transformação geral: o monitoramento contínuo da glicose (CGM, na sigla em inglês) e a alimentação com restrição temporal (TRE, na sigla em inglês). Tanto o CGM quanto a TRE vão ajudá-lo na luta para eliminar o ácido e otimizar toda a sua fisiologia, da cabeça aos pés. São estratégias suplementares importantes no plano de ação mais amplo.

TESTE REGULARMENTE A GLICEMIA COM A TECNOLOGIA CGM

Não há como reforçar o suficiente a importância de manter a glicemia sob controle. Lembrando, o açúcar no sangue (glicose) é um substrato crucial do metabolismo humano, servindo como matéria--prima que as células podem usar na produção da energia necessária para alimentar todos os processos celulares. Nosso corpo se esforça para manter a glicemia dentro de uma faixa estreita, equivalente a cerca de uma colher de chá de açúcar em toda a corrente sanguínea, porque muito ou muito pouco pode causar problemas e reduzir a eficiência dos processos metabólicos. Até este ponto do livro, concentrei-me principalmente no ácido úrico, mas eu seria relapso se não me detivesse um pouco mais sobre a glicose no sangue e seus efeitos prejudiciais, quando desequilibrada. Seja paciente, porque tudo é relevante para a gestão do ácido úrico. É como uma teia de aranha gigante: se você puxa um fio, a teia inteira se move. Não podemos puxar o fio metafórico do ácido úrico sem levar em conta os fios entrelaçados da glicemia. As duas métricas ajudam a completar um tecido complexo.

Considerando tantos efeitos deletérios que o excesso de glicose pode ter, não causa surpresa que a grande maioria das doenças crônicas associadas ao ácido úrico elevado também esteja enraizada no controle inadequado da glicose. Seria biologicamente difícil ter um desses parâmetros — ácido úrico ou glicemia — sob controle, e o outro, não. Os dois biomarcadores que refletem tanto a glicemia quanto o metabolismo das purinas colaboram para o todo e nos meandros da biologia do corpo. Pode-se argumentar que nada menos que nove das dez principais causas de morte nos Estados Unidos são relacionadas ou exacerbadas pela glicemia desregulada — todas, exceto os acidentes![15] E, por extensão, considerando o papel central do ácido úrico nos processos metabólicos, quando ele está desregulado ou há hiperuricemia crônica, isso é um "coconspirador" nessa situação. Antes morríamos principalmente de doenças infecciosas e fome, mas agora morremos principalmente de doenças relacionadas ao metabolismo.

Como a esta altura você já sabe, a glicose é um produto da decomposição dos carboidratos que ingerimos. Quando entra na corrente sanguínea, a glicose sinaliza ao pâncreas para liberar insulina, hormônio que manda as células absorverem a glicose, permitindo assim que a processem e restaurando a faixa ideal de concentração de açúcar no sangue. Parte da glicose trazida para as células é processada pelas mitocôndrias para formar energia (chamada ATP) utilizável por nossas células. O excesso de glicose é armazenado nos músculos e no fígado sob a forma de cadeias de glicose chamadas glicogênio. A glicose também se converte em gorduras (em geral triglicerídeos) e é armazenada nas células adiposas. Por outro lado, o corpo, se necessário, também pode fabricar glicose a partir de gordura ou proteína, por meio de um processo chamado *gliconeogênese*.

Provavelmente você também está familiarizado com o fato de que a glicose causa resistência à insulina, quando inunda o corpo sem parar (normalmente, através do consumo excessivo de alimentos hiperprocessados, repletos de açúcar refinado), provocando picos diretos e intermináveis nos níveis de insulina. Com o passar do tempo, as células se adaptam, reduzindo o número de receptores nas superfícies que reagem à insulina. Em outras palavras, as células perdem a sensibilidade à insulina, como se se insurgissem contra tamanho dilúvio. Isso causa resistência à insulina clássica, e o pâncreas reage bombeando mais insulina. Assim, altos níveis de insulina passam a ser necessários para que o açúcar seja absorvido pelas células. Isso cria um problema cíclico, que acaba culminando no diabetes tipo 2.

Mas a glicose não é o único vilão do filme. Como eu disse, as pesquisas mais importantes da atualidade nos informam que o ácido úrico desempenha um papel preponderante não apenas na promoção da resistência à insulina e do diabetes, mas também no estímulo a uma maior atividade glicose-insulina, que intensifica e agrava ainda mais os problemas metabólicos.

Por definição, quem sofre de diabetes tem alto nível de glicemia porque o corpo não consegue transportar açúcar para as células, onde pode ser armazenado com segurança para obter energia. E esse açúcar no sangue apresenta muitos problemas. Eis uma breve recapitulação.

Processos inflamatórios. A glicemia alta crônica desencadeia inflamações por várias vias, desde a liberação de moléculas inflamatórias até a expressão de genes inflamatórios, passando pelos efeitos do ganho de peso, que normalmente ocorre em sincronia com a glicemia alta, à medida que o excesso de glicose se torna gordura. E sabemos que o excesso de gordura, principalmente na cintura, promove a ativação das células imunes e libera grandes quantidades de substâncias químicas pró-inflamatórias. O diabetes, que é fundamentalmente uma doença de desregulação da glicose, é em si um estado pró-inflamatório grave.

Glicação. Quando moléculas de glicose "pegajosas" se ligam a proteínas, gorduras e aminoácidos (por exemplo, o DNA) no corpo, ocorre uma reação química chamada glicação, que fabrica produtos finais de glicação avançada (AGES). Estes se ligam a receptores chamados RAGES (receptores para produtos finais de glicação avançada), o que leva à inflamação, que provoca doenças crônicas. O teste A1c, da glicemia média de um período de noventa dias, mede a proteína (hemoglobina) glicada. Portanto, de forma bem concreta, a A1c também é um marcador de inflamação. Para vislumbrar os AGES em ação, basta observar a pele de alguém que está envelhecendo prematuramente — com muitas rugas, flacidez, descoloração e perda de brilho. O que se vê é o efeito físico das proteínas se ligando aos açúcares fora da lei. A glicemia alta também faz com que os vasos sanguíneos produzam AGES prejudiciais, provocando problemas cardiovasculares. Também podemos consumir AGES em alimentos que foram expostos a altas temperaturas, ao serem grelhados, fritos ou torrados. Quem segue uma dieta ocidental típica consome muitos AGES, mas você não vai ingerir nenhuma dessas bombas no protocolo LUV.

Estresse oxidativo. Há muito tempo atribui-se à glicemia alta a geração de excesso de radicais livres — aquelas moléculas reativas que podem danificar as células. Acredita-se que muitas das complicações observadas no diabetes sejam causadas diretamente pela superprodução de *espécies reativas de oxigênio*, um tipo específico de radical livre resultante de altos níveis de glicose. Mesmo episódios breves de glicemia alta danificam os tecidos, gerando radicais livres e diminuindo a quantidade de antioxidantes produzidos no corpo. E o excesso de atividade dos radicais livres gera um estado de desequilíbrio que chamo de "estresse oxidativo". Esse estado pode prejudicar a sinalização do óxido nítrico, que, como você aprendeu, ajuda os vasos sanguíneos a se dilatarem e utilizarem a glicose. Além disso, a glicemia alta também pode causar oxidação dos ácidos graxos livres armazenados nas células adiposas, o que contribui para a inflamação. Por fim, o excesso de glicose causa a oxidação da lipoproteína de baixa densidade (LDL, o colesterol ruim), aumentando o risco de acúmulo de placas nos vasos sanguíneos.

Disfunção mitocondrial. Qualquer agressão à função mitocondrial pode desencadear incontáveis condições de saúde, porque células incapazes de gerar energia com eficácia não funcionarão bem. Tratei disso antes, quando expliquei como o metabolismo da frutose drena energia (ATP) nas células e atrapalha as mitocôndrias, os preciosos geradores de energia das células. Lembre-se de que essas espécies reativas de oxigênio infligem danos às mitocôndrias e, em consequência, diminuem a capacidade das células de transformar combustível em energia. E isso pode levar ao acúmulo de metabólitos de gordura tóxicos na célula. Esses metabólitos de gordura grudam, então, no interior da célula e prejudicam a via de sinalização da insulina, agredindo ainda mais o equilíbrio energético da célula.

Alterações na expressão gênica. Experiências demonstraram que uma alta acentuada da glicose de jejum modifica a expressão de centenas de genes envolvidos em uma ampla variedade de processos celulares, desde o metabolismo energético até a resposta imune. Entre as mudanças na expressão gênica estão aquelas que levam a novos processos inflamatórios.

O recado é claro: precisamos manter a glicemia em equilíbrio. Não dá para controlar o ácido úrico sem controlar a glicemia. Nos últimos anos, médicos e pesquisadores pediram o monitoramento contínuo da glicemia, mesmo entre pessoas sem resistência à insulina ou diabetes. Por quê? Porque estudos que remontam a quase vinte anos mostram que a glicemia elevada, ainda que apenas ligeiramente, está associada a um risco maior de eventos cardiovasculares, câncer e até morte, muito antes do diagnóstico de diabetes tipo 2. E agora também estamos constatando isso com o ácido úrico: altos níveis crônicos precedem e predizem esses mesmos desfechos deletérios.

Hoje, nos Estados Unidos, a glicemia é utilizada para detectar a presença de pré-diabetes e diabetes. A Força-Tarefa de Serviços Preventivos do país recomenda exames de glicemia para adultos entre os quarenta e setenta anos com sobrepeso ou obesidade, tendo ou não sintomas de diabetes. Mas há uma tendência crescente a rastrear todos, independentemente do peso ou do risco de diabetes. Pelo menos 50% das pessoas cuja glicemia as qualifica como pré-diabéticas acabarão desenvolvendo diabetes, e a grande maioria não está ciente de sua condição![16] A mesma coisa se aplica ao ácido úrico elevado. Uma grande porcentagem da população anda por aí com níveis elevados dele. Ainda que estejam na faixa normal hoje, elas podem só saber que cruzaram a fronteira quando for tarde demais e tiverem desenvolvido uma condição metabólica.

Em um artigo histórico publicado no *New England Journal of Medicine*, um grupo de pesquisadores israelenses demonstrou que, quando a glicemia de jejum aumenta de menos de 81 mg/dL para 99 mg/dL, há um aumento no risco de desenvolver diabetes, às vezes de até 300%, embora essa faixa seja considerada como glicemia de jejum normal.[17] Além disso, os pesquisadores revelaram um aumento acentuado no risco de doenças cardiovasculares, ataques cardíacos e derrames trombóticos à medida que a glicemia de jejum aumenta. Essa elevação no risco começa em menos de 90 mg/dL — bem abaixo do limite tradicional de nível de glicemia de jejum normal, de 100 mg/dL. A lição: a ideia de que uma glicemia de jejum inferior a 100 mg/dL é segura e sem risco é equivocada, caso a intenção seja ajudar as pessoas a ficarem o mais saudáveis possível.

Uma das dificuldades dos atuais exames diagnósticos de glicemia é que eles não detectam problemas metabólicos cedo o bastante. Estudos demonstram que, nos indivíduos que acabam por desenvolver diabetes, os níveis de liberação de insulina são maiores e a sensibilidade à insulina é menor de *três a seis anos antes do diagnóstico*, na comparação com pessoas que não desenvolveram diabetes.[18]

Outro fato que devo apontar é que a glicemia constantemente alta pode não ser tão ruim quanto grandes oscilações, o que é conhecido como *variabilidade glicêmica* ou *excursões glicêmicas*. Acredita-se que picos e quedas excessivos na glicose levem a subprodutos metabólicos prejudiciais aos tecidos, como radicais livres, danos aos vasos sanguíneos e ao sistema nervoso, inflamações e ativação da cascata do hormônio do estresse (chamada de "ativação do sistema nervoso simpático"). A variabilidade glicêmica aumenta à medida que as pessoas vão avançando no espectro da glicose normal e equilibrada para o diabetes. Quanto mais as pessoas se tornam resistentes à insulina, maior a variabilidade da glicemia que tendem a exibir. Essa é outra razão da importância de monitorar a glicemia. Você pode identificar esses picos e quedas e levá-los em conta. Evidentemente, para ter uma saúde melhor, convém alimentar-se de forma a gerar flutuações glicêmicas mínimas, e a Dieta LUV vai ajudá-lo a conseguir isso.

Tradicionalmente, a medição da glicemia de jejum é feita após oito horas de jejum, o que é fácil de fazer pela manhã. Mas, pelas razões que acabei de mencionar, você pode fazer muitíssimo mais com o CGM, uma tecnologia incrível que eu o incentivo a experimentar mesmo que não tenha diabetes ou ache que não tem problemas com o equilíbrio do açúcar no sangue. Os furinhos diários no dedo para checar a glicemia fornecem algumas informações, mas é apenas o instantâneo de um ponto isolado no tempo, e não uma imagem dinâmica de como as coisas mudam ao longo do dia. Podem não dizer muito sobre sua variabilidade glicêmica pessoal.

É aí que entra a tecnologia CGM. A dra. Casey Means diz que o CGM é como "um longa-metragem da glicose, nos dando mais informações e contexto".[19] A dra. Means é cofundadora e *chief medical officer* da Levels, empresa pioneira em saúde metabólica, que oferece aparelhos de CGM sincronizáveis com um aplicativo bem bolado (LevelsHealth.com). Uma questão de transparência: faço parte do conselho da empresa e me empolga ver essas tecnologias avançadas finalmente chegarem às mãos de pessoas de fora da comunidade médica. Para comprovar a diferença entre medir a glicemia em um momento isolado e usar o CGM, a dra. Means gosta de apontar um estudo de 2018 da Universidade Stanford (do qual ela não participou) no qual os pesquisadores descobriram que mesmo indivíduos considerados normais pelas métricas-padrão de glicose apresentam alta variabilidade no CGM, chegando a atingir faixas pré-diabéticas em 15% das vezes.[20] Portanto, caso você não esteja checando a glicemia durante esses picos, não detectará níveis considerados pré-diabéticos.

Em outro estudo um tanto alarmante, realizado na Nova Zelândia e na Bélgica em 2016, os pesquisadores se concentraram em um grupo de atletas ao longo de seis dias. Usando o CGM, eles concluíram que quatro em cada dez participantes passaram mais de 70% do tempo total de monitoramento acima dos níveis saudáveis de glicemia, e três em cada dez participantes tinham glicemia de jejum na faixa pré-diabética.[21] É bem verdade que era um estudo pequeno, mas resultados semelhantes foram encontrados em investigações maiores: uma delas relatou que 73% dos participantes saudáveis não diabéticos tinham níveis de glicose acima do normal — na faixa de 140 mg/dL a 200 mg/dL em algum momento do dia.[22] Devo acrescentar que a glicose pode começar a matar as células beta (as células que produzem insulina) em níveis abaixo de 140 mg/dL: um estudo concluiu que pessoas com glicemia de jejum entre 110 mg/dL e 125 mg/dL (dentro da faixa pré-diabética oficial) já haviam perdido até 40% da massa de células beta.[23]

Embora o CGM ainda não seja usado como ferramenta de diagnóstico, prevejo que isso acontecerá no futuro próximo. Mas você pode se antecipar a essa tendência iminente e assumir o controle desde já com essa tecnologia, pois pode usar o aparelho para otimizar sua dieta, de modo a estabilizar a glicose e reduzir a variabilidade glicêmica. Dietas como a apresentada neste livro monitoram a glicemia e ajudam a limitar elevações extremas após as refeições, o que é chamado de "hiperglicemia pós-prandial". Se você monitorar a glicemia e observar o quanto ela sobe após uma refeição, poderá fazer ajustes precisos e personalizados na dieta. Isso, por sua vez, vai ajudá-lo a controlar o ácido úrico.

Não se esqueça, porém, de que muita coisa além da dieta afeta a glicemia e a sensibilidade à insulina, desde possíveis condições de saúde até os medicamentos que você toma, seu ritmo circadiano, o quanto você se exercita e dorme e até mesmo seu nível de estresse. Uma glicemia cronicamente alta prejudica o sistema de resposta ao estresse, mas o estresse cronicamente alto também pode afetar a capacidade do corpo de usar a glicose disponível. Em camundongos, por exemplo, o estresse psicológico agudo (sob forma de choques repetidos nas patas e da necessidade de escapar de uma gaiola) leva a uma redução substancial da depuração após uma carga de glicose, assim como à resistência aguda à insulina.[24]

Muitos diabéticos são escolados no uso desses equipamentos médicos compactos que monitoram continuamente a glicemia quase em tempo real. Eles exigem a inserção de um pequeno sensor no abdômen (ou no braço), com um tubinho de plástico da espessura de um cabelo, que penetra suavemente na camada superior da pele. Um adesivo mantém o sensor no lugar, permitindo que ele faça leituras da glicose no fluido intersticial (o fluido que envolve as células do corpo) dia e noite. Em geral, é preciso trocar os sensores a cada dez ou catorze dias. Eles transmitem sem fio leituras em tempo real para um smartphone, que exibe seus dados de glicemia. Recomendo fortemente checá-los e avaliar a inclusão da tecnologia CGM no seu regime de saúde e no condicionamento físico. Para obter mais detalhes sobre esses dispositivos, acesse DrPerlmutter.com.

A PRECISÃO E O CONTROLE QUE O CGM TRAZ

Em um mundo perfeito, conter a ingestão de açúcar para controlar a glicemia deveria ser fácil. Mas não vivemos em um mundo perfeito. De acordo com a International Food Information Council Foundation, 59% dos americanos dizem que informações conflitantes sobre nutrição os deixam em dúvida em relação às escolhas alimentares.[25] "Como sociedade", explica a dra. Means,

achamos complicado tomar decisões saudáveis de maneira constante, e a tecnologia vestível pode dar o feedback que nos mantém no caminho certo e nos ajuda a filtrar as narrativas publicitárias sobre os alimentos e as recomendações nutricionais confusas, criando um plano personalizado e de controle. Além disso, manter a glicemia constante é mais complicado do que apenas obedecer a uma lista de alimentos do tipo "coma isso, evite aquilo".[26]

Concordo em gênero, número e grau.

Podemos buscar feedback sobre nossas dietas monitorando o peso, mas é difícil associar pequenas alterações na balança a alimentos específicos. Da mesma forma, exames de sangue para medir os níveis de colesterol e glicemia podem dar algum feedback sobre nossas dietas, mas os resultados geralmente refletem um espaço de vários meses (ou vários anos). Se os números estiverem fora do intervalo, o médico pode mandar você "comer melhor", conselho que carece da especificidade necessária para mudar o comportamento. Com tecnologia vestível, porém, como um dispositivo de monitoramento contínuo de glicose, é possível combinar diretamente causa e efeito. Se você comer um saco de batatas fritas ou salgadinhos e observar um grande pico de glicose, por exemplo, saberá o que o causou.

Além disso, monitorar a glicose continuamente pode lhe propiciar um companheiro de cobrança, o que é útil para cumprir metas. E no futuro você não acompanhará apenas a glicose. Algumas empresas estão desenvolvendo sistemas que combinam vários pontos de dados, desde outros biomarcadores úteis, como ácido úrico e moléculas inflamatórias, até atividades como sono e exercícios.

ALIMENTAÇÃO COM RESTRIÇÃO TEMPORAL

O *horário* em que você come é tão importante quanto *o que* você come. Pelo menos é o que dizem os números. Eis a maneira de encarar isso: cada hormônio, substância química cerebral e expressão genética no seu código da vida — seu DNA — se comporta de maneira diferente ao longo das 24 horas do dia, e os ritmos corporais, entre eles seus padrões de alimentação e sono, têm um impacto sobre esse comportamento. Até o microbioma intestinal acompanha o ritmo circadiano do corpo: quando você fica sem comida por várias horas, por exemplo, seu ecossistema intestinal muda, influenciando a composição das bactérias intestinais e como o microbioma se comporta coletivamente.

Pense nisto: nossos antepassados não podiam se dar ao luxo de fazer várias refeições e lanches por dia, e certamente não quebravam o jejum toda manhã com um banquete (eles tinham que caçar e procurar comida durante o dia, e provavelmente faziam uma refeição maior no final da tarde ou à noite). Nossas práticas alimentares modernas são mais um produto da cultura e do hábito em um mundo de abundância do que qualquer outra coisa. Embora antigamente nos mandassem comer com frequência para evitar que o corpo entre no modo de fome, e para manter nosso metabolismo funcionando, a teoria por trás desse conselho não poderia estar mais longe da verdade. O corpo humano foi projetado para jejuns recorrentes. Ouso até dizer que o corpo humano prefere e *espera* jejuns recorrentes. É como ele se reinicia, atualiza e conserta automaticamente, assim como um computador que é reinicializado. Como disse Benjamin Franklin: "Os melhores remédios são o repouso e o jejum". Simplificando, negar por um tempo os nutrientes ao corpo, pela prática segura da alimentação com restrição temporal (TRE), é uma das melhores maneiras de turbinar a integridade de suas células.

O dr. Satchidananda (Satchin) Panda, do Instituto Salk de Estudos Biológicos, autor de *The Circadian Code* [O código circadiano], sabe algumas coisinhas sobre respeitar o relógio fisiológico de alguém pela prática de TRE, ou do que algumas pessoas chamam de jejum intermitente.[27] Ele dedicou sua vida à pesquisa sobre TRE. Na verdade, atribui-se a ele a descoberta de que a seção do hipotálamo chamada núcleo supraquiasmático (NSQ) está no cerne do relógio biológico do corpo e recebe informações diretamente dos sensores de luz dos olhos. O dr. Panda descobriu como esses sensores dos olhos funcionam e como os "cronometristas celulares" em outras partes do corpo atuam para mantê-lo por inteiro dentro do horário. Também encontrou um novo sensor de luz azul na retina que mede o nível de luz ambiente e ajusta o relógio natural do corpo para que ele saiba quando dormir e acordar todos os dias.

Ao explorar como os ciclos diários do fígado funcionam, o dr. Panda descobriu que os ratos que comem dentro de um período de tempo restrito — entre oito e doze horas de duração — ficam mais magros e saudáveis do que aqueles que comem um número equivalente de calorias num intervalo de tempo maior.[28] Isso mostrou que o tempo de fato importa: limitar o consumo calórico a um período de oito a doze horas, como as pessoas faziam apenas um século atrás, pode ajudar a evitar colesterol alto, diabetes e obesidade. Panda também demonstrou que o relógio circadiano cuida até do sistema imunológico. Camundongos que não possuem uma molécula circadiana essencial apresentaram níveis mais altos de inflamação do que outros.

Pesquisas adicionais sobre alimentação e metabolismo com restrição temporal realizadas pelo dr. Panda e outros cientistas do mundo inteiro indicam que limitar suas refeições a uma janela de oito a doze horas pode melhorar a sensibilidade à insulina, a pressão arterial, o metabolismo da gordura (ops, a *queima* de gordura) e as funções renal, hepática, cerebral, pancreática, intestinal (digestão e microbioma) e imunológica. O que é mais importante para nossa mensagem: reduz as inflamações e ajuda a diminuir o ácido úrico a longo prazo, graças aos efeitos benéficos sobre o controle de peso e o metabolismo. O aumento temporário do ácido úrico durante o período de jejum de curto prazo — que não passa disso, curto prazo — vale a pena pelo resultado: menos peso, mais saúde metabólica e gerenciamento mais fácil do ácido úrico.

No outono de 2021, o dr. Panda publicou um estudo reduzindo ainda mais essa janela de tempo, para oito a dez horas, mostrando novamente que ingerir as calorias diárias nesse período é uma estratégia poderosa de prevenção e controle de males crônicos como diabetes e doenças cardíacas.[29] Também melhora o sono e a qualidade de vida em geral. Ele propôs uma questão importante ao ser entrevistado sobre suas descobertas recentes: a TRE requer menos matemática mental do que contar calorias; é fácil de seguir e contribui para a sincronia da programação interna do corpo.[30]

Durante o jejum, as células ficam sob ligeiro estresse, que é um tipo "bom" de estresse, e elas reagem aumentando a capacidade de lidar com ele e, por sua vez, de resistir às doenças. Como observei antes, embora o jejum possa causar um aumento temporário do ácido úrico, o resultado vale a pena, porque seus benefícios suplantam a elevação transitória do ácido. Mesmo que você pratique a TRE regularmente, as recomendações que descrevo na Parte II não levarão à hiperuricemia crônica. Não é preciso levar isso ao extremo rotineiramente.

A típica pessoa com sobrepeso, que belisca o dia todo e consome muitos carboidratos, está acostumada a queimar continuamente glicose, em vez de gordura, no nível celular. Essa pessoa provavelmente também tem resistência à insulina, o que, você sabe agora, é tanto causa como consequência de níveis cronicamente altos de insulina, o que, por sua vez, leva ao armazenamento de gordura e à supressão da mobilização de gordura — ou seja, a gordura permanece presa nas células adiposas. O americano médio come durante um período de pelo menos doze horas. Na verdade, em um estudo em que se usou o aplicativo myCircadianClock, criado por ele, o dr. Panda descobriu que mais da metade dos adultos que utilizavam o aplicativo comiam ao longo de quinze horas ou mais todos os dias![31] Essa comilança o dia inteiro é uma receita para o desastre metabólico, e um fator de risco garantido para hiperuricemia, ganho de peso, obesidade, resistência à insulina, diabetes, inflamação e doenças crônicas.

Há muitas formas diferentes de se alimentar com restrição temporal. Mas uma maneira simples de implementar essa prática é encontrar um intervalo de alimentação durante o qual você junta toda a sua ingestão calórica do dia. Recomendo começar com um período de doze horas e depois reduzi-lo para dez, depois talvez oito horas, prolongando o intervalo do seu jejum (apresentarei exemplos de horários na Parte II). Normalmente, leva doze horas após a última refeição para entrar totalmente em estado de jejum e começar a colher os benefícios biológicos. É por isso que pular o café da manhã de vez em quando é uma maneira fácil de alcançar um estado de jejum praticamente sem esforço, pois você aproveita sua abstinência natural durante a noite e atrasa a primeira refeição do dia por várias horas. Pessoas saudáveis, sem condições médicas subjacentes e que não estejam tomando medicamentos para diabetes, podem jejuar por longos períodos sem sofrer de hipoglicemia, porque a hipoglicemia não diabética é excepcionalmente rara e em geral está relacionada a certos medicamentos.[32]

E nem pense que o jejum pode deixá-lo vulnerável a perda de massa muscular. Ocorre que o hormônio do crescimento *aumenta* durante os períodos de jejum, o que pode ajudar a preservar os músculos. A liberação do hormônio do crescimento durante o jejum faz sentido, do ponto de vista evolutivo: quando nossos antepassados ficavam sem comida por longos períodos, eles precisavam permanecer física e mentalmente fortes, ou não conseguiriam encontrar alimento, correndo o risco de extinção. Contrariamente ao senso comum, seu metabolismo não desacelera durante o jejum. Pode até acelerar, quanto mais longo for o jejum. Estudos com pessoas que jejuam por até 72 horas mostram que elas ativam seus sistemas nervosos simpáticos de "luta ou fuga" e liberam substâncias bioquímicas que aceleram o metabolismo, como adrenalina (epinefrina), norepinefrina e dopamina.[33] Uma vez mais, isso faz sentido evolutivamente: é bom que o sistema nervoso simpático seja ativado durante o dia para que possamos encontrar comida e água; depois disso, contamos com o sistema nervoso parassimpático de repouso e digestão à noite, durante a refeição.

Um último argumento que quero expor sobre a TRE: quando o corpo entra em estado de jejum prolongado, é acionada a autofagia, que defini no capítulo 1. Trata-se de um importante processo celular que ajuda o corpo a se limpar e desintoxicar. E adivinhe o que desencadeia a autofagia: AMPK, a molécula antienvelhecimento que transforma nosso corpo em máquina de queimar gordura. Quando a AMPK é acionada, também manda as células removerem poluentes internos via autofagia. E através da autofagia turbinamos nosso sistema imunológico e reduzimos bastante o risco de vir a ter câncer, doenças cardíacas, inflamações crônicas e transtornos neurológicos, desde a depressão até a demência. Também contribuímos com nossas mitocôndrias, porque a autofagia regula o funcionamento dos geradores de energia de nossas células.

Muito do que sabemos sobre a autofagia provém do estudo de leveduras, camundongos e ratos. Mas estudos-piloto em seres humanos estão começando a nos mostrar o poder potencial da TRE no estímulo à autofagia: uma interessante pesquisa de 2019, da Universidade do Alabama em Birmingham e do Centro Pennington de Pesquisa Biomédica, documentou os efeitos positivos da TRE na melhoria dos níveis de glicose, dos marcadores do relógio circadiano, do envelhecimento e da autofagia em seres humanos.[34] Um grupo de adultos com sobrepeso participou de um estudo cruzado randomizado, no qual se alimentavam entre as 8h e as 14h (a chamada "TRE precoce") e entre 8h e 20h (o horário de controle). Isso foi feito por quatro dias consecutivos. Todos os participantes foram submetidos a monitoramento contínuo de glicose, e foi coletado sangue para avaliar os fatores de risco cardiometabólico, hormônios e expressão gênica em células sanguíneas inteiras.

Embora tenha sido fácil para os pesquisadores monitorar os efeitos metabólicos positivos da TRE fazendo exames de glicose, insulina e gorduras no sangue, eles também conseguiram documentar os efeitos sobre a expressão de genes sabidamente relacionados ao ritmo circadiano e à autofagia. Na comparação com o horário de controle, no qual os participantes podiam comer entre 8h e 20h, os horários TRE deram aos participantes recompensas metabólicas, sob a forma de melhor controle da glicemia, do metabolismo da gordura e da expressão dos genes relacionados ao relógio circadiano e à longevidade. Em suas conclusões, os pesquisadores afirmaram que a TRE também pode aumentar a autofagia e ter efeitos antienvelhecimento em seres humanos.

É bem verdade que foi um estudo muito pequeno, analisando apenas um punhado de pessoas, e a maioria das pesquisas sobre autofagia até o momento demonstra que podem ser necessários dois dias inteiros de jejum em seres humanos para desencadear a autofagia de maneira relevante. Mas acho que vale a pena mencionar esse importante processo, que investigações futuras irão explorar e dizer como, exatamente, podemos ativar a autofagia no corpo sem precisar passar dias sem comer. Além do jejum, outros hábitos, como exercícios e sono adequado, que fazem parte do protocolo LUV, ajudarão a estimular a autofagia. É importante saber que esse processo não é como um botão liga/desliga. É mais como um dimmer — está sempre ligado, em alguma medida, no corpo, mas queremos que seja ativado com mais frequência do que é hoje, na maioria de nós. E a combinação de TRE, exercícios apropriados e sono suficiente ajudará nesse sentido.

Comida. Sono. Suplementos. Exercícios. Mãe Natureza. Horário das refeições. Estes serão alguns de seus principais pontos focais no plano de ação do LUV, juntamente com alguns acréscimos, opcionais, mas altamente recomendados, como exames (principalmente para ácido úrico e glicemia) e um dia de jejum antes de iniciar o programa. Embora ele abranja apenas três semanas, é a sua plataforma de lançamento para um modo de vida totalmente novo. Prepare-se...

PARTE II

CURVA EM U: O PLANO DE AÇÃO LUV

Ao chegar neste ponto do livro, você está de parabéns. Foi um monte de informações científicas, eu sei. Mas você passou a conhecer uma das ferramentas mais avançadas para preparar o corpo para viver uma vida saudável, esbelta e longa: baixar o ácido. No caso, o ácido úrico. Se você ainda não começou a mudar algumas coisas com base no que leu (largue esse refrigerante!), agora é sua chance. Nesta parte do livro, você seguirá um programa estruturado de três semanas, durante o qual reabilitará seu metabolismo com a Dieta LUV (lembre-se, LUV significa *lower uric values*, "índices úricos inferiores"); adote como companheiros alguns hábitos que contribuam para essa transformação, sob a forma de um sono reparador, exercícios regulares, imersão na Mãe Natureza e horário ideal para as refeições; e aprenda a transformar essa nova base em um hábito para toda a vida.

Espantosamente, apenas 12% dos americanos — um em cada oito — são considerados metabolicamente saudáveis.[1] Os outros 88% apresentam uma ou mais características que indicam disfunção metabólica. Por definição, uma pessoa metabolicamente saudável é aquela que tem níveis saudáveis de glicemia, triglicerídeos e colesterol de lipoproteína de alta densidade (HDL), juntamente com medições saudáveis de pressão arterial e cintura — *sem necessidade de quaisquer medicamentos*. É um sarrafo alto, que a maioria das pessoas não ultrapassa. Façamos parte desse clube seleto, ajudando a melhorar esses números. Como todo tipo de célula precisa de energia para funcionar, a disfunção metabólica não escolhe alvo. Quando a aptidão metabólica é ruim, os efeitos podem ser vastos e diversos, sutis e evidentes. Ao medir o ácido úrico, sua nova ferramenta para cuidar da saúde como um todo, você ficará dentro de uma meta de metabolismo saudável, acabando por evitar problemas iminentes em seu corpo, que podem causar encrenca e provocar o surgimento de várias condições.

O objetivo, é claro, é atingir um ponto em que seu metabolismo esteja funcionando e você se sinta vibrante e energizado. Além do controle do ácido úrico, isso vai resultar em uma melhora significativa no funcionamento do corpo como um todo. Você vai adquirir um controle muito superior dos níveis de açúcar e insulina no sangue, marcadores inflamatórios, pressão arterial e até gorduras no sangue. Como recompensa, diminuirá sua massa gorda e cintura, sem falar nos fatores de risco para todo tipo de transtornos e doenças. Também terá muitas recompensas mentais: mais confiança, mais motivação para enfrentar o estresse da vida com facilidade e mais inspiração para ser produtivo. Somando tudo, sua vida será simplesmente melhor e mais gratificante.

No começo, pode parecer impossível realizar mudanças no estilo de vida. Pode haver o receio de evitar seus hábitos antigos. Será que você vai passar fome? Vai sentir falta das tão amadas bebidas e sobremesas doces? Vai achar impossível manter para sempre esse comportamento novo? Esse programa é factível, considerando seu tempo limitado e os compromissos já assumidos? E dá para chegar a um ponto em que seguir essas diretrizes vire algo automático?

Este programa tem as respostas. Ele é simples e direto e proporciona o equilíbrio ideal entre estrutura e adaptabilidade às suas preferências pessoais. Você vai completar meu programa de três semanas com os conhecimentos e a motivação para permanecer em um caminho saudável pelo resto da vida, com o ácido úrico sob controle. Quanto mais rigorosamente você seguir minhas diretrizes, mais rápido baixará o ácido e vivenciará resultados positivos.

Você tem o poder de romper o caos metabólico que provavelmente vem ocorrendo em seu corpo há anos, virando o metabolismo a seu favor. Lembre-se, o ideal é ativar o AMPK — o "interruptor" que queima a gordura e limpa as células. Só depende de controlar os níveis de ácido úrico.

Convém consultar seu médico antes de iniciar este programa, sobretudo se você tiver algum problema de saúde. Isso é especialmente importante caso você opte pelo jejum de um dia, descrito na p. 181. Ao longo dos próximos 21 dias, você atingirá três metas importantes. Vai

- aprender a monitorar regularmente o ácido úrico e a glicemia;

- afastar seu corpo dos gatilhos do ácido úrico, como aqueles em sua dieta, assim como aqueles resultantes de hábitos como sono ruim e falta de exercício adequado; e

- adotar um novo ritmo e manter esses hábitos saudáveis por toda a vida.

No começo, você fará alterações simples na dieta, acrescentando suplementos específicos, conhecidos por ajudar a diminuir o ácido úrico. Depois, vai focar no sono, nos exercícios, na exposição à natureza e na alimentação com restrição temporal. Subdividi o programa em três semanas, cada uma delas dedicada a metas específicas. Nos dias que antecedem a primeira semana ("Ligue seus motores"), eu o incentivo a consultar seu médico e realizar certos exames, para ter um quadro básico da saúde metabólica. Você também vai aproveitar esse tempo para conhecer e começar a usar seus suplementos para reduzir o ácido, pensar no monitoramento contínuo da glicose (por razões que conhecerá em breve) e cogitar um jejum de um dia como pontapé inicial do programa.

Durante a Semana 1, "Como refazer seu metabolismo na Dieta luv", você vai dar início a meu plano de cardápios e pôr em prática minhas recomendações alimentares, além de começar a testar o ácido úrico e a glicemia. É nessa hora que você sentirá o poder da alimentação como remédio. Muitos contêm compostos naturais, que atuam como a farmacopeia na maneira de reduzir o ácido úrico. Um fato importante: o nível de ácido úrico na corrente sanguínea depende de quanto dele é produzido e de quanto é eliminado. Lembre-se, a etapa final da produção de ácido úrico do corpo depende da ação da enzima xantina oxidase. Tudo que possa inibir essa enzima reduzirá a produção de ácido úrico. É assim que funcionam os medicamentos que reduzem o ácido úrico, como o alopurinol. Mas existem inibidores naturais da xantina oxidase em alimentos, como observei, normalmente aqueles que contêm certos tipos de flavonoides encontrados em muitas frutas e vegetais. Os flavonoides são substâncias naturais (fitonutrientes) encontradas em plantas que possuem poderosas propriedades antioxidantes e anti-inflamatórias. São produzidas plantas como autoproteção, mas também possuem muitas aplicações na medicina humana.

Durante a Semana 2, "Sono, exercício, natureza e intervalo alimentar", vou incentivá-lo a dar início a um programa regular de exercícios e dar ideias para aumentar sua movimentação ao longo do dia. Também darei dicas para melhorar seus hábitos de sono, aproveitando o poder da Mãe Natureza e o horário das refeições.

Durante a Semana 3, "Aprenda o LUV e viva feliz", você voltará suas atenções à junção de todos os elementos deste programa, enquanto eu lhe darei estratégias para estabelecer os novos comportamentos de forma permanente em sua vida. Este não é apenas um programa de três semanas — também é um modelo para a vida, e as três primeiras semanas constituem o período de introdução, à medida que você se adapta a esse novo modelo.

Não duvide de sua capacidade de obter êxito: caso necessite mais tempo para consolidar essa nova maneira de se alimentar, sinta-se à vontade para prolongar o programa. Reserve duas semanas para se concentrar apenas na parte alimentar e, em seguida, recorra à "equipe de apoio" — exercícios e atenção aos hábitos de sono. Vá em seu próprio ritmo. Use as três semanas como uma plataforma de lançamento. As recompensas valerão o tempo e o esforço que você dedicar a esse processo. E você nunca mais voltará aos antigos hábitos que o mantêm preso a um pandemônio metabólico.

7. Preliminares do LUV
Liguem seus motores

> *Manter o corpo em boa saúde é um dever... caso contrário, não seremos*
> *capazes de manter a mente robusta e clara.*
> Gautama Buddha

Melissa, empreendedora muito atarefada e mãe de dois filhos, tinha apenas quarenta anos quando notou falhas em seu raciocínio e memória, inquietantes o suficiente para levá-la a buscar ajuda. Sendo uma mulher preocupada com a saúde, que acreditava alimentar-se muito bem e gostava de levantar pesos e fazer exercícios aeróbicos vários dias por semana, não conseguia entender a falta crônica de energia e a "névoa cerebral", como ela dizia, que a deixavam incrivelmente esquecida. Conversas recentes pareciam desaparecer de sua mente, e ela tinha que colocar o alarme todo dia só para se lembrar de buscar os filhos na escola. Às seis da tarde, Melissa se sentia pronta para dormir — mentalmente esgotada e fisicamente exausta. Ao mesmo tempo, a rotina noturna era repleta de ansiedade, cuidando de um filho com frequentes acessos de raiva. Por mais que tentasse se concentrar e ajustar a dieta, ela se via cada vez menos capaz de refrear a ânsia por doces e começou a comer compulsivamente, sobretudo à noite. Reforçou as rotinas de exercícios, tentou melhorar o sono e até fez uma visita a um naturopata.

Infelizmente, nada disso funcionou, até que ela descobriu meus livros e aprendeu a melhorar a saúde do cérebro pela dieta. Assim que cortou o trigo, o glúten e o açúcar, em especial a frutose que se infiltrara em sua dieta sem que ela percebesse, sua biologia começou a mudar para melhor, e ela passou a sentir uma forte melhora no corpo — e no cérebro. Também reduziu o consumo de carne e adotou uma dieta com base em vegetais.

"Sinto-me ótima", escreveu ela, compartilhando corajosamente sua história em meu site, onde adoro colecionar e apresentar histórias de sucesso da vida real, de pessoas que levam a sério minhas lições.

Minha mente ficou clara. Na verdade, sinto que está ficando mais clara a cada dia. Já tinha até esquecido como era ter a cabeça limpa! Comecei a lembrar onde coloco as coisas, ou a conversa que acabei de ter. A névoa cerebral desapareceu completamente. Meus desejos incontroláveis de comida se foram. Passei a comer menos. Não como mais compulsivamente nem fico estressada na hora do jantar. Estou comendo como uma pessoa normal, simplesmente.

Melissa sentiu-se vitoriosa por poder acordar toda manhã percebendo-se mentalmente aguçada e bem consigo mesma. Finalmente recuperara o equilíbrio, algo com que sempre tivera dificuldade. E, o melhor de tudo, enquanto reformulava seus hábitos alimentares, tornando-os próximos à Dieta LUV, e fazia a família adotar sua nova maneira de se alimentar, Melissa também notava mudanças no comportamento dos filhos — muito menos birras e problemas comportamentais. Foi uma vitória para a família inteira.

Depoimentos como esse são a razão pela qual continuo a escrever e a ensinar, bem como a criar programas eficazes e práticos para ajudar pessoas como Melissa e suas famílias. Afinal, nunca se trata de uma questão individual. Quando uma pessoa da casa muda o estilo de vida, essa mudança geralmente passa para as outras. Pense nisso enquanto progride e põe em prática minhas estratégias. Confio que, independentemente das condições que afligem você e seus entes queridos, a melhora será coletiva, e vocês encontrarão uma nova fórmula para a vida. E, caso ache que você e os seus já estão saudáveis, prepare-se para dar uma turbinada. Sempre dá para melhorar.

EXAMES DE LABORATÓRIO

Antes de iniciar o programa alimentar, convém realizar os exames de laboratório indicados abaixo, se possível. Incluí metas saudáveis, quando apropriado. A maioria desses exames pode ser realizada em laboratórios comuns. Ou, caso você tenha passado por uma consulta médica recente, confira seus exames laboratoriais de rotina: todas as medições a seguir costumam ser pedidas durante check-ups ou visitas por problemas específicos.

TESTE	NÍVEL IDEAL
Glicemia de jejum:	<95 mg/dL
Insulina de jejum:	<8 µIU/mL (de preferência: <3µIU/mL)*
Hemoglobina glicada:	4,8 a 5,4%
Proteína C-reativa:	0,00 a 3,0 mg/L (de preferência, inferior a 1,0 mg/L)
Ácido úrico:	5,5 mg/dL ou menos

Esteja ciente de que pode levar vários meses para ver uma melhora acentuada em algumas dessas medições, sobretudo a hemoglobina Alc, que indica sua glicemia média aproximada nos três meses anteriores (também chamado de HbAlc). Porém, caso você siga este programa desde o primeiro dia, deverá notar mudanças positivas em seus níveis de ácido úrico, glicemia e insulina no espaço de três semanas, o que lhe dará motivação para persistir. Lembre-se de que os homens geralmente têm níveis mais altos de ácido úrico do que as mulheres, e isso por dois motivos principais: tendem a comer mais carne e o estrogênio ajuda a manter os níveis de ácido úrico baixos em mulheres na pré-menopausa (após a menopausa, os níveis de ácido úrico aumentam). A maioria dos laboratórios não sinalizará um nível de ácido

* A abreviatura "µIU/mL" significa "microunidades internacionais por mililitro".

úrico até atingir 7,5 mg/dL, sinal que serve apenas como alarme para o risco de gota e problemas renais. Mas dá para fazer melhor. É uma questão que vai muito além dessas doenças.

Como seria de esperar, os dois exames que eu mais o incentivo a fazer são de ácido úrico e glicemia, embora você possa seguir o programa sem exame algum, caso prefira ou caso queira esperar até pegar o ritmo com o programa principal propriamente dito. Caso nunca tenha feito os exames mencionados (ou não saiba se os fez), tudo ok também. Tenho consciência de que estou falando para um público amplo, inclusive "biohackers" — gente que presta muita atenção à saúde e monitora os próprios dados religiosamente, com as últimas tecnologias —, bem como aqueles que não confiam nos exames de sangue e monitoram outros índices, mais subjetivos, como as sensações e aparências, o sono noturno e os níveis de energia. Não há problema nisso. Faça o que convém às suas necessidades pessoais. Este programa de estilo de vida basta para começar, e você pode deixar os exames para depois.

Aqueles que desejarem começar a fazer exames a partir deste programa devem se planejar para testar o nível de ácido úrico pelo menos uma vez por semana, e, posteriormente, pelo menos a cada quinze dias. Como já observei, tente testar-se logo pela manhã, antes de qualquer refeição ou exercício. Escolha um dia e marque-o no calendário.

Quanto à glicemia, teste-se no mínimo uma vez por semana, também na primeira hora da manhã, antes de comer ou de se exercitar (marque no calendário também; observe que não há problema em fazer os exames de ácido úrico e de glicemia ao mesmo tempo). A farmácia da esquina provavelmente vende várias marcas diferentes de testes. Quanto àqueles que desejarem levar essa prática a um patamar mais preciso e de alta tecnologia, com monitoramento contínuo de glicose, como expliquei no capítulo 6, não hesitem! A tecnologia CGM é uma ferramenta muito mais útil, que verifica automaticamente os níveis de glicemia ao longo do dia. Isso ajuda você a encontrar padrões em seus níveis quando eles mudam. Uma ideia é começar com o exame tradicional de glicose e acrescentar a tecnologia CGM à sua rotina mais adiante, caso esteja disponível e seja de fácil acesso. Como sempre, siga suas preferências pessoais.

Lembre-se de que o ácido úrico pode aumentar depois da ingestão de alimentos ricos em frutose, álcool ou purinas; também pode ser afetado pelo jejum ou por uma dieta cetogênica. Exercícios fortes e intensos, como treinar para um triatlo, correr uma maratona ou participar de treinamento intervalado de alta intensidade (HIIT, na sigla em inglês), podem aumentar o ácido úrico *temporariamente*, caso haja lesão muscular. Mas não se esqueça de que os exercícios regulares estão associados a um ácido úrico menor, a longo prazo. Os benefícios do exercício superam, e muito, qualquer risco de aumento transitório do ácido úrico. Ele também pode aumentar rapidamente com o estresse térmico; portanto, caso você frequente, por exemplo, saunas a vapor, pode constatar uma alta a curto prazo. Ao anotar seus níveis, não deixe de verificar o entorno, para acompanhar as reações do corpo e tirar conclusões inteligentes.

COMECE A TOMAR OS SUPLEMENTOS QUE REDUZEM O ÁCIDO

Dê início a um regime diário de suplementos nutricionais desenvolvidos, antes de tudo, para eliminar o ácido. Os suplementos relacionados em seguida não são os únicos possíveis, mas estou me concentrando aqui nos "superastros" — aqueles bem documentados na bibliografia científica pela capacidade de eliminar o ácido. (Para todos os detalhes científicos, consulte o capítulo 6.)

São suplementos que podem ser encontrados em lojas de produtos naturais, na maioria das farmácias e supermercados e on-line. Saiba mais sobre suplementos no meu site, DrPerlmutter.com. Geralmente é melhor tomar os suplementos no mesmo horário todos os dias para não se esquecer; para muitas pessoas, o melhor horário é de manhã.

Quercetina	500 mg por dia
Luteolina	100 mg por dia

DHA	1000 mg por dia
Vitamina C	500 mg por dia
Chlorella	1200 mg de *C. vulgaris*

SUPLEMENTOS-BÔNUS OPCIONAIS: OS PROBIÓTICOS

Como expliquei na Parte I, a saúde do microbioma do seu intestino afeta tudo no seu metabolismo, e quem sofre de ácido úrico elevado crônico tende a abrigar biomas não saudáveis. Dá para fazer muita coisa para melhorar a saúde do microbioma intestinal, como ingerir alimentos fermentados ricos em probióticos, como *kimchi* e iogurte cultivado, e adicionar ao prato alimentos ricos em pré-bióticos. Os pré-bióticos são como fertilizantes para seus micróbios, ajudando-os a crescer e se reproduzir. Podem ser encontrados em alimentos comuns, como alho, cebola, alho-poró e aspargos (e muitos alimentos pré-bióticos inibem a enzima necessária para produzir ácido úrico, gerando assim um benefício duplo). Você também pode ajudar os bichinhos do seu intestino, evitando organismos geneticamente modificados (OGM) e comendo alimentos orgânicos sempre que possível. Em estudos com animais, os herbicidas usados nas culturas OGM demonstraram alterar negativamente o microbioma.

Escrevi longamente sobre o microbioma e dei recomendações de suplementação no livro *Amigos da mente*. Como os probióticos diminuem os processos inflamatórios no corpo e melhoram o metabolismo do açúcar e do ácido úrico, podem ser um acréscimo bem-vindo ao seu regime de suplementos. Recomendo-os fortemente, mas os tornei opcionais, porque acredito que muitas pessoas não gostam de tomar mais de cinco suplementos por dia. Há estudos em andamento para compreender a conexão específica entre a suplementação de probióticos e a redução do ácido úrico, em especial para identificar as melhores cepas para a eliminação do ácido. O elo pode ser menos direto do que com os outros suplementos da lista. No entanto, os probióticos contribuirão para uma digestão, um metabolismo e níveis de inflamação saudáveis, e, por conseguinte, níveis de ácido úrico saudáveis. Por isso recomendo incluí-los no seu regime, se possível.

Para encontrar os probióticos da mais alta qualidade, vá a uma loja com boa reputação por seus suplementos naturais e fale com o vendedor mais familiarizado com a variedade de marcas da loja — alguém que possa dar uma opinião imparcial. Você pode também pedir indicações de um nutricionista ou médico de confiança. Os probióticos não são regulamentados pela FDA (a agência americana de controle da alimentação). Não é bom escolher a marca cuja propaganda não corresponda aos ingredientes reais. Os preços também podem variar muito. O vendedor pode ajudá-lo a navegar por toda a nomenclatura, porque alguns tipos são comercializados com mais de um nome. A maioria dos produtos contém várias cepas, e recomendo a meus pacientes que procurem suplementos com pelo menos doze cepas diferentes, em uma fórmula probiótica de amplo espectro e alta potência. Especificamente, você deve procurar cepas dos gêneros *Lactobacillus*, *Bifidobacterium* e *Bacillus*. São os que têm as pesquisas e dados mais favoráveis. Certifique-se também de comprar probióticos rotulados como hipoalergênicos e não transgênicos. Os probióticos devem ser tomados com o estômago vazio logo antes da refeição.

JEJUM OPCIONAL

O ideal é iniciar a Semana 1 depois de jejuar por um dia inteiro. O jejum é uma excelente maneira de acelerar a transformação metabólica do corpo, servindo como uma espécie de base. Para muitos, o que dá mais certo é jejuar no domingo (depois da última refeição do sábado à noite) e iniciar o programa de dieta na segunda-feira de manhã. Ou fazer a última refeição na sexta-feira à noite e começar o programa na manhã de domingo.

O protocolo do jejum é simples: nada de comida, mas muita água por um período de 24 horas. Evite a cafeína também. Caso tome algum medicamento, continue a tomá-lo (mas se você toma medicamentos para diabetes ou tem hipoglicemia, consulte seu médico primeiro). Se a ideia de jejuar o deixa muito assustado, simplesmente deixe de lado os itens da Lista do Não (p. 189) por alguns dias enquanto adapta a cozinha. Quanto mais viciado o corpo estiver em açúcar e carboidratos que elevam o ácido úrico, mais desafiador será. Quando você tiver adotado a Dieta LUV para toda a vida e quiser jejuar para obter mais benefícios, experimente um jejum de 72 horas. Não deixe, porém, de conversar antes com seu médico, sobretudo se tiver de levar em conta alguma condição médica. Recomendo jejuar no mínimo por 24 horas pelo menos quatro vezes por ano, durante as viradas de estação (por exemplo, as últimas semanas de setembro, dezembro, março e junho). Quando do jejum, não é preciso medir os níveis de ácido úrico até 24 horas após seu término. Ou, caso sinta vontade de conferir como o jejum afeta seus níveis de ácido úrico, teste-os antes, durante e depois.

CETOGÊNICA OPCIONAL

Caso deseje modificar a Dieta LUV para cumprir uma fórmula cetogênica, explico como fazer isso no site DrPerlmutter.com. Não explico aqui porque a maioria das pessoas não opta pela cetogênica, e seguir a Dieta LUV principal é suficiente para iniciar a transformação. No entanto, permita-me fazer uma breve introdução dessa dieta para os leitores que não estão familiarizados com ela.

A dieta cetogênica é uma das tendências dietéticas mais comentadas hoje. Como clínico, já a recomendei tanto como intervenção prescrita para pacientes que sofrem de uma ampla gama de doenças quanto como sugestão genérica para quem busca otimizar o metabolismo, o peso, a saúde cognitiva e os níveis de ácido úrico.

Você provavelmente já soube de celebridades, atletas e vizinhos que elogiam os benefícios dessa abordagem alimentar. Estudos explicam o rápido crescimento de sua popularidade: demonstrou-se que a dieta cetogênica reduz o risco de doenças cardíacas, melhora a sensibilidade à insulina e o controle glicêmico nos diabetes tipo 1 e tipo 2, ajuda quem luta contra a obesidade a reduzir o IMC e até melhora ou controla os sintomas de condições neurodegenerativas debilitantes, como o Parkinson e a epilepsia. Há até evidências de que a dieta cetogênica desempenha algum papel no tratamento do câncer. Se implementada corretamente, ela pode ser uma ferramenta muito poderosa na luta contra uma série de doenças crônicas. No tratamento e manejo da gota, há evidências promissoras de que ela pode ajudar a reduzir as inflamações articulares características da doença. Mas o benefício mais poderoso dessa dieta, em tudo que tem a ver com o ácido úrico, é seu efeito na perda de peso. Simplificando — e tenho reiterado isso ao longo do livro, então não deve causar surpresa —, a perda de peso é a forma mais eficaz de reduzir os níveis de ácido úrico e prevenir acessos de gota. Para muitas pessoas, as dietas cetogênicas são o caminho para perder peso... e, por sua vez, diminuir o ácido.

Embora possa parecer nova, a dieta cetogênica assemelha-se à forma como muitos de nossos antepassados comiam antes de o advento da agricultura permitir a domesticação de culturas básicas, como trigo e milho, ricas em carboidratos e açúcar, principalmente em suas formas processadas. Nossos ancestrais ingeriam uma grande variedade de plantas e animais selvagens, bem como menos carboidratos e menos açúcar do que comemos hoje. Essa dieta forçou o corpo de nossos antepassados a um estado de cetose, em que queimamos gordura, ou corpos cetônicos, como combustível, quando opostos aos carboidratos — principal objetivo da dieta cetogênica.

Para atingir a cetose, deve-se consumir uma dieta rica em gorduras saudáveis e drasticamente baixa em açúcar e carboidratos. A proporção ideal de macronutrientes varia de pessoa para pessoa. Alguns vão se dar bem com uma dieta que obtenha cerca de 80% das calorias a partir de gorduras saudáveis e 20% a partir de carboidratos e proteínas. Outros podem se sair melhor na faixa de 60% a 75% das calorias provenientes de gordura, e um pouco mais de proteína. Incentivo você a fazer experiências até encontrar o que funciona melhor. Observe que, como as dietas cetogênicas tendem a enfatizar as proteínas à base de carne, elas podem aumentar sua reserva de purinas e agravar a produção de ácido úrico. Mas dá para ter *as duas coisas* — colher os benefícios da cetogênica sem adicionar gatilhos de ácido úrico — com escolhas sensatas. E é exatamente o que você vai fazer neste programa, com foco primordial em vegetais folhosos e fibrosos, sem ser tubérculos, e carnes com baixo teor de purina como acompanhamento. Além disso, você pode ser cetogênico e ao mesmo tempo rigorosamente vegetariano.

Caso queira aprender mais sobre a dieta cetogênica com instruções passo a passo, vá ao meu site para acessar uma biblioteca de informações, além de meu guia eletrônico para essa opção incrivelmente possante de dieta e estilo de vida. Para entrar e sair dos ciclos de cetogênica enquanto segue a Dieta LUV, você terá que fazer substituições sensatas, entre elas a adoção de carboidratos bons para o LUV, como frutas e arroz selvagem.

Embora grandes quantidades de cetona correspondam a altos níveis de ácido úrico, as pesquisas demonstram que uma elevação temporária do ácido úrico logo passa quando carboidratos e proteínas são adicionados à dieta, após o período de cetose definido. A elevação a curto prazo das cetonas durante a dieta pode criar uma concorrência com o ácido úrico pela excreção, levando a menos eliminação de ácido úrico durante a cetose. Mas a boa notícia é que, no fim, depois que se perde peso, os níveis de ácido úrico caem abaixo de onde se encontravam no início da dieta. Em outras palavras, a perda de peso obtida pela dieta cetogênica resulta em uma queda nos níveis basais de ácido úrico.

Em um estudo de 2020, no qual um grupo de mulheres foi colocado durante três meses sob uma dieta cetogênica de baixíssimo teor de carboidratos, houve uma perda média de peso de quase 20%, com reduções notáveis na massa gorda.[1] Esse efeito, por si só, ajuda a reduzir o ácido úrico; e, de fato, o estudo conclui que os níveis de ácido úrico ficaram mensuravelmente mais baixos do que no início.

O argumento que estou ressaltando aqui é que, a curto prazo, uma dieta cetogênica pode ser útil para atingir o objetivo de reduzir o ácido úrico, mas é preciso estar preparado para uma elevação dele durante o período de perda de peso, enquanto se estiver em cetose — sobretudo quando se leva a dieta cetogênica ao extremo, como alguns gostam de fazer. Em geral, para aqueles que entram e saem de uma cetose leve, não deve haver nenhuma elevação significativa ou relevante de ácido úrico. Além disso, na minha opinião, é uma boa opção seguir a dieta cetogênica de baixíssima caloria com restrição significativa de carboidratos para obter a perda de peso. Vale a pena suportar ligeiras elevações temporárias no ácido úrico em nome do resultado. Minhas únicas advertências são para pessoas com histórico de gota ou cálculos renais: caso você se enquadre nessa categoria, monitore cuidadosamente seu ácido úrico enquanto jejua ou segue qualquer dieta cetogênica.

8. Semana 1: Mudança de dieta para reduzir o ácido úrico
Como refazer seu metabolismo na Dieta LUV

O médico do futuro não prescreverá remédios,
mas irá instruir seus pacientes a cuidar da estrutura humana,
da dieta, da causa e prevenção das doenças.
Thomas A. Edison

Hoje, uma em cada cinco mortes no mundo inteiro pode ser atribuída à má alimentação.[1] E a má alimentação, como agora você sabe, está relacionada ao perigoso acúmulo de ácido úrico, que causa estragos no corpo. Isso significa que 11 milhões de pessoas desaparecem desnecessariamente do planeta a cada ano porque não comem ou não têm acesso a alimentos que contribuam para a saúde e previnam as doenças. O número de mortes por razões alimentares é maior do que por tabagismo, pressão alta ou qualquer outro risco à saúde. Além disso, as orientações nutricionais divulgadas nas últimas décadas são simplesmente inúteis.

Se nove entre as dez principais causas de morte da atualidade se relacionam aos efeitos secundários da má alimentação, vale então dizer que ela é a principal causa de doenças crônicas no mundo. Influencia todas as doenças imagináveis, da depressão à demência e até mesmo ao câncer. Não costumamos pensar na relação entre aquilo que comemos e o risco de sofrer de certas doenças. Sabemos que fumar causa câncer de pulmão, mas como comer muitos donuts ou cheeseburgers com refrigerante aumenta as chances de desenvolver Alzheimer, doenças cardíacas e câncer? Os elos não são tão óbvios.

O papel essencial da alimentação vai muito além da nutrição. Sabemos de longa data que comida é informação. Os alimentos que consumimos enviam sinais para nosso código da vida, o DNA. Tudo o que colocamos na boca tem o potencial de mudar a expressão — o comportamento — de nossos genes. Pense só neste fato: você tem a capacidade de alterar, para melhor ou para pior, a atividade do seu DNA! Chamamos essa alteração, provocada pelos efeitos de influências extrínsecas, de *epigenética*. E, como se vê, mais de 90% das mudanças genéticas em nosso DNA associadas à longevidade são significativamente influenciadas por nossas escolhas de estilo de vida, entre elas os alimentos e bebidas que ingerimos. Um exemplo ilustrativo que costumo dar: uma dieta rica em carboidratos refinados diminui a atividade do gene que produz o BDNF protetor do cérebro, a proteína essencial no cérebro, contribuindo para a sobrevivência e o crescimento neuronal. Mas, quando ingerimos gorduras e proteínas saudáveis, essa atividade aumenta, produzindo mais BDNF.[2] Mais BDNF significa mais células cerebrais saudáveis. Quem não quer isso?

Faz sentido que nosso DNA funcione melhor com uma dieta antiga. Por mais de 99% do tempo que habitamos este planeta, comemos uma dieta muito mais pobre em carboidratos refinados, mais rica em gorduras e fibras saudáveis e muito mais rica em nutrientes em geral do que as dietas que ingerimos hoje. Também não comíamos alimentos processados ou fast-food; comíamos aquilo que conseguíamos encontrar na natureza. Na verdade, nossa dieta ocidental contemporânea atua contra a capacidade do nosso DNA de proteger a saúde e a longevidade. E vivemos as consequências desse descompasso todos os dias.

Você consegue parar de fumar, porém não pode parar de comer. E, infelizmente, é improvável que nosso ambiente alimentar melhore radicalmente tão cedo. Além disso, a maioria dos médicos acredita que graves problemas metabólicos e de peso são impossíveis de tratar. Por isso, costumam driblar esse assunto com os pacientes.

Ensina-se muito pouco sobre nutrição na faculdade de medicina. Mesmo na minha época, eu ficava esperando a parte nutricional da minha formação médica. Ela nunca veio. Ao perceber as relações cruciais entre saúde e nutrição, tornei-me membro do Colégio Americano de Nutrição e atualmente faço parte de seu conselho consultivo científico. Temos que assumir a questão com nossas próprias mãos. Essa é uma crise de saúde pública que só nós, cidadãos e consumidores, podemos resolver. E agora temos uma nova porta de entrada para atingir a saúde ideal: baixar o ácido. Se o ácido úrico elevado precede e prediz o caos biológico e o risco futuro para a maioria das doenças crônicas, devemos começar a prestar atenção nesse importante metabólito. Pense nisso como prévia de um sinal de trânsito, que grita "Pare!" muito antes de você passar correndo por um cruzamento perigoso. É o novo termômetro da saúde. Bem-vindo ao programa LUV, que deve priorizar a dieta antes e acima de tudo.[3]

O PROTOCOLO ALIMENTAR LUV

A seguir, as dez principais regras a seguir na Dieta LUV:

1. Livre-se de glúten e transgênicos.

2. Faça sobretudo refeições de base vegetal, com frutas e vegetais integrais que contêm ácidos.

3. Não consuma carboidratos refinados, açúcares adicionados ou adoçantes artificiais.

4. Não coma vísceras.

5. Limite o tamanho das porções de carnes e peixes com muita purina, sobretudo sardinhas e anchovas.

6. Coma nozes e sementes.

7. Coma ovos de galinha caipira.

8. Limite-se a pequenas quantidades de laticínios, caso queira consumi-los.

9. Seja generoso com o azeite extravirgem.

10. Incorpore "compensações" para diminuir a acidez (por exemplo, cerejas, brotos de brócolis, café).

Por que cortar o glúten? Bem, você pode ler tudo sobre isso em *A dieta da mente*, mas a principal razão para evitar alimentos que contenham glúten é que ele exacerba os processos inflamatórios no corpo. Também se encontra em muitos alimentos doces, ricos em carboidratos e que aumentam o ácido úrico, que é melhor evitar. Quando você elimina o glúten, fica muito mais fácil saber o que comer para alimentar um metabolismo saudável.

No final deste capítulo, você encontrará um exemplo de plano de refeições de uma semana para ajudá-lo a pôr em prática as diretrizes que listei. Agora, eis as regras da Dieta LUV, categorizadas por Não, Sim e Com moderação.

NÃO

Comece cortando os seguintes itens:

- Todas as fontes de glúten, entre elas pães integrais de grãos e de trigo, macarrão, massas, doces, bolos, biscoitos e cereais (consulte meu site ou *A dieta da mente* para obter a lista completa e todos os detalhes científicos sobre as razões para cortar o glúten).

- Todas as formas de carboidratos processados, açúcar e amido, entre elas chips, bolachas, biscoitos, pastéis, *muffins*, massa de pizza, bolos, rosquinhas, lanches açucarados, balas, barras energéticas, salgadinhos, sorvetes, *frozen yogurt*, sorbets, geleias, conservas, ketchup, marinadas e molhos comerciais, molhos comerciais para salada e molhos de tomate, pastas de queijo processado, sucos, frutas secas, isotônicos, refrigerantes, frituras, agave, açúcar (branco e mascavo), xarope de milho e xarope de bordo. Veja a nota sobre o mel a seguir.

- Todos os adoçantes artificiais e produtos fabricados com eles, inclusive os substitutos do açúcar comercializados como "naturais": acessulfame de potássio, aspartame, sacarina, sucralose e neotame. Evite também qualquer álcool de açúcar comercializado como alternativa saudável aos açúcares normais e artificiais. Além do xilitol (que mencionei na p. 135, no contexto do aumento do ácido úrico), cuidado com outros, como sorbitol, manitol, maltitol, eritritol e isomalte. Veja também a nota a seguir sobre adoçantes artificiais. Mas não entre em pânico: tenho coisas boas a dizer sobre um novo adoçante no mercado de que você provavelmente nunca ouviu falar — a D-psicose (também conhecida como alulose); é uma escolha sensata, além de outras opções, quando é indispensável adoçar um pouco.

- Margarina, gordura vegetal e qualquer marca comercial de óleo de cozinha, entre eles óleos de soja, milho, algodão, canola, amendoim, cártamo, semente de uva, girassol, farelo de arroz e germe de trigo — mesmo que sejam orgânicos. Costuma-se acreditar que os "óleos vegetais" são derivados de vegetais. Não são. O termo é incrivelmente enganoso, uma relíquia dos tempos em que a indústria de alimentos precisava distinguir essas gorduras das gorduras animais. Os óleos normalmente provêm de grãos, sementes e outras plantas, como a soja. E foram altamente refinados e quimicamente alterados. A maioria dos americanos hoje obtém as gorduras desses óleos, que são pró-inflamatórios. Não os consuma.

- Carnes processadas, entre elas bacon, linguiça, presunto, salame, *prosciutto*, carne defumada, carne congelada, carne-seca, salsicha, carne enlatada e frios. A maioria das carnes processadas contém altos níveis de purinas e aditivos que podem causar inflamações.

- Carnes de vísceras (as vísceras consumíveis dos animais, também chamadas de miúdos), entre elas fígado, coração, miolos, rim, língua, dobradinha e intestinos. A maioria das carnes de vísceras vem de bovinos, porcos, cordeiros, cabras, galinhas e patos. A dobradinha é o revestimento do estômago do animal, e vem do gado vacum. As molejas também são consideradas carnes de vísceras; são feitas do timo, uma glândula, ou do pâncreas. Embora as carnes de vísceras sejam ricas em nutrientes, também estão entre os alimentos mais ricos em purina e elevadores de ácido úrico que existem.

- Produtos de soja não fermentados (por exemplo, tofu e leite de soja) e alimentos processados feitos com soja. Procure por "isolado de proteína de soja" na lista de ingredientes e evite queijo de soja, hambúrgueres de soja, cachorros-quentes de soja, *nuggets* de soja, sorvete de soja e iogurte de soja. Note que os produtos de soja fermentados — como *natto*, missô e *tempeh* — são aceitáveis se forem orgânicos e não transgênicos; eles fornecem uma fonte de proteína para vegetarianos e são adequados para refeições de origem vegetal.

OS NOMES SORRATEIROS DO AÇÚCAR

A seguir, nomes comumente usados para o açúcar nos rótulos dos alimentos (dica: qualquer ingrediente que termine em "ose" é um tipo de açúcar). Descubra os esconderijos do açúcar procurando seus nomes desconhecidos.

Açúcar amanteigado/
    creme amanteigado
Açúcar amarelo
Açúcar bruto
Açúcar cristal
Açúcar de beterraba
Açúcar de cana
Açúcar de confeiteiro/em grãos
Açúcar de palma
Açúcar panela
Açúcar de tâmara
Açúcar de uva
Açúcar demerara
Açúcar dourado/xarope
Açúcar granulado branco
Açúcar invertido
Açúcar mascavo
Açúcar turbinado
Adoçante de milho
Adoçante de milho evaporado

Caldo de cana (cristais)
Caldo de cana evaporado
Caramelo
Concentrado de suco de uva
Cristais da Flórida
Dextrina
Dextrose
Dextrose anidra
Dextrose cristalina
Etil maltol
Frutose
Frutose cristalina
Frutose líquida
Galactose
Glicose
Glucomalte
Lactose
Malte de cevada
Malte diastático
Maltodextrina
Maltose

Melaço	Xarope de arroz
Melaço de bétula	Xarope de arroz integral
Melado de cana	Xarope de bétula
Néctar*	Xarope de bordo
Ribose	Xarope de malte
Sacarose	Xarope de milho
Sólidos de xarope de glicose	Xarope de milho rico em
Sólidos de xarope de milho	frutose (HFCS)
Sucanat	Xarope de sorgo
Suco de frutas	Xarope de tapioca
Suco de frutas concentrado	Xarope de Yacon
Xarope de açúcar de beterraba	Xarope refinado
Xarope de agave	Xarope simples
Xarope de alfarroba	Xilose

Os cinco adoçantes mais usados são xarope de milho, sorgo, açúcar de cana, xarope de milho rico em frutose e concentrado de suco de frutas.

SIM

Os itens a seguir podem ser consumidos livremente. Sempre que possível, adote em sua escolha de alimentos integrais produtos locais, orgânicos, não transgênicos; congelados instantaneamente (*flash frozen*) também são bons.

- Gorduras saudáveis, entre elas azeite de oliva extravirgem, óleo de gergelim, óleo de coco ou MCT (triglicerídeo de cadeia média), óleo de abacate, banha de animal alimentado no pasto e manteiga orgânica ou de animais criados em pasto, *ghee*, coco, azeitonas, queijo, queijo cottage, nozes e manteigas de nozes, ovos inteiros (veja nota a seguir) e sementes (de linhaça, girassol, abóbora, gergelim, chia).

* Os néctares incluem todos os néctares de frutas, como de pêssego e de pera, néctar de agave e néctar de coco.

- Ervas, temperos e condimentos. Você pode ousar aqui, desde que preste atenção nos rótulos. Diga adeus ao ketchup e ao chutney, mas desfrute de mostarda, raiz-forte, tapenade e salsa se não tiverem glúten, trigo, soja e açúcar. Praticamente não há restrições quanto a ervas e temperos: fique atento, porém, aos produtos embalados produzidos em fábricas que processam trigo e soja. Condimentos cultivados, como maionese lactofermentada, mostarda de kombucha, creme azedo, molho picante fermentado, *relish* e salsa fermentada são ricos em probióticos. O *kimchi*, vegetal fermentado (geralmente repolho), também é uma excelente opção.

- Frutas e frutos in natura, entre eles abacate, pimentão, bagas, cereja, romã, pepino, tomate, abobrinha, abóbora, berinjela, limão e limão-siciliano. Observe que frutas ricas em açúcar, como maçã, banana, pêssego, ameixa, damasco, melão, manga, mamão, abacaxi, uva, kiwi e laranja, são boas, mas as frutas com baixo teor de açúcar, como as antes relacionadas, devem ser a prioridade. Praticamente todas as frutas, quando consumidas inteiras e não adulteradas, estão associadas a um risco reduzido de síndrome metabólica e ácido úrico elevado — veja a nota a seguir. As únicas frutas a evitar são as secas, que contêm frutose concentrada e podem aumentar o ácido úrico.

- Vegetais, entre eles verduras e legumes, alface, couve, espinafre, brócolis (e brotos de brócolis — mais sobre isso adiante), couve-crespa, acelga, repolho, cebola, cogumelos, couve-flor, couve-de-bruxelas, chucrute, alcachofra, alfafa, broto de feijão, aipo, couve-chinesa, rabanete, agrião, nabo, aspargo, alho, alho-poró, funcho, chalota, cebolinha, gengibre, nabo-mexicano, salsinha, castanha-d'água, raiz de aipo, couve-rábano e rabanete branco.

- Fontes vegetais de proteína, entre elas leguminosas cozidas, como feijão-preto, feijão-roxo, feijão-carioca, fava, feijão-branco, lentilha, ervilha e grão-de-bico, e produtos fermentados de soja não transgênicos, como *tempeh* e missô.

COM MODERAÇÃO

As fontes animais de proteína devem ser consumidas com moderação ou evitadas.

- Limite os alimentos vindos do mar ricos em purinas — sardinhas e anchovas — a no máximo uma vez por semana. Embora a maioria das pessoas não consuma grandes quantidades de anchovas de uma só vez, tenha cuidado com molhos de peixe à base de anchovas e molhos para salada Caesar.

- A maioria dos vegetais ricos em amido (açucarados) e os que crescem sob o solo, como ervilha, cenouras, pastinaca, batata-doce e inhame, podem ser consumidos com moderação — algumas vezes por semana.

- Limite os seguintes a não mais de 100 a 150 gramas, duas a três vezes por semana: peixes selvagens, entre eles salmão, bacalhau, linguado, dourado-do-mar, garoupa e truta; mariscos e moluscos, entre eles camarão, caranguejo, lagosta, mexilhões, amêijoas e ostras; carnes de animais alimentados no pasto, entre elas carne de boi, cordeiro, porco, bisão e vitela; aves criadas livres, como frango, peru, pato, avestruz; e caça selvagem.

- Para dar um toque de doçura: chocolate amargo (pelo menos 70% de cacau), D-psicose, estévia natural, mel e fruta-dos-monges (veja nota a seguir).

NOTAS LUV

NOTA SOBRE OS SUBSTITUTOS DO AÇÚCAR, D-PSICOSE, MEL E OUTROS ADOÇANTES NATURAIS

Embora achássemos que os substitutos do açúcar, como a sacarina, a sucralose e o aspartame, não tinham impacto metabólico porque não aumentam a insulina, descobriu-se que eles podem de fato causar estragos e os mesmos transtornos metabólicos que o açúcar de verdade. Como? Alterando o microbioma de uma forma que favorece desequilíbrios bacterianos (disbiose), desequilíbrios da glicemia e um metabolismo doentio em geral.

Depois que a revista *Nature* publicou em 2014 um estudo de referência estabelecendo a ligação entre os substitutos do açúcar e a disbiose, outras pesquisas replicaram essas conclusões.[4] O consumo de bebidas diet, adoçadas artificialmente, pode aumentar o risco de diabetes, pela disbiose: algumas pesquisas mostram a duplicação do risco para pessoas que tomam duas bebidas diet por dia. E você sabe o que isso significa em termos de risco de caos metabólico, sem falar no risco de transtornos degenerativos, como o Alzheimer. Em 2017, a revista *Stroke* lançou um artigo bombástico, revelando o risco de derrames, Alzheimer e demência em geral entre pessoas que tomam bebidas adoçadas artificialmente.[5] O que eles descobriram foi bem importante: participantes que ingeriam uma ou mais bebidas adoçadas artificialmente por dia tinham quase três vezes o risco de acidente vascular cerebral e três vezes o risco de Alzheimer.

Em relação ao ácido úrico, especificamente, eis o que é preciso ter em mente: é importante evitar qualquer coisa que interfira na capacidade do corpo de decompor e filtrar compostos e toxinas, e isso inclui os substitutos do açúcar. Lembre-se, também, de que alguns substitutos, em especial o xilitol, podem aumentar diretamente os níveis de ácido úrico, estimulando a decomposição de purinas no corpo, então, fique atento a ele. Entra como ingrediente de muitos alimentos e produtos de cuidado pessoal, mesmo em coisas rotuladas como "naturalmente adoçadas". Por isso, leia a lista completa de ingredientes para identificá-lo. Embora seja improvável que você ingira muito xilitol em chicletes sem açúcar, pasta de dentes e enxaguantes bucais, ele se infiltra em biscoitos, manteiga de amendoim, bebidas em pó, doces, pudins e condimentos como ketchup, molhos de churrasco e xaropes para panqueca industrializados. Medicamentos e vitaminas projetados para derreter na boca também podem conter esse açúcar, embora a quantidade seja minúscula e você não precise se preocupar muito com os remédios de que pode vir a precisar. Mais problemático é o xilitol encontrado em produtos alimentícios comuns.

Você verá que muitas das minhas receitas pedem D-psicose, ou alulose, açúcar que você pode adotar. A D-psicose é um açúcar que lembra a frutose (alguns o chamam de "pseudofrutose"), mas tem pouco ou nenhum efeito sobre os níveis de glicose ou insulina no sangue; o corpo absorve a D-psicose, mas não a metaboliza em glicose, por isso ela é praticamente isenta de calorias. Novas pesquisas mostram que, em seres humanos, a D-psicose tem um impacto favorável na glicemia e pode *melhorar* a sensibilidade à insulina.[6] Além disso, estudos revelam que a D-psicose pode exercer um efeito anti-inflamatório sobre os adipócitos — as células de gordura —, fontes de citocinas inflamatórias que estimulam a síndrome metabólica e, por sua vez, o risco de ácido úrico elevado. A D-psicose é encontrada naturalmente em alguns alimentos, como figos e passas, mas você pode comprá-la on-line sob as formas granulada e líquida.

Tempos atrás, escrevi sobre o mel e recomendei que as pessoas o evitassem a todo custo. Era uma posição baseada no fato de que o mel tem um teor de açúcar muito alto. Na verdade, o teor real de frutose da maioria dos lotes de mel é de cerca de 40%, mas esse percentual pode variar entre 21% e 43%, dependendo de como e onde o mel é colhido e processado. Ao me aprofundar na literatura sobre esse doce néctar da natureza, descobri que as pesquisas dão respaldo à ideia de que ele pode não ser tão ruim assim. Dá para abrir um pequeno espaço para o mel em nossas vidas. Então eu mudei minha posição sobre o mel? Sim, e isso é um reflexo da forma como a pesquisa científica está continuamente nos ensinando.[7]

Cerca de 85% dos sólidos do mel são uma combinação de dextrose (outro nome para a glicose) e frutose. Uma série de outros açúcares também compõem o mel, juntamente com oligoelementos e minerais, entre eles zinco, cobre, ferro, manganês, cromo, selênio, magnésio, cálcio e potássio. O mel contém vitaminas, entre elas B1, B2, B3, B5 e B6, bem como A, E e C. Também possui flavonoides, como quercetina e luteolina, os quais, como você sabe agora, ajudam significativamente a baixar os níveis de ácido úrico. Portanto, é justo dizer que o mel é muito mais que um adoçante feito de açúcar. Sua composição singular varia muito, conforme as condições do solo e clima, além de outros aspectos do ambiente, entre eles, como seria de esperar, as flores das quais é feito. Infelizmente, não existe um método-padrão de produção de mel ou verificação de sua qualidade.

Como já mencionei, um dos objetivos mais importantes deste livro é ajudá-lo a manter a glicemia sob controle. E ocorre que existem dados positivos, indicando que o mel também pode ajudá-lo a atingir esse objetivo. Ele não parece representar um perigo significativo em termos de metabolismo da glicose. De fato, vários testes em seres humanos indicaram que o consumo de mel está associado a uma resposta melhor à insulina e à diminuição dos níveis de glicemia. Alguns pesquisadores chegaram a ponto de caracterizá-lo como um "novo agente antidiabético" em termos de efeitos sobre o fígado e o pâncreas, em que demonstrou melhorar o controle do açúcar no sangue e no trato gastrointestinal, onde modifica positivamente a microbiota intestinal.[8] São efeitos que não esperaríamos em um produto de açúcar rico em frutose. Mas, assim como as frutas in natura, que não aumentam o ácido úrico em razão de seus componentes complexos, o mel se enquadra em uma categoria especial por conta de sua composição química intrínseca.

Embora sejam necessários mais estudos para entender os benefícios e riscos potenciais do mel, as evidências atuais me convenceram de que é possível desfrutar de um toque de mel com moderação. Simplificando, você não vai entrar na zona de perigo com uma colher de chá de mel adicionada a um prato ou bebida para dar um toque de doçura. E o mel é um conhecido agente anti-inflamatório, antioxidante e antibacteriano, usado na medicina há séculos. Basta ser criterioso e usá-lo com moderação. Sempre que possível, opte pelo mel cru, que pode proporcionar mais benefícios do que a variedade processada e pasteurizada. Você pode adicionar um bocado no iogurte ou no chá, por exemplo.

Outro adoçante popular que entrou em cena na década de 2010 é o xarope de agave, ou néctar de agave. Esse merece um rótulo de advertência. O xarope é produzido a partir de muitas espécies de agave — sobretudo agave-azul —, um tipo de suculenta. É a mesma planta da qual se faz a tequila. Mas não deixe que a palavra "néctar", quando relacionada ao agave, o leve equivocadamente a pensar que ele é o gêmeo mais saudável de mel. Ao contrário deste último, o agave é altamente processado e contém um pouco mais de frutose. Na verdade, pode conter de 75% a 90% de frutose e carece de muitos dos nutrientes encontrados no mel. Esse adoçante deve permanecer na lista do Não.

Os únicos adoçantes que entram na minha lista do Sim são a D-psicose, a estévia natural, uma porção ocasional de mel e a fruta- -dos-monges. Nunca ouviu falar da fruta-dos-monges? É outro ado- çante usado como substituto do açúcar de mesa, porque contém zero caloria e não afeta a glicemia. Vem de uma frutinha redonda nativa do Sudeste Asiático, de gosto parecido com o do melão. É usada há séculos na medicina oriental como remédio para resfriados e auxiliar a digestão, e agora, sendo de 150 a 200 vezes mais doce que o açúcar de mesa, passou a ser empregada para adoçar alimentos e bebidas. É vendida nas formas granulada, líquida e em pó. Leva o nome dos monges budistas do século XIII que foram os primeiros a utilizá- -la. Todas as minhas receitas usam D-psicose quando um adoçante é necessário, porque é mais barato que a fruta-dos-monges, mas você pode facilmente substituir a D-psicose por ela — ou misturá-las — e experimentar os diferentes sabores e texturas. Espero que comece a brincar com esses açúcares e aprenda a incorporá-los com segurança em seus cardápios diários.

NOTA SOBRE GRÃOS SEM GLÚTEN

Quando grãos sem glúten são processados para consumo huma- no (por exemplo, quando a aveia integral é moída e quando o arroz é preparado para embalagem), há alteração em sua estrutura física, o que pode resultar em um aumento dos processos que resultam em infla- mações. Por esse motivo, amaranto, trigo sarraceno, arroz (integral e selvagem, mas não o branco), milheto, sorgo e *teff* devem ser consumi- dos com moderação. Preste atenção ainda às porções. Quando preciso de uma pequena guarnição, dou preferência ao arroz selvagem, que, tecnicamente, é um junco.

NOTA SOBRE FRUTAS E VEGETAIS: FOQUE NAS FIBRAS E CORTE O ÁCIDO ÚRICO COM BROTO DE BRÓCOLIS E CEREJA

Apesar do (baixo) teor de frutose, as frutas e os vegetais não aumentam o ácido úrico, e alguns até ajudam a prevenir elevações graças aos compostos químicos e ao teor intrínseco de fibras. Estas, sobretudo a inulina — encontrada em muitos vegetais, como cebola, alho-poró, alcachofra e aspargos —, retardam a liberação de açúcares no corpo, ao mesmo tempo que nutrem o microbioma e estimulam sua atividade. A inulina é um tipo de fibra que não é digerida ou absorvida no estômago e atua como pré-biótico — permanece no intestino e ajuda a reprodução de certas bactérias benéficas. Há muito tempo se sabe que essa fibra especial melhora a composição das bactérias intestinais, e ela figura abundantemente na Dieta LUV. Agora que dispomos de evidências de que o ácido úrico é prejudicial às bactérias intestinais e à integridade do revestimento do intestino, levando a processos inflamatórios, devemos fazer todo o possível para contribuir para a saúde e o funcionamento de nossos bichinhos intestinais. Demonstrou-se até que a inulina ajuda a compensar os efeitos metabólicos adversos de uma dieta rica em frutose.[9]

Quanto mais fibras você consumir, melhor. E embora muitos vegetais, como espinafre, ervilha, aspargo, couve-flor e brócolis, além dos cogumelos, contenham altos níveis de purinas, eles não aumentam o ácido úrico e podem ser consumidos com segurança. Segundo a OMS, 1,7 milhão de mortes em todo o mundo (2,8%) pode ser atribuído ao baixo consumo de frutas e vegetais.[10] Além disso, estima-se que a ingestão insuficiente de frutas e vegetais cause cerca de 14% das mortes por câncer gastrointestinal, cerca de 11% das mortes por doenças cardíacas e cerca de 9% das mortes por derrames em todo o mundo. Agora, tratando especificamente daqueles brotos de brócolis e cerejas...

A família dos vegetais crucíferos — brócolis, brotos de brócolis, couve-de-bruxelas e outros — contém uma importante molécula precursora, que cria um composto super-herói no corpo chamado *sulforafano*, que vem tomando de assalto o ambiente das pesquisas.[11] O sulforafano é um dos mais importantes compensadores do ácido úrico elevado, conferindo uma infinidade de benefícios para a saúde geral. De que forma? Bem, tem a ver com sua relação com uma determinada via no corpo que, quando ativada, desencadeia a expressão de mais de duzentos genes que desempenham um papel na redução dos processos inflamatórios, aumentando a produção de antioxidantes e até nossa capacidade de desintoxicação quando estamos prejudicados por toxinas.[12] É a chamada via Nrf2. Tecnicamente, a Nrf2 é uma classe de proteínas que induz a expressão de certos genes — nesse caso, genes responsáveis por processos anti-inflamatórios e antioxidantes. Essa via é, basicamente, um sistema de detecção que avisa ao corpo que ele precisa agir para se proteger. Normalmente, a Nrf2 existe dentro da célula, mas fora do núcleo. Quando a célula detecta o estresse oxidativo, porém, a via Nrf2 é ativada e os genes cruciais dentro do núcleo entram em ação para causar um aumento dos antioxidantes.

Como o ácido úrico causa parte de seu estrago aumentando a produção de radicais livres nocivos, bem como acentuando os processos inflamatórios, qualquer coisa que combata essas consequências ajuda na tarefa de maneira geral. A atividade descontrolada dos radicais livres causa danos ao DNA, às proteínas e à gordura. Entre os inúmeros ativadores da via Nrf2 bem estudados estão o café, os exercícios, o açafrão e, principalmente, o sulforafano. Onde podemos obter uma boa dose de sulforafano? Nos brotos de brócolis.

Que fique claro, nos brotos de brócolis não há qualquer traço de sulforafano. O que eles possuem é uma substância química chamada *glucorafanina*, a molécula precursora da qual é feito o sulforafano. Isso acaba se tornando muito importante. A conversão da glucorafanina em sulforafano requer uma enzima específica chamada *mirosinase*. Essa enzima é liberada quando, por exemplo, mastigam-se brotos de brócolis. Em seguida, permite-se que a enzima entre em contato com a glucorafanina e — *voilà* — forma-se o sulforafano.

Esse processo é na verdade um mecanismo de defesa para os brotos de brócolis e outras plantas. Como as folhas são devoradas por exemplo por insetos, o sulforafano é produzido para afastar os invasores (aparentemente é bem desagradável para eles). Do ponto de vista nutricional, os brotos são superiores aos vegetais "adultos" porque contêm de cinquenta a cem vezes mais sulforafano que os brócolis maduros e outros vegetais crucíferos. Caso sejam difíceis de encontrar no supermercado da esquina, você pode fazê-los brotar facilmente; eles se parecem com brotos de alfafa, mas são muito diferentes quando se trata de sabor e conteúdo nutricional (para uma lição passo a passo de como criar brotos de brócolis, acesse DrPerlmutter.com). Embora você possa comprar suplementos de sulforafano, o jeito ideal de colocá-lo ativo no corpo é mastigar brotos de brócolis. Basta acrescentar um punhado à salada, ao molho ou ao shake de frutas, ou usá-los como guarnição da sopa. Mostrarei como trabalhar com essas versáteis joias em minhas receitas, apresentadas no capítulo 11.

Durante décadas, pessoas predispostas à gota recorriam à cereja azeda, também conhecida como ginja ou amarena, e ao suco de cereja azeda para evitar ataques. As evidências eram empíricas, mas hoje, graças a descobertas recentes de pesquisas, sabemos que apenas meia xícara de cerejas por dia pode reduzir em 35% o risco de crises em pessoas que sofrem de gota.[13] Claramente, há alguma coisa aí, e temos enfim uma pista de como as cerejas, apesar de relativamente ricas em frutose, em comparação com outras frutas, exercem seus efeitos sobre a queda do ácido úrico. O segredo é que contêm altos níveis de dois tipos de flavonoides que atuam como drogas redutoras desse ácido: as antocianinas e a quercetina.[14] Elas também são compostos altamente anti-inflamatórios, que combatem o estresse oxidativo. Embora certas variedades de cereja azeda, como a Montmorency e a Balaton, contenham mais antocianinas do que as cerejas doces, como a Bing, novos estudos mostram que estas últimas podem aumentar a eliminação do ácido úrico de forma bastante significativa. Também se demonstrou que elas provocam uma redução significativa do ácido úrico na corrente sanguínea após o consumo. Um bônus: parecem reduzir a proteína C-reativa.

Embora muita gente prefira tomar suco de cereja azeda industrializado, recomendo evitá-lo, porque muitas vezes ele contém açúcar adicionado e absolutamente nenhuma fibra. Claro que dá para procurar suco de cereja azeda com zero açúcar, mas eu prefiro que você fique com a cereja azeda in natura ou com as cerejas Bing, ou tente um extrato de cereja em forma de suplemento (comprimidos). É o ideal para quem não gosta do sabor das cerejas. Entre outras frutas e vegetais com propriedades redutoras do ácido úrico, por conterem compostos que inibem a xantina oxidase, estão romã, mirtilo, pimentão verde, aipo, cebola-roxa e nozes. A propósito, muitas ervas e especiarias também contêm compostos que eliminam o ácido úrico — em especial cardamomo, cravo, tomilho, hortelã-pimenta, alecrim e orégano.

REMÉDIOS DO SUPERMERCADO PARA A DIETA LUV

Romã

Mirtilo

Cereja (azeda e Bing)

Brócolis e brotos de brócolis

Cebola-roxa

Nozes

Pimentão verde

Aipo

Na seção de ervas e especiarias: cardamomo, extrato de cravo, tomilho, hortelã-pimenta, alecrim e orégano

Na seção de bebidas: café e chá verde

NOTA SOBRE LATICÍNIOS E OVOS

O leite de vaca integral e o creme de leite podem ser usados nas receitas ou no café e no chá (evite o leite desnatado, pela falta de gordura que compense o teor de açúcar). Caso opte por alternativas, como leite de aveia ou de amêndoa, fique atento aos produtos com adição de açúcar e escolha variedades sem açúcar. OK para ovos e iogurte integral sem açúcar. Escolha iogurte rico em probióticos, que contenha muitas culturas vivas e ativas. Ovos inteiros, com gema e tudo, são uma excelente fonte de proteína e gordura de alta qualidade, pobres em purinas, e possuem muitos nutrientes extras que fazem deles uma mina de ouro nutricional. Na verdade, contêm todos os aminoácidos essenciais de que necessitamos para sobreviver, e estão repletos de vitaminas, sais minerais e antioxidantes. Saladas de ovos, ovos cozidos, fritadas com legumes... Os ovos estão entre os alimentos mais versáteis, satisfatórios e quase perfeitos que existem. O ideal é optar por ovos orgânicos de galinhas caipiras.

NOTA SOBRE LANCHES PARA A DIETA LUV

É bom evitar fazer boquinhas entre as refeições. Por conta do alto fator de saciedade das refeições que recomendo, provavelmente você não vai ser pego numa caça voraz de comida entre uma refeição e outra. Mas, caso precise fazer um lanche, incluí algumas receitas deliciosas (a partir da p. 276), que não vão detonar seu metabolismo, entre eles shake de frutas com ingredientes para reduzir a acidez. Abaixo, algumas outras ideias.

- Um punhado de castanhas e afins cruas (com exceção do amendoim, que é leguminosa, e não uma noz). Ou opte por uma mistura de castanhas e azeitonas, entre elas nozes, que reduzem o ácido úrico.

- Vegetais crus picados (por exemplo, pimentão, brócolis, pepino, brotos de feijão-verde ou rabanete) mergulhados em homus, guacamole, queijo de cabra, tapenade ou manteiga de nozes. Ou experimente *Kimchi* de couve-de-bruxelas (p. 279) ou Maionese de *crudités* com castanha-de-caju e pimenta sriracha (p. 278).

- Meio abacate regado com azeite.

- Dois ovos cozidos de galinhas caipiras, normais ou fermentados (experimente Ovos cozidos fermentados com cúrcuma, p. 276).

- Uma fatia ou porção de frutas in natura (por exemplo, cerejas, toranja, laranja, maçã, frutas vermelhas, melão, pera, uva, kiwi, ameixa, pêssego ou nectarina).

- Uma porção de iogurte grego integral coberto com frutas frescas e nozes picadas (ou experimente Iogurte com canela e cúrcuma, p. 277).

BEBIDAS PARA A DIETA LUV

Todo elogio que eu fizer ao café será insuficiente. Sim, falo em causa própria, porque o café me dá muito prazer. Décadas de pesquisas confirmam agora que uma ou duas xícaras de café por dia podem manter o médico longe. Quando os *Annals of Internal Medicine* divulgaram notícias sobre dois grandes estudos longitudinais concluídos em 2017, um dos quais envolvendo dez países europeus e mais de meio milhão de pessoas acompanhadas durante mais de dezesseis anos, os resultados foram convincentes. Os participantes que beberam mais café apresentaram menor risco de morrer — de qualquer causa. O risco dos homens foi reduzido em 12% e o das mulheres, em 7%.[15] E o "maior consumo de café esteve associado a menores riscos de morte e, em particular, de mortalidade por doenças digestivas e circulatórias". De forma significativa, nas mulheres, altos níveis de consumo de café se correlacionaram com níveis reduzidos de hemoglobina glicada, bem como níveis reduzidos de proteína C-reativa.

No segundo estudo, coordenado pela Universidade do Sul da Califórnia, para analisar os poderes do café em um grupo etnicamente diverso, de pessoas com idades entre 45 e 75 anos, durante um período de quase vinte anos, os resultados confirmaram as descobertas: o consumo maior de café mostrou-se associado a menor risco de morte — principalmente por vários tipos de câncer.[16] Ambos os estudos mostram que o café pode ser protetor, mas aqui está a parte interessante: quem leva o crédito não é a cafeína. Os polifenóis e outros compostos bioativos do café têm propriedades antioxidantes, e a bem documentada associação do café com a redução da resistência à insulina, das inflamações e dos biomarcadores da função hepática pode ser atribuída a esses compostos, sem relação com a cafeína. Além disso, o café contém xantinas, substâncias químicas que podem inibir a xantina oxidase, que, como você deve se lembrar, é a enzima exigida para a produção de ácido úrico.

E em uma terceira grande pesquisa, usando dados coletados de 14758 participantes nos Estados Unidos, inscritos na terceira Pesquisa Nacional de Exame da Saúde e Nutrição, pesquisadores das universidades da Colúmbia Britânica e de Harvard encontraram uma relação inversa entre o consumo de café — com ou sem cafeína — e os níveis de ácido úrico: o ácido úrico caiu com o aumento da ingestão de café.[17] As conclusões descartaram outros fatores que poderiam ter distorcido os resultados, entre eles o peso dos participantes, o consumo de álcool e o uso de diuréticos. Eles não enxergaram relação entre o consumo de chá e o ácido úrico. Portanto, se você não gosta de beber café por causa do teor de cafeína, o descafeinado pode ser igualmente benéfico para eliminar o ácido.

No capítulo 5 citei uma meta-análise abrangendo dezenove estudos, que revelou níveis aumentados de ácido úrico entre mulheres que bebiam café, mas isso não se traduziu em nenhum efeito negativo nem aumentou o risco de gota. Os autores apontaram de imediato a necessidade de futuros ensaios clínicos randomizados para entender as diferenças potenciais entre homens e mulheres em termos de risco de hiperuricemia e gota em relação ao consumo de café. O risco ligeiramente aumentado observado entre as mulheres que bebem café pode muito bem ter sido um "artefato" — um achado sem relevância, resultante da maneira como os autores fizeram seus cálculos (usando vários estudos, cada um conduzido de maneira diferente). O que se sabe é que um corpo robusto de evidências, além dessa pesquisa específica, tem validado seguidamente uma forte associação entre o consumo de café e um risco reduzido de hiperuricemia (e gota) entre homens e mulheres.

Sou um grande defensor do café para todos os adultos e acredito que os benefícios superam em muito os riscos, a menos, claro, que você tenha reações adversas ou alergias à bebida — raras, mas que afetam algumas pessoas. Você pode tomá-lo descafeinado e ainda colher os benefícios da queda do ácido. A maioria dos americanos toma duas xícaras de café por dia, e eu dou todo apoio. O único cuidado que se deve ter, no entanto, é garantir que o consumo de cafeína não afete a qualidade do sono. Uma boa ideia é mudar para café descafeinado ou chá sem cafeína à tarde. Um bom "horário de corte" é às 14h.

Embora o chá não tenha reduzido o ácido úrico de forma significativa em estudos clínicos, sabemos que ele contém outros compostos que podem contribuir para a fisiologia e o metabolismo saudáveis. O chá verde ganha pontos extras. A razão pela qual o polifenol "campeão" do chá verde — o EGCG (epigalocatequina-3-galato) — é tão eficaz em conferir ao chá suas propriedades antioxidantes e anti-inflamatórias é que ele aciona a importante via biológica Nrf2.[18] Outro chá a manter em sua lista é o kombucha. Trata-se de um tipo de chá preto ou verde fermentado que contém probióticos naturais. Efervescente e servido gelado, em geral, ele é usado há séculos para dar energia e pode até ajudar a perder peso, além de contribuir para a saúde do microbioma intestinal, o que, por sua vez, ajuda a manter o ácido úrico sob controle.

Para cada bebida cafeinada que você consome, tome uma quantidade extra de 350 a 500 mililitros de água, para compensar o efeito desidratante. Gosto de ter um garrafão de água por perto o dia inteiro. Pode parecer muito, mas tente beber um litro de água pura diária para cada trinta quilos de peso corporal. Por exemplo, se você pesa 75 quilos, isso significa beber cerca de 2,5 litros — a famosa regra dos "oito copos por dia". Mas tenha em mente que você ingere muita água dos alimentos que comerá ao seguir o meu programa. Portanto, não é preciso seguir a ferro e fogo essa regra. Se a urina estiver clara e transparente, e não amarelo-escuro, você está bebendo o suficiente.

Para aumentar a diversão, incluí algumas receitas de bebidas que você pode preparar em casa (a partir da p. 280). Eu proponho um ótimo Café frio de amêndoa de cacau, que você pode preparar em uma manhã de domingo, e um "Mocktail" de cereja azeda, que você pode bater no final do dia. Se você é daqueles que tem um longo caso de amor com refrigerantes e bebidas açucaradas, tente cortá-los totalmente e substituí-los pela Limonada de hortelã e framboesa.

O BEM QUE A ÁGUA FAZ

A antiga lenda segundo a qual oito copos de água diários ajudam a emagrecer é uma meia-verdade. Ocorre que a água ajuda a contrabalançar alguns dos efeitos negativos do açúcar, sobretudo da frutose. Embora minha esperança seja que você nunca mais consuma frutose processada, é bom saber que a água pode ajudar a compensar os efeitos adversos da frutose. Ela também compensa os efeitos do excesso de sódio. Meu cardápio foi criado para ser pobre em sódio, mas, quando você resolver preparar suas próprias receitas ou receitas diferentes das minhas em um restaurante, é provável que encontre mais sódio. Lembre-se de que o problema das dietas ricas em sal não é apenas a pressão arterial — elas também estão associadas a obesidade, resistência à insulina, desenvolvimento de diabetes e, claro, alta do ácido úrico. Mesmo que você evite a frutose, a forte ingestão de sal pode levar seu corpo a produzi-la, estimulando a geração de ácido úrico. É nessa hora que a quantidade certa de água para contrabalançar esses efeitos se torna decisiva.

Quanto ao álcool, minhas regras são bem simples: limite o consumo de vinho a uma taça por dia, se assim desejar — de preferência tinto, porque contém mais polifenóis do que o branco —, e evite ou limite fortemente a cerveja, repleta de purina. Alguns estudos mostram que uma cerveja por dia está associada a um aumento de 50% no risco de gota e ao aumento de ácido úrico na ordem de quase meio miligrama por decilitro (0,4 mg/dL).[19] Se a cerveja for sua bebida alcoólica favorita, procure variedades sem purinas. Elas começaram a fazer sucesso no mercado em 2014, e agora há muitas disponíveis com pouco ou nenhum teor de purina. Elas se juntam ao crescente mercado de cervejas alternativas com pouco ou nenhum álcool. Quanto a destilados como vodca e uísque, eles contêm substancialmente menos purina, mas podem aumentar o ácido úrico. Portanto, tenha cuidado com essas bebidas. Faça exames de ácido úrico para ver como seu corpo reage.

Uma boa ideia é fazer um diário alimentar durante todo o programa, além de registrar os valores de ácido úrico e glicemia (caso sua opção seja testar). Tome nota daquilo de que gosta e de que não gosta, para personalizar suas opções à medida que progride, seguindo as diretrizes principais. Também aconselho evitar comer fora durante as três semanas, para que você possa se concentrar no cumprimento do protocolo alimentar. Isso irá prepará-lo para o dia em que for comer fora e tiver que tomar as decisões certas sobre o que pedir (para mais informações, veja p. 234). As três primeiras semanas também vão reduzir sua ânsia alimentar. Por isso, você sentirá menos tentação ao ver um cardápio cheio de ingredientes que podem sabotar seu metabolismo. É praticamente impossível ir a um restaurante, ou mesmo a um bufê de saladas sem deparar com açúcar adicionado e frutose refinada ocultos.

UMA AMOSTRA DE PLANO DE REFEIÇÕES LUV DE SETE DIAS

Durante a Semana 1, concentre-se em dominar seus novos hábitos alimentares. Você pode usar minhas receitas e seguir meu exemplo de plano de refeições de sete dias ou se aventurar por conta própria na cozinha, desde que siga as diretrizes. Incluí no programa refeições fáceis e sem receita para café da manhã, almoço, jantar, sobremesa, lanches e bebidas, para que você possa optar. Cada refeição deve conter uma fonte de gordura saudável e proteína com baixo teor de purina, e pelo menos uma compensação que reduza o ácido (por exemplo, vegetais ricos em quercetina ou um punhado de cerejas azedas). Lembre-se de que você pode usar manteiga, azeite de oliva extravirgem orgânico ou óleo de coco ao fritar alimentos. Evite óleos processados e sprays de cozinha, a menos que o spray seja de azeite de oliva orgânico.

Caso queira porções maiores, duplique ou triplique qualquer receita. Algumas receitas são mais demoradas do que outras, então planeje com antecedência e sinta-se à vontade para trocar uma por outra se estiver com pouco tempo. Para ter ainda mais ideias, acesse

DrPerlmutter.com para uma galeria de receitas e muitos recursos adicionais. Por fim, tente pular o café da manhã alguns dias por semana, o que irá melhorar sua reforma metabólica. Fiz essa sugestão para dois dos dias a seguir.

SEGUNDA-FEIRA

- Café da manhã: Pudim de coco (p. 244) com um ou dois ovos cozidos ou duros

- Almoço: Salada de frango com pesto de brotos de brócolis (p. 253)

- Jantar: 100 g de frango orgânico assado ou pescado selvagem com acompanhamento de verduras e legumes salteados na manteiga e alho

- Sobremesa: ½ xícara de frutas vermelhas cobertas com um fio de creme sem açúcar ou mel

TERÇA-FEIRA

- Café da manhã: Pule!

- Almoço: Salada verde mista com folhas de dente-de-leão, legumes crus cortados e dois ovos cozidos, temperados com Vinagrete de cereja azeda (p. 263)

- Jantar: Linguado assado com harissa e abobrinha assada, tomate, pimentão e cebola-roxa salteados (p. 267) com acompanhamento de salada verde temperada com azeite extravirgem ou outro molho da Dieta LUV

- Sobremesa: Dois a três quadradinhos de chocolate amargo

QUARTA-FEIRA

- Café da manhã: Ovo caipira cozido à grega (p. 251) e uma fatia de Pão de amêndoas e cerejas (p. 249)

- Almoço: Salada de grão-de-bico e zaatar com molho de limão, semente de brócolis e tahine (p. 259) com 100 a 150 g de peru assado, frango ou peixe selvagem

- Jantar: Lombinho de porco assado com tomilho (p. 262) com ½ xícara de arroz selvagem e legumes no vapor à vontade

- Sobremesa: Uma maçã, fatiada e coberta com canela ou cardamomo

QUINTA-FEIRA

- Café da manhã: Iogurte com geleia de cenoura e gengibre (p. 245)

- Almoço: Tacos de alface e jaca (p. 260) com 100 a 150 g de peru assado, frango ou peixe selvagem

- Jantar: Salada arco-íris de macarrão com legumes (p. 271) com acompanhamento de verduras e legumes salteados em manteiga e alho

- Sobremesa: Dois a três quadradinhos de chocolate amargo

SEXTA-FEIRA

- Café da manhã: Pule!

- Almoço: Abóbora assada com pesto de brotos de brócolis (p. 272) e um acompanhamento de 100 a 150 g de bife grelhado de carne de boi alimentado a pasto

- Jantar: Linguado grelhado com tomate e palmito (p. 266) com ½ xícara de arroz integral ou selvagem e brócolis cozido no vapor ou assado à vontade

- Sobremesa: ½ xícara de frutas vermelhas cobertas com mel ou um fio de creme sem açúcar

SÁBADO

- Café da manhã: Panquecas LUV (p. 248)

- Almoço: Hambúrgueres de peru com alho-poró e hortelã (p. 254) e uma salada de folhas verdes e vegetais crus picados, temperados com Vinagrete de cereja azeda (p. 263)

- Jantar: Carne de shawarma ensopada na panela de pressão (p. 264)

- Sobremesa: ¾ de xícara de pêssego fatiado ou nectarinas mergulhadas em três quadradinhos de chocolate amargo derretido

DOMINGO

- Café da manhã: Fritada de broto de brócolis, pimenta-verde e cebola--roxa (p. 250)

- Almoço: Couve-flor assada inteira com molho verde de tahine (p. 258) com acompanhamento de salada de legumes assados mistos

- Jantar: Bacalhau assado com brócolis (p. 270) e ½ xícara de arroz selvagem ou integral

- Sobremesa: Dois quadradinhos de chocolate amargo mergulhados em uma colher de sopa de pasta de amêndoas

Cumprir os princípios dietéticos luv é mais fácil do que você imagina. E depois de aprender a fazer substituições em alguns de seus pratos favoritos, poderá preparar suas próprias receitas e voltar aos livros de receitas clássicos. As receitas luv lhe darão uma ideia geral de como aplicar as diretrizes praticamente a qualquer refeição e vão ajudá-lo a dominar a arte da culinária sem ácido úrico.

Embora eu o incentive a seguir meu plano de refeições de sete dias para não ter que pensar no que comer durante a primeira semana do programa, você pode criar seu próprio protocolo escolhendo as receitas que mais lhe agradam. A maioria dos ingredientes é facílima de achar. Lembre-se de optar, sempre que possível, pelo que for orgânico, natural e alimentado a pasto. Ao escolher o azeite de oliva ou o óleo de coco, opte pelas variedades extravirgens. Embora todos os ingredientes listados nas receitas tenham sido escolhidos para terem zero glúten e zero açúcar, sempre confira os rótulos para se certificar, sobretudo se estiver comprando um alimento processado industrialmente (por exemplo, maionese e mostarda). Não podemos controlar o que é posto em um produto, mas podemos controlar o que é posto no nosso prato.

Tenha paciência consigo mesmo enquanto se acostuma com esse código alimentar, que vai dialogar direta e suavemente com seu genoma — e seu metabolismo. A primeira semana é o ponto de partida, mas talvez você demore algumas semanas para romper velhos hábitos alimentares e aprender a fazer substituições inteligentes. Se, por exemplo, você é viciado em bebidas açucaradas, basta mudar para bebidas que atendam ao protocolo LUV e fazer disso seu objetivo principal na primeira semana. Faça o que for necessário para a transição. Se você der esse passo, uma refeição de cada vez, mais cedo ou mais tarde chegará ao destino: um corpo mais saudável com ótimo controle de ácido úrico.

9. Semana 2: Parceiros do LUV
Sono, exercício, natureza e intervalo alimentar

> *Todo mundo deveria ser seu próprio médico. É preciso ajudar,*
> *e não forçar a natureza. Coma com moderação... Só é bom para o corpo*
> *aquilo que se consegue digerir. Que remédio garante a digestão?*
> *O exercício. Qual vai recompor nossas forças? O sono.*
> Voltaire

Quando Marcus, ainda aos 58 anos, foi diagnosticado com uma ligeira deficiência cognitiva, ele levou o diagnóstico a sério e prometeu lutar antes que aquilo evoluísse para algo mais sério. Foram a esposa e os filhos adolescentes que começaram a notar esquecimentos pouco comuns, confusões que habitualmente não faria, ansiedade e mudanças de humor e do comportamento em geral. Eles o incentivaram a procurar ajuda. Embora não tivesse histórico familiar de declínio cognitivo prematuro ou Alzheimer, sua neurologista o aconselhou a esforçar-se para melhorar seus hábitos cotidianos na tentativa de evitar um declínio ainda maior, sem falar em um diagnóstico mais grave, como demência. A neurologista o alertou que muitos de seus pacientes não tinham histórico de problemas neurológicos mas desenvolveram problemas cognitivos por razões provavelmente advindas de fatores ambientais e não genéticos. Por acaso, era uma médica bem versada na relação entre o ácido úrico e o risco de neurodegeneração. Testes de laboratório mostraram que, de fato, o ácido úrico estava mais para alto, e, embora Marcus não fosse obeso, ele podia ser classificado entre as pessoas com sobrepeso com síndrome metabólica.

Marcus se considerava alguém ativo, que adorava passear ocasionalmente de bicicleta nos fins de semana, mas sabia que seus dias de bebedor de cerveja haviam acabado e que era hora de se concentrar na melhora da dieta, em mais atividade durante a semana e na solução do problema crônico de insônia, surgido quando ele completara cinquenta anos. Oito anos de sono ruim estavam cobrando seu preço. Quando ele pediu à neurologista que recomendasse um livro que pudesse ler para se instruir, ela mencionou *A dieta da mente*, e isso o ajudou a tomar o caminho certo. Marcus mudou de estilo, de hábitos alimentares — e de vida.

Não conheço Marcus nem nunca participei de seu tratamento, mas a transformação foi tão profunda que ele compartilhou sua experiência comigo no meu site. Poucas semanas depois de aumentar sua rotina de exercícios e cortar carboidratos, açúcar e trigo (e a tão amada cerveja, que aumenta o ácido úrico), tudo nele melhorou — inclusive as faculdades mentais. Até a insônia crônica diminuiu, sobretudo depois que perdeu peso e curou a apneia que antes lhe interrompia o sono.

É extraordinário pensar que podemos inibir — ou, ouso até sugerir, reverter — o declínio cognitivo apenas com simples dicas de estilo de vida. A chave, no entanto, é corrigir o caos do ácido úrico o mais rápido possível, de preferência muito antes que quaisquer sintomas apareçam. E as pesquisas atuais revelam uma associação clara e direta entre o ácido úrico elevado — um parâmetro do metabolismo — e o risco de déficits cognitivos. Como você leu no capítulo 4, o ácido úrico cronicamente alto pode induzir estresse oxidativo e processos inflamatórios no cérebro, danificando o tecido cerebral. O ácido úrico alto agride diretamente o centro de memória, o hipocampo, e vários dos estudos que citei demonstram seu papel no encolhimento cerebral. Foi essa, provavelmente, a causa dos probleminhas mentais de Marcus em idade tão precoce. Por sorte, ele agiu rápido e conseguiu alterar as coisas antes que uma doença grave se estabelecesse de forma permanente e irreversível.

Colegas meus que diagnosticam o tempo todo problemas cognitivos nos pacientes, desde comprometimento leve até o Alzheimer total, andam testando o ácido úrico como parte de seus protocolos de triagem de última geração. O dr. Dale Bredesen, meu amigo e colega neurologista, obteve resultados notáveis com seus pacientes, fazendo-os reequilibrar os metabolismos com ajustes em fatores de estilo de vida, como os níveis de micronutrientes, os níveis hormonais e a qualidade do sono. Como ele disse aos ouvintes do meu podcast, uma doença como o Alzheimer, da forma como é tratada hoje, não é uma condição, mas várias. São condições estimuladas por vários mecanismos e geralmente se manifestam de várias maneiras e em várias idades. Mas todas são acentuadamente influenciadas por desequilíbrios em fatores metabólicos que podem desencadear o que ele chama de "enxugamento" no cérebro. E entre esses fatores está — você já adivinhou — o nível de ácido úrico que percorre o corpo.

Agora que você está na segunda semana, minha esperança é que o manual de instruções nutricional e o poder medicinal dos alimentos já estejam funcionando no seu corpo. Caso esteja usando um monitor contínuo de glicose, não se esqueça de fazer o maior número possível de registros, de modo a detectar padrões em seus níveis ao longo do dia e em reação ao entorno. Nessa segunda semana, você focará em três outros hábitos que reduzirão o ácido: sono, exercícios e alimentação com restrição temporal. Eles são os seus companheiros de estilo de vida para o LUV. Você pode repetir o plano de cardápio de sete dias da primeira semana para facilitar ou começar a incorporar outras receitas do capítulo 11.

A HIGIENE DO SONO

Não é mais um mistério que o sono de qualidade é vital para a saúde. Como a dra. Casey Means me revelou em uma conversa: "O sono pode ser nosso maior truque metabólico, e perdê-lo é uma das maneiras mais fáceis de sabotar nossa saúde metabólica". O sono afeta todos os sistemas orgânicos e todos os estados mórbidos. E embora saibamos, empiricamente, que não dormir o suficiente é uma ameaça à saúde, só pouco tempo atrás adquirimos uma nova compreensão do *porquê* — e tem a ver com o ácido úrico.

Nos últimos anos, as pesquisas sobre o sono finalmente adentraram a seara do monitoramento dos níveis de ácido úrico entre os pacientes que dormem mal, e você sabe desde o capítulo 5 que os resultados já saíram: o ácido úrico elevado é constantemente documentado em pessoas que dormem mal. Que fique claro, a definição de "sono ruim" varia desde "não dormir o suficiente" e "falta de tempo adequado de um sono profundo e restaurador" até "acordar muito durante a noite" e "dormir demais". A relação entre sono ruim e ácido úrico elevado é tão forte que os pesquisadores do sono vêm considerando-a um *fator de risco independente* para transtornos do sono, como a apneia obstrutiva do sono. E sabemos que é uma via de mão dupla, porque os efeitos negativos da carência de sono sobre o metabolismo e os processos inflamatórios também aumentam diretamente o risco de ácido úrico elevado. Na verdade, o sono está tão ligado ao nosso metabolismo — e vice-versa — que melhorar um é automaticamente turbinar o outro.

O seu sono melhorou durante a Semana 1? Isso pode ter acontecido sem que você tenha feito nada no quesito sono, a não ser os ajustes na dieta. Mas, caso você costume dormir menos de seis horas por noite, pode começar a aumentar esse período para pelo menos sete horas. É o mínimo, se você quiser ter níveis normais e saudáveis dos hormônios flutuantes do corpo que controlam o metabolismo. Se você está se virando, digamos, com cinco ou seis horas, vá aumentando aos poucos, em intervalos de quinze ou trinta minutos, até chegar a sete horas (mais a respeito adiante).

Embora haja alguns raros indivíduos que dormem pouco, ou seja, que conseguem ficar bem com menos de seis horas de sono — alguns, até quatro — sem quaisquer consequências para a saúde, isso não se aplica à grande maioria. Você está se enganando se pensa que pode se safar com um sono parecido com o de Leonardo da Vinci, que, dizem, dormia um total de duas horas por dia na forma de cochilos de vinte minutos aproximadamente a cada quatro horas. Você sabe que precisa de mais do que está acumulando. Não menospreze o valor do sono em sua vida. Ele é um remédio gratuito.

Ao se concentrar no seu sono essa semana, certifique-se de estar fazendo todo o possível para maximizar o sono reparador e de alta qualidade. Pode ser difícil conseguir um sono consistente e de alta qualidade, e haverá dias em que a vida cotidiana simplesmente será um obstáculo para uma noite boa. Não tem problema. Lembre-se, nosso objetivo é a melhoria, não a perfeição. Também pode levar tempo para você se acostumar a uma nova rotina para dormir, caso seus padrões no passado tenham sido erráticos e imprevisíveis. O corpo adora a previsibilidade — é como ele mantém sua *homeostase*, ou equilíbrio. E não há melhor maneira de contribuir para essa homeostase do que otimizar o sono. Não espere ter uma noite de descanso perfeita logo de cara, mas lembre-se de que até uma qualidade um pouco superior fará maravilhas para a saúde e o metabolismo.

Seguem algumas dicas para estabelecer uma boa higiene do sono.

Mantenha hábitos de sono constantes, que correspondam aos seus ritmos. Vá para a cama e levante-se aproximadamente no mesmo horário sete dias por semana, todos os dias do ano — feriados e fins de semana incluídos. Todo mundo tem diferentes necessidades de sono e ritmos circadianos pessoais que são parcialmente programados. É verdade que existem notívagos e madrugadores. E as necessidades de sono mudam com a idade (a maioria dos adolescentes, por exemplo, adora ficar acordado de madrugada e dormir até tarde porque sua fisiologia corresponde a esse padrão). A maioria das pessoas precisa de sete a nove horas de sono. Porém mais de um terço relata dormir menos de sete horas. Como regra geral, tenha por meta deitar-se antes da meia-noite, para garantir quantidade suficiente de sono restaurador, sem movimentos rápidos dos olhos (não REM), que domina a parte inicial da noite. E seja o mais rigoroso possível quanto às horas de vigília. A qualidade do sono melhora ainda mais se você se levantar no mesmo horário, o que quer que aconteça. Isso assegura que seu ritmo circadiano permaneça em sintonia e ajustado às necessidades do corpo.

Envie ao corpo os sinais do sono. Mantenha constante sua rotina de sono e incorpore a ela atividades relaxantes, que avisem ao corpo que é hora de dormir. Entre essas atividades podem estar ler, tomar um banho quente, escrever um diário, ouvir música, tomar chá de ervas, fazer um alongamento, respirar profundamente, fazer meditação ou tudo que o leve a relaxar. Caso a ansiedade aumente à noite e você fique ruminando na cama enquanto tenta pegar no sono, uma boa estratégia para passar o tempo antes de dormir é pegar uma folha de papel, anotar suas preocupações do lado esquerdo e, do lado direito, inventar pelo menos uma ação para lidar com cada uma delas. Mas não leve a preocupação para a cama. Caso os pensamentos preocupantes se intrometam enquanto você estiver deitado, tente imaginá-los flutuando sobre sua cabeça e diga a si mesmo que não são úteis, que vai lidar com eles no dia seguinte.

Somos rigorosos com nossos filhos na hora de dormir quando eles são pequenos, mas muitas vezes nos esquecemos de nossos próprios rituais, depois das distrações da vida adulta e das diversas demandas concomitantes. Rituais na hora de dormir operam maravilhas, nos ajudam a nos sentirmos preparados para o sono. Não surpreende que seja má ideia deixar no quarto aparelhos eletrônicos, que estimulam o cérebro e os olhos. Mas as pessoas ainda violam essa regra, das mais básicas. O ideal é limitar sua exposição à luz azul antes de dormir, minimizando seu tempo diante da tela (ou usando óculos bloqueadores de luz azul, se precisar). A meta é manter seu quarto como um santuário tranquilo e silencioso, livre de luzes brilhantes, de desordem e dos aparelhos estimulantes (TVs, computadores, tablets, celulares e assim por diante). Mantenha a iluminação fraca. Cultive um estado de espírito para o sono. Ao definir o ambiente ideal para dormir, você envia ao corpo os sinais corretos para ter um sono tranquilo.

TERAPIA LUMINOSA: O TIMING É TUDO

Embora o ideal seja evitar luzes brilhantes antes da hora de dormir, sobretudo a luz azul das telas, é bom deixar a luz solar natural (que contém luz azul) brilhar logo de manhã. A luz da manhã redefinirá naturalmente seu relógio biológico, viajando através dos olhos até o núcleo supraquiasmático, uma pequena parte do cérebro que serve como marca-passo central para o ritmo circadiano.

Fique na temperatura ideal e confortável. Quem já tentou dormir bem em um quarto quente e abafado sabe, por experiência própria, que não dá certo. Se possível, ajuste a temperatura do quarto entre 18ºC e 21ºC. Essa é a faixa ideal para o sono, embora possa variar de uma pessoa para outra. Nosso corpo é programado para experimentar uma ligeira queda na temperatura do corpo à noite, favorecendo o sono. A queda de temperatura começa cerca de duas horas antes de ir dormir e coincide com a liberação de melatonina, hormônio indutor do sono. Portanto, diminuir o termostato à noite pode ajudar na regulação da temperatura e das necessidades internas do corpo, contribuindo assim para uma noite gostosa. Pense também no colchão, nos lençóis, travesseiros e na roupa de dormir: o ideal é que maximizem seu conforto, mantendo-o arejado. Não é preciso sair para comprar tudo o que aparece de novidade, mas invista nos melhores produtos para dormir pelos quais você puder pagar. Hoje muitas empresas vendem produtos de alta qualidade e que não irão levá-lo à falência.

Vá aumentando o tempo até chegar a sete horas. Pedir para alguém deixar o hábito de dormir cinco ou seis horas por noite e passar para sete ou oito talvez seja uma instrução irreal. Não vai acontecer da noite para o dia (trocadilho intencional), e tudo bem com isso. Um passinho por vez, um passinho por vez — até mesmo no quesito sono. Eis o que fazer: vá ajustando em aumentos de quinze ou trinta minutos ao longo de vários dias ou semanas. Escolha o lado do ciclo — a hora de dormir ou a de acordar — que deseja ajustar. Para a maioria das pessoas, as horas de vigília são fixas e bem constantes, mas as horas de sono são mais flexíveis. Se for o seu caso, antecipe a hora de ir dormir em quinze minutos por alguns dias, e depois por mais quinze, totalizando trinta minutos em relação à hora de dormir original. Mantenha essa rotina por mais alguns dias até sentir-se pronto para aumentar mais quinze minutos. Continue fazendo isso até atingir um tempo de sono totalmente imutável de sete ou oito horas. Isso pode levar dias ou semanas, mas a meta vale a pena.

Evite a automedicação com soníferos. Um sonífero ocasional não vai matá-lo. Mas o uso crônico pode se tornar um problema. O objetivo é atingir um sono profundo de forma rotineira, sem ajuda extra. Não me refiro aqui a tampões de ouvido ou máscaras para os olhos, que eu aprovo como soníferos; estou falando de medicamentos de venda livre ou com receita médica, que induzem artificialmente o sono — por exemplo, fórmulas "noturnas" que incluem anti-histamínicos sedativos como difenidramina e doxilamina. Ainda que garantam não viciar, eles podem criar dependência psicológica. É melhor regular o sono naturalmente.

Nenhum auxílio para dormir, seja de venda livre ou com receita médica, induz o sono natural. Sedação não é o mesmo que sono. OK, pode ser benéfico, por um curto prazo, tomar um remédio receitado para dormir, sob orientação médica. E o que chamo de suplementos promotores do sono podem ter sua hora e seu lugar, como a melatonina e a raiz de valeriana, derivada de uma erva. Os suplementos de canabidiol (CBD) elaborados para o sono que não contenham o composto psicoativo tetrahidrocanabinol (THC) também desempenham um papel ocasional de apoio ao sono quando empregados de forma correta.[1] Embora os suplementos que ajudam a dormir pertençam à categoria dos auxílios ao sono, sua ação é diferente, porque podem ajudar a induzir o sono natural. Em geral, porém, o mais provável é que as estratégias sem pílulas para melhorar a higiene do sono suplantem todo o resto, a longo prazo.

Vou acrescentar um porém: às vezes, deficiências de certos nutrientes e vitaminas podem agravar os problemas do sono. Embora a melatonina, o hormônio que nos ajuda a adormecer à noite, seja comumente debatida entre os estudiosos do sono, a maioria das pessoas não tem déficit de melatonina. De acordo com meu amigo e colega dr. Michael Breus, psicólogo clínico e um dos poucos médicos certificados em medicina do sono, as deficiências de vitamina D e magnésio podem ser as culpadas pela falta de sono. Você pode tentar adicionar esses suplementos ao seu regime caso o sono continue lhe escapando.

Identifique e lide com substâncias hostis ao sono. Uma série de coisas — de remédios com receita a cafeína, álcool e nicotina — pode atrapalhar seu sono. Tanto a cafeína quanto a nicotina são estimulantes. Quem ainda fuma deve adotar um plano para parar, pois fumar, por si só, aumentará o risco de qualquer coisa. Como recomendei antes, quando se trata de cafeína, tente evitá-la depois das 14h. Isso dará ao corpo tempo para processá-la, para que não afete o sono. A meia-vida da cafeína, ou o tempo que o corpo leva para decompô-la à metade de sua quantidade original e, posteriormente, eliminá-la do sistema, varia muito de pessoa a pessoa. Pode variar entre 1,5 e 9,5 horas, mas a média é de aproximadamente cinco a seis horas (a gravidez, que exige muito do metabolismo, pode aumentar a meia-vida da cafeína em até quinze horas, o que torna as grávidas mais sensíveis a ela!). Caso tenha hipersensibilidade à cafeína e tenha a impressão de metabolizá-la muito lentamente, convém antecipar esse horário-limite para o meio-dia e tomar bebidas com menos cafeína.

Pergunte a seu médico ou farmacêutico sobre as possíveis repercussões dos medicamentos que você toma rotineiramente para o sono. A rigor, sugiro ainda que repasse a lista de medicamentos que podem aumentar o ácido úrico (veja p. 133) e discuta esse tema também. Procure elaborar um plano de ação para se livrar de produtos farmacêuticos que talvez estejam contribuindo para problemas metabólicos. É claro que o ideal é não parar de tomar nenhum medicamento necessário, mas, à medida que você progride neste programa, pode constatar a melhora de vários sintomas e talvez não sinta tanta necessidade de se medicar. Esteja ciente de que muitos medicamentos de venda livre às vezes contêm ingredientes que perturbam o sono. Remédios populares para dor de cabeça, por exemplo, costumam conter cafeína.

O álcool, ao criar um efeito sedativo imediatamente após o consumo, atrapalha o sono durante seu processamento pelo corpo; uma das enzimas necessárias para decompor o álcool tem efeitos estimulantes. O álcool também causa a liberação de adrenalina e interrompe a produção de serotonina, importante substância química do cérebro que dá início ao sono. Evite o álcool a partir de três horas antes de dormir, um bom horário de corte também para as refeições, como na observação a seguir.

Programe a hora certa do jantar. Ninguém gosta de ir para a cama de estômago cheio ou vazio. Encontre o ponto ideal, deixando aproximadamente três horas entre a hora do jantar e a hora de dormir. Cuidado também com alimentos que são difíceis de digerir antes de ir para a cama, como comidas gordurosas, com queijo, alimentos picantes e fritos. Cada um terá sua própria experiência com o horário das refeições. Como regra geral, coma em horários regulares ao longo do dia (o ideal, como você verá em breve, é no interior de um intervalo de oito a doze horas). A alimentação errática perturba seu ritmo circadiano e desequilibra hormônios importantes, entre eles aqueles relacionados ao apetite e à fome. Se você já teve problemas com ânsias e boquinhas noturnas, pode culpar os maus hábitos de sono, que afetam os hormônios relacionados aos sinais de fome.

Caso você sofra de hipoglicemia noturna causadora de insônia (glicemia baixa à noite), experimente um lanche antes de dormir. A hipoglicemia noturna é comum entre pessoas com diabetes e outras condições metabólicas. Se a glicemia cai muito, causa a liberação de hormônios que estimulam o cérebro e mandam você comer. Entre os bons lanches para dormir estão aqueles ricos no aminoácido triptofano, um promotor natural do sono. Os alimentos ricos em triptofano não aumentam o ácido úrico, como queijo cottage, ovos e nozes (sobretudo amêndoas). Mas cuide do tamanho da porção. Um punhado de nozes é perfeito, mas um saquinho inteiro é demais. Lanches na hora de dormir geralmente exigem comer fora do intervalo ideal de alimentação, porém, vez por outra, não há problema algum.

Use a tecnologia. Há um número incrível de dispositivos e produtos chegando ao multibilionário mercado de soníferos. De *smartwatches* e anéis high-tech que podem monitorar a qualidade e a quantidade do sono a aplicativos que oferecem uma ampla seleção de histórias e meditações para a hora de dormir, não faltam suprimentos para melhorar o sono.

Um dispositivo popular que passei a amar é o anel Ōura, criado pelo inventor finlandês Petteri Lahtela, que tive o prazer de entrevistar em meu podcast. Ele explicou como o sono restaurador é importante para a manutenção da saúde e como o anel Ōura ajuda as pessoas a entender de verdade a qualidade do sono e a fazer mudanças para melhorá-lo. Achei esse dispositivo extremamente útil, embora não seja o único produto no mercado para monitorar seu sono. Você pode encontrar outros dispositivos e aplicativos que fornecem informações detalhadas sobre o tempo que você passa toda noite nos sonos leve, profundo e REM. Você vai saber quanto tempo leva para adormecer (latência do sono) e obter uma imagem de 360 graus da qualidade do seu sono. Daí pode usar os dados para ajustar certas coisas no dia seguinte

— hora-limite de cafeína, por exemplo —, preparando-se para outra noite de sono. É uma experiência em tempo real! Você encontrará outras ideias na minha lista on-line em DrPerlmutter.com.

ATIVIDADE PARA CORTAR O ÁCIDO

Intuitivamente, sabemos que o exercício, como o sono, faz bem ao corpo. Mas agora temos uma nova perspectiva interessante para levar em conta, sobre por que o exercício é tão bom para nós: ele nos ajuda a diminuir o ácido úrico e evitar que ele atinja níveis anormais. A vigorosa contribuição dos exercícios para o metabolismo saudável do açúcar (inclusive da glicose e da frutose) — ao reduzir os processos inflamatórios, estimular o equilíbrio hormonal, aumentar a função endotelial nos vasos sanguíneos (pense no óxido nítrico e na sinalização de insulina) e ativar processos antioxidantes e interruptores de queima de gordura, como a via AMPK — é o que define a magia do movimento. Todos esses resultados positivos atuam como uma barreira contra o aumento da produção de ácido úrico. Seguem algumas dicas.

Comece de algum jeito e mexa-se. Tente realizar alguma atividade física aeróbica, se já não realiza, de no mínimo vinte minutos por dia. Use essa semana para adotar uma rotina que lhe agrade e que aumente sua frequência cardíaca em pelo menos 50% da sua linha de base de repouso. Lembre-se, você está criando hábitos para toda a vida, e o ideal é não se sentir esgotado facilmente por exagerar, e acabar desistindo (ou pior, se machucando). Mas também é melhor não se sentir confortável demais, evitando desafiar o corpo de maneira que melhore a saúde e aumente a longevidade.

Como já aconselhei no passado, o treino abrangente ideal deve incluir uma mistura de cardio, treinamento de força e alongamento. Mas, caso você esteja começando do zero, comece devagar, pelo cardio (ou aeróbico), e depois adicione treinamentos de força e alongamento com o passar do tempo. O treinamento de força pode ser feito com aparelhos clássicos de academia, halteres ou seu próprio peso corporal em aulas específicas para isso. São atividades que costumam envolver muito alongamento também, mas você não precisa de uma aula formal para manter a flexibilidade. Pode realizar muitos exercícios de alongamento por conta própria — não é necessário qualquer guia.

Lembre-se, além de todos os benefícios cardiovasculares e de controle de peso que você obterá com o exercício, os estudos mostram que a pessoa que, além de se alimentar bem, se exercita regularmente, pratica esportes ou apenas caminha em um bom ritmo diariamente controla o ácido úrico, maximiza a saúde metabólica, protege o cérebro do declínio e minimiza os principais fatores de risco para praticamente todas as doenças crônicas preveníveis.

Caso você tenha um estilo de vida sedentário, simplesmente faça uma caminhada de vinte minutos diária e adicione mais alguns minutos à medida que se adapta à sua rotina. Seja realista em relação ao ponto de partida: se não se exercita há muito tempo, não deve sair correndo e tentar fazer quinze quilômetros. O objetivo é o movimento sustentável!

Remova as barreiras ao exercício regular. Planeje como e quando você vai se exercitar. Não *encontre* tempo; *crie* tempo. Para isso, deixe roupas e sapatos de ginástica prontos na noite anterior, independentemente do horário que escolher para se exercitar. E priorize o fator diversão: fazer no piloto automático será muito menos eficaz a longo prazo do que encontrar atividades que o animem e energizem. Mude sua rotina se não estiver dando certo. Sempre dá para adicionar intensidade aos treinos, aumentando a velocidade e/ou duração. Se for um trilheiro inveterado, por exemplo, tente vencer mais subidas ou carregue halteres de dois ou três quilos nas mãos e faça alguns levantamentos enquanto caminha. Achei o Apple Watch útil para estabelecer e atingir metas de resistência, distância, frequência cardíaca e assim por diante.

Aumente. Aqueles que já mantêm um regime de condicionamento físico podem tentar aumentar os treinos para um mínimo de meia hora por dia, pelo menos cinco dias por semana, com o objetivo de chegar a uma hora diária. Essa também pode ser a semana para tentar algo diferente, como participar de uma aula coletiva de ginástica ou tirar o pó daquela velha bicicleta na garagem. Hoje há oportunidades de exercício em toda parte, então não há desculpa. A pandemia forçou muitos de nós a abandonar a academia e encontrar um jeito de se mexer dentro dos limites de casa. E conheço muitos ratos de academia fiéis, antes da pandemia, que ficaram ainda mais magros e em forma depois de criar algumas séries em casa. A pandemia provocou uma explosão de programas on-line. Você pode acompanhar vídeos e aulas de ginástica no conforto da própria casa. Aulas sob demanda e transmitidas ao vivo ganharam enorme popularidade, mesmo entre quem não possui nenhum equipamento. Você pode concluir uma sessão de malhação bem-sucedida sem equipamento algum além de uma garrafa de água, uma toalha, um espaço amplo para se mexer e uma tela em que possa seguir uma série de movimentos com um instrutor, ao vivo ou pré-gravado. Faça aquilo que agrade a você, a seu corpo e a seus interesses.

Não subestime o poder do grupo. Praticar atividade física com outras pessoas ajuda a mantê-lo motivado e em movimento. Tente incluir um amigo ou amiga em sua rotina de exercícios um dia por semana. Pense na ideia de entrar para um grupo de corrida ou caminhada. Pergunte a um(a) colega de trabalho se teria interesse em dar um passeio na hora do almoço.

Misture tudo. Depois de decidir suas rotinas preferidas, você pode programar as rotinas diárias com base em vários tipos de exercícios. Por exemplo, às segundas, quartas e sextas-feiras, uma aula de cardio on-line ou na academia; às terças e quintas-feiras, uma aula de ioga na sala de estar. No sábado, você pode fazer uma caminhada com os amigos ou nadar na piscina, e tirar o domingo de folga para descansar. Recomendo pegar um calendário e marcar as atividades físicas: tome nota do que você vai fazer e quando. Quando não agendamos formalmente, é improvável que aconteça. Assuma o compromisso de chegar a um ponto em que você se mexa pelo menos uma hora por dia.

Reserve espaço nos dias sem movimento. Se você tiver um dia em que não há absolutamente tempo algum para se dedicar a um intervalo contínuo de exercícios formais, o que provavelmente acontecerá, pense nas maneiras de inserir alguns minutos de atividade física. Todas as pesquisas indicam que, com três sessões de dez minutos de exercícios, você pode obter os mesmos benefícios para a saúde que um treino só de meia hora. Portanto, se em algum dia você tiver pouco tempo, basta subdividir sua rotina em pedacinhos. E pense em maneiras de combinar os exercícios com outras tarefas: por exemplo, faça ligações de trabalho enquanto caminha ao ar livre ou assista ao programa favorito enquanto completa uma série de exercícios de alongamento ou movimentos de ioga. Caso possua uma bicicleta, mas nunca encontre tempo para andar nela, invista em um rolo de treino, prenda a roda traseira nele e você terá uma ergométrica, e pode pedalar enquanto realiza diversas tarefas no smartphone.

Se possível, limite os minutos que passa sentado. Caso seu trabalho seja relativamente sedentário, levante-se e caminhe pelo menos dois minutos a cada hora; não fique sentado por horas a fio. Lembre-se, meros dois minutos de movimento por hora podem reduzir drasticamente o risco de morte prematura. Quanto mais você se mexe ao longo do dia, mais seu corpo tem a ganhar.

Como eu disse na Parte I, as pesquisas mostram que os exercícios de alta intensidade estão associados a altos níveis de ácido úrico, pelo menos na fase aguda. Isso é esperado, porque o exercício de alta intensidade aumentará a degradação muscular, o que leva a uma elevação das purinas e, por fim, do ácido úrico. No entanto, os benefícios que o exercício confere ao metabolismo, sem falar no controle de peso, tornam os exercícios, a longo prazo, um verdadeiro contraponto ao ácido úrico elevado. E para a esmagadora maioria das pessoas os exercícios nunca serão exagerados a ponto de prejudicar o corpo com o ácido úrico cronicamente elevado. Caso você goste de exercícios intensos, certifique-se de equilibrar seus treinos com dias de descanso e períodos de recuperação suficientes entre uma e outra sessão de alta intensidade.

CUIDE DE SUA NATUREZA

É da natureza humana desfrutar do ar livre. Shakespeare tinha razão: "Um toque da natureza faz do mundo inteiro seu parente". A ciência há muito tempo documenta os efeitos da natureza sobre a fisiologia, a ajuda que nos dá para regular nossas emoções e combater o estresse; o fato de reduzir fisicamente os processos inflamatórios e a pressão arterial; a contribuição para a função imunológica, por meio de uma série de mecanismos, um dos quais vindo simplesmente do aumento da produção de vitamina D que ocorre quando o sol atinge nossa pele. Uma das formas como a natureza exerce tanta influência sobre nossos níveis de estresse é acionando o sistema nervoso parassimpático, que promove relaxamento, amortecendo o sistema nervoso simpático, que promove estresse, e gerando um estado de espírito positivo. Estudos mostram que estar na natureza reduz os níveis de cortisol, nos ajudando a ficar mentalmente mais equilibrados. Também ajuda a nos deixar mais focados, termos mais empatia e ficarmos menos impulsivos. Entre outros benefícios comprovados de uma imersão na natureza estão um sono melhor e uma redução da glicemia — dois aspectos-chave do objetivo geral de eliminar o ácido úrico. Os estudos que relacionam diretamente a terapia natural à redução do ácido úrico ainda não foram concluídos: atualmente estão em andamento ensaios clínicos com pacientes com síndrome metabólica e fatores de risco cardiovascular, cujos níveis de ácido úrico são monitorados como um parâmetro importante.

No Japão existe até um nome para a prática de passar um tempo na natureza para se beneficiar de seus efeitos curativos: *Shinrin-yoku*, que pode ser traduzido como "absorver a atmosfera da floresta" ou "banho de floresta". Escrevi longamente sobre isso em *A limpeza da mente*, citando uma rica biblioteca de dados científicos comprovando o poder da Mãe Natureza sobre nossa saúde. Planeje passar mais tempo na natureza e tente assumir o compromisso de uma caminhada de meia hora no mato — ou algum tipo de ambiente natural — pelo menos uma vez por semana. A Mãe Natureza é um dos nossos companheiros gratuitos mais acessíveis para ter uma saúde melhor.

Obviamente, nem todos moramos perto do mato, mas dá para encontrar muitos substitutos onde quer que você esteja: parques próximos, regiões montanhosas, praias ou lagos, seu quintal. Não se preocupe muito em atingir um objetivo específico enquanto mergulha na natureza. Em vez disso, tente simplesmente absorver os sons, visões e odores das coisas vivas a seu redor, usando todos os sentidos. Fique descalço, se puder, em alguma parte da experiência! Também dá para combinar o tempo ao ar livre com outras atividades redutoras do ácido, como exercícios. Se você passear pelo bairro logo pela manhã, por exemplo, essa exposição à luz matinal vai realinhar seu ritmo circadiano.

PRATIQUE A ALIMENTAÇÃO COM RESTRIÇÃO TEMPORAL

Como eu disse no capítulo 6, as pesquisas sobre alimentação com restrição temporal (TRE) e sobre o metabolismo indicam que limitar as refeições a um intervalo de doze horas pode melhorar a sensibilidade à insulina, a pressão arterial e a função imunológica. Também pode ajudar a diminuir os processos inflamatórios e contribuir para um ritmo circadiano saudável do corpo. Os efeitos vão ajudá-lo a manter níveis saudáveis de ácido úrico. A seguir, três opções de TRE para você escolher. Caso nunca tenha jejuado antes, siga a rota do principiante e vá progredindo até a versão avançada, na terceira semana.

- **Principiante.** Faça todas as suas refeições num intervalo de doze horas — digamos, entre 8h e 20h — e não coma fora desse horário.

- **Intermediário.** Tente adiar o café da manhã para o meio da manhã (por exemplo, 10h) e depois parar de comer às 20h. Lembre-se: cada hora após a marca de doze horas de jejum o aproxima de uma saúde metabólica melhor.

- **Avançado.** Pule o café da manhã e faça a primeira refeição do dia ao meio-dia. Depois, faça sua última refeição às 20h. Isso também é conhecido como "protocolo 16/8".

- **Radical.** Tente um jejum de 24 ou 48 horas. No entanto, não recomendo chegar ao nível de 48 horas enquanto não tiver ajustado seu metabolismo no programa LUV e adotado novas medidas básicas de saúde metabólica.

Fora do intervalo de alimentação, você pode tomar água e, se atrasar ou pular o café da manhã, tomar café e chá, mas não adicione calorias sob a forma de leite ou creme. Fora do intervalo, ingira líquidos totalmente livres de calorias.

Dentro de sua janela de TRE, sinta-se à vontade para misturar e fazer combinações. Você pode manter uma divisão de 12/12 às segundas, quartas, sextas e domingos, e troque pelo protocolo 16/8 nos outros dias — ou vice-versa. Acostumar-se à TRE é como acostumar-se aos exercícios regulares. Pode ser um desafio no início, mas com o tempo e a prática, à medida que o corpo se adapta a um novo metabolismo, vai ficando mais fácil — até o dia em que você ficará ansioso para marcar o tempo de suas refeições, da mesma forma que marca o tempo de todas as outras coisas mais importantes em sua vida.

10. Semana 3: Uma doce oportunidade
Aprenda o LUV e viva feliz

> *A cura é uma questão de tempo, mas às vezes também é uma questão de oportunidade.*
> Hipócrates

Já disse antes, e vou repetir: o que você escolhe comer e beber é uma das decisões mais importantes que toma todos os dias. Pode até ser *a* decisão mais importante. A comida é uma porta de entrada para o manejo sofisticado do ácido úrico e, por sua vez, para a remodelagem do corpo. É o passaporte para uma vida vibrante de saúde e bem-estar. Agora que você está na terceira semana, acredito que se encontre em uma situação melhor do que apenas algumas semanas atrás. Você optou por comer melhor, se movimentar mais e se concentrar em alcançar um sono reparador. E agora?

Essa é a semana para refinar sua nova rotina e prestar atenção especial aos seus pontos fracos. À medida que progride, pense no que mais poderia fazer para melhorar sua vida e levar sua saúde a um patamar ainda mais alto.

ESTABELEÇA SEU PRÓPRIO RITMO

Qual foi a maior dificuldade das últimas duas semanas? Sentiu falta de fazer as refeições favoritas? Está achando difícil dormir na hora certa? É complicado arranjar tempo para sessões de treino ou caminhadas ao ar livre? Está se sentindo esmagado? Em caso afirmativo, use essa semana para encontrar um ritmo para sua nova rotina. Identifique áreas em sua vida nas quais sofre para seguir o protocolo e veja o que pode fazer para corrigir. Abaixo estão algumas dicas que talvez sejam úteis para sua transformação.

Identifique as falhas e concentre-se nelas. Seja franco consigo mesmo — qual é seu principal ponto fraco? Todos nós temos pelo menos um. Está difícil eliminar o vício em alimentos processados com açúcar e carboidratos? A insônia vem atrapalhando seus melhores esforços? Falta força de vontade para o exercício regular? Anote o que, exatamente, continua sendo difícil e veja o que pode fazer para desarmar essas bombas em sua vida. Não tenha medo delas, mas faça algo a respeito. Estabeleça pelo menos três pontos inegociáveis que você acredita poder cumprir de forma realista — por exemplo, abstinência de refrigerantes e bebidas açucaradas, deixar o smartphone fora do quarto à noite, movimentar-se pelo menos dois minutos por hora e sair para uma imersão na Mãe Natureza pelo menos uma vez por semana, mesmo que seja apenas no quintal de casa ou no parque da região. Tenha responsabilidade.

Coloque por escrito seus objetivos e valores. Escreva uma carta para si mesmo descrevendo seus objetivos imediatos e de longo prazo, juntamente com as razões pelas quais deseja transformar sua vida. Leia-a em voz alta toda manhã e à noite, e afixe-a onde quer que possa vê-la o tempo todo — na mesa de trabalho, por exemplo. Descubra o que mais o motiva e lembre-se constantemente da razão de ter feito esse investimento em seu futuro. Talvez queira acompanhar a atividade dos filhos, cuidar de um problema de saúde grave, perder bastante peso, ter um relacionamento mais íntimo com o parceiro, sentir-se mais enérgico ou repousado, ter mais eficiência e produtividade no trabalho. Quando você escreve suas intenções e as expõe, aumenta a probabilidade de conservar os hábitos que acabarão por ajudá-lo a realizar seus objetivos. Seja específico: por exemplo, "Quero me sentir vibrante o dia todo"; "Quero fazer uma trilha com meus filhos no ano que vem"; "Quero perder trinta quilos"; "Não quero morrer como meus pais morreram". Mantenha em perspectiva o objetivo maior. Isso vai ajudá-lo não apenas a seguir um estilo de vida saudável, mas também a voltar aos trilhos caso escorregue ocasionalmente.

Planeje todas as semanas com o maior detalhamento e precisão possíveis. É espantoso o quanto um planejamento cuidadoso pode nos ajudar a cumprir nossas resoluções e alcançar nossos objetivos. Não planejamos grandes viagens ou férias exóticas no exterior sem mapear tudo, e o mesmo deve acontecer com nossos hábitos do dia a dia. Convém reservar alguns minutos no fim de semana para planejar a semana seguinte e levar em consideração sua agenda, as reuniões e os compromissos. Mapeie suas refeições e lista de compras, anotando quando e onde fará compras. Nos dias em que você precisar comer fora de casa, planeje o que vai comer na rua e tente levar a marmita, para não ser obrigado a recorrer a comida preparada em outro lugar (sobre comer fora, falarei adiante).

Programe a malhação e, se souber antes que não vai dar para fazer uma sessão completa, use a criatividade. Por exemplo, remarque a reunião do almoço para a tarde e use o intervalo do meio-dia para pelo menos dar uma caminhada rápida. Defina suas horas de sono todas as noites e certifique-se de respeitar a mesma hora de dormir; seja caxias em relação a isso. Descubra oportunidades para combinar exercícios e ficar ao ar livre, em contato com a natureza (por exemplo, caminhadas por belas paisagens, trilhas, corridas, passeios de bicicleta). Fique de olho nos dias em que sabe que chegará tarde em casa e não terá energia ou tempo para cozinhar. Tenha um plano de emergência. É útil principalmente quando se tem filhos para alimentar. Lembre-se, essa transformação não é só sua, também diz respeito às pessoas ao seu redor.

No capítulo 8, sugeri fazer um diário alimentar, mas você pode expandi-lo para incluir um calendário e registrar o máximo de detalhes possível. Siga as dicas de atletas profissionais e olímpicos: eles planejam rigorosamente cada minuto de seus dias, desde a hora de acordar até os treinos, as refeições e os compromissos com terceiros, passando pela hora de descansar e pela hora de dormir. É assim que eles conseguem dar o melhor de si. Você também é capaz.

Enfrente o estresse tóxico. Se o que você sente for apenas estresse psicológico, e se já testou suas habilidades habituais para enfrentá-lo, procure um terapeuta que o ajude a criar estratégias mentais que deem certo. Todos nós possuímos um certo nível de estresse, mas às vezes procurar apoio profissional é bom. Nunca foi tão fácil encontrar um terapeuta, já que a pandemia ajudou a promover a telemedicina; não é preciso ir a lugar algum para encontrar ajuda nas 24 horas do dia, sete dias por semana. Há muitos aplicativos (e muitos outros provavelmente por vir) que o conectam de forma segura e privada a profissionais de saúde mental por meio de celular, tablet ou outro dispositivo.

Muito do nosso estresse atual vem da exposição excessiva ao ciclo incessante de notícias negativas. Tente fazer uma "dieta de mídia" e expor-se mais moderadamente ao noticiário. Limite o tempo de tela diário. Tendemos a subestimar o quanto as notícias podem nos deixar literalmente doentes. A mídia a que assistimos e ouvimos diariamente tem impacto sobre o raciocínio, o comportamento, as emoções e mesmo sobre a química do corpo, porque o estresse altera nossos padrões alimentares e de sono, ao mesmo tempo que gera níveis prejudiciais de hormônios do estresse e alimenta ainda mais o medo e a preocupação. Sobretudo faça o possível para evitar o noticiário antes de dormir. Imponha limites, mesmo que isso signifique deixar de seguir nas mídias sociais alguém que publica o tempo todo conteúdo que o incomoda. Seja tão criterioso com seu consumo de mídia quanto com sua nutrição. Encontre maneiras de desestressar por meio de práticas conscientes; uma vez mais, você pode baixar aplicativos para ajudá-lo a fazer exatamente isso, deixando a tecnologia agir como um terapeuta de bolso.

Seja constante, mas aberto à flexibilidade. Todos nós fugimos dos hábitos corretos de vez em quando, e é isso que nos torna humanos. Todos nós somos obrigados a ter dias em que ficamos sedentários, comemos mal e jogamos pela janela estratégias de promoção da saúde. Depois de seguir o programa o mais próximo possível por três semanas, tente viver de acordo com as diretrizes deste livro pelo menos por 80% do tempo, e esteja ciente de que se desviará os 20% restantes. Entre férias, feriados, ocasiões especiais e jantares fora, você preencherá esses 20% e continuará bem. Só não deixe um pequeno deslize atrapalhá-lo para sempre.

Com esse objetivo, lembre-se de ter constância em seus padrões diários. Constância não é uma questão de rigidez. É comportar-se de uma maneira que lhe seja útil sem ter a sensação de estar radicalizando ou forçando-se a fazer algo de que não gosta. Encontrar sua própria versão única de constância será a chave para o sucesso. Você descobrirá o que dá mais certo para você e o que não dá. A prática pode levar à perfeição, mas vamos nos contentar com a prática que leva ao progresso.

COMER FORA COM INTELIGÊNCIA

Assuma, na maior parte dos dias da semana, o compromisso de fazer refeições preparadas por você mesmo. Em algum momento, você terá que se aventurar a comer fora em um restaurante e a desfrutar de refeições preparadas por outras pessoas. Ao navegar pelos menus, concentre-se em pratos leves, simples e que sigam as regras da Dieta LUV (as dez diretrizes, na p. 188). Veja se dá para voltar aos seus restaurantes favoritos e pedir pratos do cardápio sem deixar de seguir o protocolo. Se lhe parecer complicado demais, experimente novos restaurantes que possam atender às suas necessidades.

Não é tão difícil fazer um cardápio qualquer funcionar, desde que você tome decisões inteligentes. Cuidado com pratos complicados, que exigem uma infinidade de ingredientes e molhos provavelmente repletos de açúcar adicionado e sal. Priorize legumes frescos e saladas com acompanhamentos de proteínas saudáveis e com baixo teor de purina, mas tenha cuidado com ingredientes que você não usaria em casa, como óleos vegetais comerciais, molhos e condimentos. Esqueça o que for frito e opte por itens cozidos no vapor ou assados. Substitua os acompanhamentos ricos em amido, como pão e batatas, por saladas verdes regadas somente com azeite extravirgem, ou leve para o restaurante um dos meus vinagretes redutores de ácido úrico. Na dúvida, indague sobre os pratos e não tenha medo de falar diretamente com o cozinheiro ou o chef para saber o que de fato está no menu. Assim como as pessoas que têm alergia alimentar grave, para as quais um passo em falso pode acabar numa ida ao pronto-socorro, você merece saber o que está na comida que está pedindo.

DEFINA SEUS PRATOS BÁSICOS

Quem consegue manter um corpo esbelto e em forma, mesmo com o metabolismo elevado, costuma recorrer às mesmas refeições saudáveis no cotidiano, sem fugir muito daquilo (ou dependem de refeições com um monte de ingredientes). Têm seus pratos de segurança, em que confiam para se manter bem nutridos. Você encontrará muitas receitas originais no capítulo 11, assim como on-line, em DrPerlmutter.com. A seguir, algumas refeições simples que você pode repetir dia após dia. Não subestime o poder das sobras — você sempre pode preparar algo para o almoço ou jantar usando alguns dos legumes cozidos ou proteínas da véspera!

IDEIAS BÁSICAS DE CAFÉ DA MANHÃ (COM CAFÉ)

- Dois ovos de galinha caipira, preparados em qualquer estilo, com acompanhamento de legumes da estação fritos em azeite extravirgem ou manteiga, mais duas fatias de abacate (¼ da fruta inteira)

- Uma porção (cerca de uma xícara) de iogurte grego integral e sem açúcar (com culturas vivas ativas) coberto com chia ou sementes de linhaça, nozes picadas, frutas frescas, uma pitada de canela ou cardamomo e um fio opcional de mel

- Um shake de frutas simples, feito a partir de ¼ de xícara de leite de coco sem açúcar, ¼ de xícara de água (ou mais, conforme a consistência desejada), ¼ de xícara de frutas vermelhas congeladas, ¼ de abacate maduro, uma colher (sopa) de sementes de girassol ou amêndoas cruas sem sal, uma colher (sopa) de corações de cânhamo (o miolo da semente descascada), uma colher (sopa) de manteiga orgânica de semente de girassol ou pasta de amêndoa sem adição de açúcar, uma fatia de um centímetro de raiz de gengibre descascada e picada e ½ (chá) de canela em pó; ou experimente meus Shake de framboesa e tahine ou Shake de torta de maçã (p. 280)

IDEIAS BÁSICAS DE ALMOÇO E JANTAR

- Salada grande feita com mix de verduras baby, verduras cortadas cruas (por exemplo, brócolis, pimentão verde, aipo e pepino), sementes de romã, nozes picadas sem sal, cebola-roxa picada, tomate-cereja, uma colher (sopa), cada um, de tomilho fresco e alecrim, uns 100 gramas de peito de frango ou de peru cozido em cubos, temperado com Vinagrete de cereja azeda (p. 263) ou simplesmente azeite extravirgem e suco de um limão

- Cerca de 100 gramas de frango cozido ou assado ou peixe selvagem grelhado com acompanhamento de legumes cozidos no vapor, e ½ xícara de arroz selvagem ou integral misturado com uma colher (sopa) de pinhão cru ou amêndoas em fatias

- Vegetais mistos (por exemplo, brócolis, cebola-roxa, vagem, pimentão, aspargo, couve-de-bruxelas, cogumelos) fritos em óleo de abacate, com 100 gramas de frango grelhado, peixe selvagem de água fria ou bife de boi alimentado a pasto e acompanhamento opcional de ½ xícara de grãos sem glúten

- Tacos de vegetais e proteínas feitos com legumes grelhados ou assados e salmão selvagem em lata, ou frango ou porco cozido em cubos, servidos em folhas de alface e cobertos com um dos meus vinagretes ou simplesmente azeite extravirgem

Como você provavelmente adivinhou a partir dessas sugestões, deve tentar incluir pelo menos um ingrediente redutor de ácido úrico em cada refeição. Faça grandes porções de molhos para salada redutores de ácido — Vinagrete de cereja azeda (p. 263), Molho de limão, semente de brócolis e tahine (p. 259), Molho verde de tahine (p. 258) —, que podem ser suas coberturas principais para saladas verdes e legumes cozidos no vapor ou assados.

Nunca deixe os legumes acabarem para completar uma refeição: legumes e frutas vermelhas congelados, guardados no freezer, servem perfeitamente caso por algum motivo você não tenha como comprar produtos frescos. Caso goste de cerejas, mantenha-as à mão para lanchar. Tenha também uma nutrição portátil confiável. Se você já me conhece, sabe que costumo viajar com abacates, nozes e salmão-vermelho em lata.

Alimentos enlatados podem ser excelentes fontes nutricionais, desde que você atente para os que está comprando e evite açúcar e sódio adicionados. Entre as minhas principais escolhas enlatadas estão tomate, espinafre (contém mais vitamina C por porção do que seu similar fresco), feijão (por exemplo, roxo, branco, preto, carioca), grão-de-bico, azeitonas, vagem, coração de alcachofra e palmito. Caixinhas de sopa orgânica (por exemplo, de lentilha e de tomate assado) com baixo teor de sódio e sem adição de açúcar também podem ser boas opções. Certifique-se de ler os rótulos. Você pode fazer uma refeição com essas sopas incluindo mais vegetais e um punhado de proteínas saudáveis, como frango cozido em cubos ou um pedaço de peixe que sobrou da noite anterior. Tome cuidado com frutas enlatadas rotuladas como "conservadas no próprio suco". Pode ser um eufemismo para concentrado de suco de frutas, que é indesejável.

O PODER DA HARMONIZAÇÃO ALIMENTAR

O que e quando você come importam. Mas o mesmo acontece com a *ordem* em que você come seus alimentos. Nunca coma o que a dra. Casey Means chama de "carboidratos nus" — carboidratos desacompanhados de qualquer gordura, proteína ou fibra. Pesquisas mostraram que, quando os carboidratos são ingeridos em primeiro lugar na refeição, antes de qualquer proteína ou gordura, a resposta da glicose geralmente é maior do que quando ingeridos depois. Um estudo mostrou que, quando vegetais e frango são consumidos quinze minutos antes dos carboidratos (neste estudo, pão ciabatta e suco de laranja), os níveis de glicose após a refeição diminuíram 27% após trinta minutos e quase 37% após sessenta minutos.[1] Além disso, os níveis de insulina uma e duas horas após a refeição ficaram significativamente menores quando proteínas e vegetais foram ingeridos antes dos carboidratos. A combinação de gordura e carboidratos também ajuda a compensar o pico de glicemia destes últimos. O simples acréscimo de algumas nozes cruas em uma refeição rica em carboidratos pode ter efeitos drásticos na maneira como o corpo reage.

Embora eu tenha esperança de que você não coma pão branco novamente tão cedo, vale a pena notar que, em um estudo no qual as pessoas receberam pão branco com amêndoas, seus picos de glicemia foram significativamente menores do que quando o pão branco foi comido sozinho. Além disso, quanto mais amêndoas os participantes comeram, mais a glicemia caiu.[2] E, em indivíduos resistentes à insulina, grandes quantidades de fibra estão associadas não apenas à redução dos picos de glicemia pós-refeição e da insulina, mas também à redução da variabilidade glicêmica. Esta, como você deve lembrar, é um fator verdadeiramente decisivo para o nosso metabolismo. Grandes fontes de fibra incluem legumes, hortaliças herbáceas, frutas in natura, nozes e sementes, como linhaça, chia, de abóbora e gergelim. Tente ingerir um mínimo de 35 gramas de fibra por dia.

ADOTE UM NOVO PONTO DE VISTA E ENCONTRE OPORTUNIDADES

Minha lição final para você na terceira semana é começar a enxergar a saúde e, inversamente, a doença como doces *oportunidades*. Você tem uma oportunidade que talvez nunca tenha tido até a chegada da pandemia. Deixe-me explicar.

Quando cruzei a linha de chegada deste livro, a pandemia de covid-19 estava surgindo em muitas partes dos Estados Unidos, e a variante Delta se espalhava ferozmente, ceifando ainda mais vidas. Todos nós acabamos de passar por dois anos extremamente difíceis, e espero que eles não se repitam tão cedo. Estamos aprendendo a conviver com a ameaça desse novo vírus, que aparentemente vai durar uma eternidade em nosso ambiente, pelo menos por enquanto. Mas há um lado bom a alcançar nesse esforço: quando é preciso lidar diariamente com uma ameaça existencial, adquirimos uma poderosa força motivadora para fazer todo o possível a fim de continuarmos saudáveis, sãos e seguros. E isso inclui manter nosso corpo o mais em forma possível — em nossos órgãos, sistemas, mente e na sensação de bem-estar.

Vírus infectam quem podem e começam a se replicar. Todo ser humano é um hospedeiro em potencial. Isso é simplesmente o que os vírus fazem para sobreviver. Mas testemunhamos fortes contrastes na maneira como as doenças progridem em diferentes pessoas. Embora o vírus não discrimine quem é infectado, ele discrimina em como se manifesta. Quando meu filho, o dr. Austin Perlmutter, especialista em clínica médica, escreveu um artigo para a plataforma de jornalismo Medium, em que abordou por que se pode falar que a covid é uma infecção oportunista, isso me fez refletir.[3] O que ele quis dizer foi que ela se aproveita de pacientes cujos sistemas imunológicos não estão funcionando de forma otimizada. No passado, consideraríamos uma função imune abaixo do ideal como característica de pessoas que passaram, por exemplo, por tratamento de quimioterapia ou radiação, exposição a medicamentos imunossupressores após transplante de órgãos ou têm uma doença autoimune diagnosticada. Mas, como Austin apontou de maneira tocante, precisamos agora ampliar nosso escopo e aceitar a ideia de que muitas de nossas condições degenerativas mais comuns, do diabetes à obesidade, passando pelas demências, comprometem a função imunológica e permitem que vírus tenham a oportunidade de fazer seu trabalho sujo. Como meu filho escreveu: "Nossas condições de saúde crônicas criaram uma base imunitária insalubre. Representam uma suscetibilidade importante a infecções, e a covid-19 se provou capaz de explorar essa fraqueza [...]. A diferença entre infecções e doenças crônicas pode não ser tão grande quanto achávamos. Em vez disso, nosso risco de complicações graves de uma infecção pode depender mais de nossa imunidade subjacente do que do próprio patógeno".

Vivemos em uma era de doenças degenerativas causadas pelo homem — doenças que impomos a nós mesmos e que são quase inteiramente evitáveis. Assim como cada um de nós pode optar por fumar e viver com um risco muito maior de morte, também podemos optar por ficar metabolicamente doentes e conviver com essas consequências. Se você mora em uma nação industrializada, se estiver saudável é improvável que morra de desnutrição, fome ou mesmo de uma infecção. Mas em todo o mundo obesidade, hipertensão e tabagismo são três dos cinco principais fatores de risco de morte — todos predominantemente evitáveis.[4] Como este livro mostrou, no cerne de nossas complicações de saúde atuais encontra-se um problema antigo e profundamente arraigado no nosso metabolismo, que se traduz diretamente em disfunções imunológicas.

Embora tenha sido necessária uma pandemia para jogar luz sobre o fato de que nossas condições subjacentes não se dão bem com a covid, os cientistas demonstraram há muito tempo que tudo, desde doenças cardíacas até o câncer, pode ser visto à luz dos mecanismos da falha da imunidade. E ela tem tudo a ver com o metabolismo falho. Mais precisamente, como você aprendeu agora, a elevação persistente do ácido úrico — agora comum em nações desenvolvidas do mundo inteiro — é decisiva para essa ameaça ao metabolismo e, por conseguinte, a uma função imune estável. Problemas metabólicos são um estado imunocomprometido adquirido, e gerenciar os níveis de ácido úrico está se tornando uma ferramenta incrivelmente poderosa para nos manter metabolicamente intactos — e fisiologicamente saudáveis. Quando medimos elevações anormais do ácido úrico, estamos recebendo informações que, na mesma medida, são um aviso e uma oportunidade de intervir. E agora que sabemos o valor de otimizar a imunidade após uma prolongada batalha com a covid, não há melhor momento para controlar um metabolismo insalubre e manter o controle de ácido úrico ao longo do caminho.

Para isso, incentivo você a consultar de novo os objetivos e valores que colocou por escrito e acrescentar esta palavra: *oportunidade*. Em seguida, acrescente uma lista de coisas que deseja alterar, reverter ou melhorar. Siga em frente e anote todas as coisas "ruins" que espera melhorar. Seja tão específico ou genérico quanto quiser. Exemplos: baixa energia, diabetes tipo 2, depressão, ansiedade severa, TOC, transtorno bipolar, ganho de peso, dor crônica, artrite, dores de cabeça, enxaqueca, problemas digestivos, névoa mental, compulsão alimentar, psoríase, doenças renais, gota, doença arterial coronariana, envelhecimento prematuro — ao que quer que escreva, adicione a palavra *oportunidade.* E pense nisso por um instante. Absorva. Assuma. Adote essa nova perspectiva.

E lembre-se de que você controla o destino da sua saúde. Quando você aprende o LUV, pode viver feliz.

11. As receitas do LUV

No site DailyDoseLife.com, a fundadora e diretora-executiva Tricia Williams segue o lema "Abra o armário da cozinha para não abrir o armário de remédio". É um ditado que, sem sombra de dúvida, eu mesmo defenderia e propagaria. A missão de Tricia é ajudar as pessoas a ter uma saúde melhor por meio da alimentação, e ela, assim como eu, entende que o futuro da saúde está na prevenção. Depois de uma década criando programas de refeições personalizados para atletas profissionais, celebridades e artistas de alto desempenho, fundou o Daily Dose para tornar refeições saudáveis, fáceis de preparar e deliciosas acessíveis a qualquer um. E ela conhece a ciência e a arte da genialidade culinária. Tricia obteve uma certificação em terapia alimentar de Annemarie Colbin, do Natural Gourmet Institute, onde aprendeu a usar a cozinha como farmácia.

Foi uma satisfação colaborar com ela em receitas originais, que atendem às diretrizes do LUV, fáceis de preparar e incrivelmente deliciosas, repletas de sabor e poder nutritivo. Além dessas receitas, você encontrará uma série de outras em DrPerlmutter.com. A maioria das minhas receitas leva apenas alguns minutos para ser preparada como refeições diárias, mas o ideal será dedicar seu tempo a algumas opções para um almoço de fim de semana com amigos e parentes. Em relação aos ingredientes menos comuns, inseri algumas observações extras para você em várias receitas, a fim de que não haja confusão sobre onde encontrar itens desconhecidos. A boa notícia é que, em meio à abundância de alimentos disponíveis hoje em nossos mercados do dia a dia e on-line, há amplo acesso a esses ingredientes. Os mercados de produtores locais também podem oferecer os alimentos sazonais mais frescos da praça. Sempre que possível, escolha ingredientes orgânicos, e não transgênicos; procure peixes selvagens e ovos de galinha caipira.

Caso haja algum ingrediente de que não goste, busque fazer trocas inteligentes. Cebolas, por exemplo, são usadas em muitas das receitas porque contêm compostos redutores de ácido úrico (por exemplo, quercetina), mas você pode optar por outro vegetal, como aipo ou funcho, como substituto. As chalotas pertencem à família das cebolas, mas não têm o mesmo sabor acentuado e o ardor intenso da cebola vermelha ou branca comum; muitos as consideram uma excelente alternativa. As sementes de brócolis são ótimas para colocar em uma série de pratos. Dá para comprar pacotes de meio quilo ou um quilo para ter à mão, ou encher um moedor de especiarias para usar no preparo das refeições (às vezes, as sementes de brócolis são usadas inteiras em receitas assadas, para dar textura, e em outras ocasiões são moídas ou quebradas e usadas como guarnição ou acrescentadas a saladas e similares).

Uma observação rápida sobre o sal: considerando as lições que você aprendeu, use-o criteriosamente e com moderação, por favor. A maioria das receitas permite uma "pitada de sal marinho, ou a gosto", mas, caso esteja tratando algum problema metabólico, seria bom evitá-lo completamente. A ingestão de sal pode ser habilmente controlada quando você prepara as refeições do zero e não usa produtos processados ou pré-embalados. As receitas o ajudarão a aprender a preparar refeições deliciosas e ricas em nutrientes sem adição de ingredientes que sabotam sua saúde. Espero que experimente essas receitas e adapte-as ao seu gosto usando as principais diretrizes da Dieta LUV.

Bon appétit!

CAFÉ DA MANHÃ

PUDIM DE COCO

Rende 4 porções
Tempo de preparo: cerca de 18 minutos

Para o pudim

½ kg de polpa de coco tailandês ou de coco verde fresca ou des-
congelada
¼ de xícara de água
1 colher (sopa) de D-psicose (alulose)* granulada, ou a gosto
1 colher (chá) de extrato de baunilha

Para a cobertura

¼ de xícara de castanha-de-caju crua, sem sal e picada
½ colher (chá) de sementes de nigella (cominho negro)
1 colher (chá) de corações de cânhamo
½ xícara de cerejas azedas frescas ou descongeladas, cortadas ao
meio e sem caroço
½ xícara de mirtilos congelados frescos ou descongelados
½ xícara de framboesas frescas ou descongeladas

Coloque a polpa do coco, a água, a D-psicose (alulose) e a baunilha
no liquidificador. Misture até ficar homogêneo e cremoso. Refrigere por
1 hora.

Em uma tigela pequena, misture as castanhas-de-caju, as sementes de nigella e os corações de cânhamo.

Distribua o pudim em quatro tigelas. Cubra com as cerejas e as
frutas vermelhas e polvilhe com a mistura de nozes e sementes.

---

* Você pode substituir a alulose por estévia natural, mas lembre-se de que a estévia é
bem mais doce que a alulose, então a quantidade deve ser adaptada. (N. E.)

IOGURTE COM GELEIA DE CENOURA E GENGIBRE

Rende 2 porções
Tempo de preparo: cerca de 30 minutos

Para os pedaços crocantes

1 colher (chá) de corações de cânhamo
1 colher (chá) de sementes de nigella (cominho negro)

Para a geleia

2 xícaras de cenoura descascada e ralada
2 maçãs verdes com casca, sem caroço e raladas
2 xícaras de água
2 colheres (chá) de raspas de laranja
¼ de xícara de suco de limão espremido na hora
1 colher (chá) de gengibre fresco, descascado e ralado
½ colher (chá) de cardamomo moído
½ xícara de D-psicose (alulose) granulada
350 g de iogurte natural integral sem açúcar, grego ou comum

Junte os corações de cânhamo e as sementes de nigella em uma tigela pequena. Reserve.

Junte as cenouras, as maçãs, a água e as raspas de laranja em uma panela média. Leve à fervura em fogo médio para alto. Baixe o fogo para médio. Junte o suco de limão, o gengibre, o cardamomo e a D-psicose. Continue cozinhando por 20 minutos, ou até engrossar. Retire do fogo e deixe a mistura esfriar até a temperatura ambiente.

Coloque o iogurte em duas tigelas de servir. Cubra com a geleia de cenoura e gengibre e polvilhe com a mistura de sementes.

MAÇÃ ESCALFADA COM IOGURTE

Rende 4 porções
Tempo de preparo: cerca de 30 minutos

4 maçãs com casca, sem caroço (ver nota abaixo)
½ xícara de D-psicose (alulose) granulada
2 xícaras de vinho tinto frutado
1 xícara de água
1 colher (sopa) de extrato de cereja azeda (ver nota abaixo)
1 colher (chá) de suco de limão espremido na hora
1 pau de canela
2 vagens de cardamomo
350 g de iogurte integral e sem açúcar
2 colheres (sopa) de amêndoas cruas, sem sal e laminadas
2 colheres (sopa) de castanhas-de-caju cruas, sem sal e picadas

Corte as maçãs em quatro e reserve. Junte a D-psicose, o vinho tinto, a água, o extrato de cereja, o suco de limão, o pau de canela e o cardamomo em uma panela média e leve à fervura em fogo médio para alto. Baixe o fogo para fervilhar e adicione as maçãs. Cozinhe por 25 minutos, ou até as maçãs ficarem macias.

Retire as maçãs com uma escumadeira e reserve. Volte o caldo ao fogo médio e reduza em ¾, por cerca de 25 a 30 minutos. Retire do fogo e deixe o líquido esfriar até ficar apenas um pouco morno ou em temperatura ambiente.

Divida os quartos de maçã reservados entre quatro tigelas de servir. Coloque o iogurte sobre as maçãs, polvilhe com as amêndoas e as castanhas-de-caju e coloque um pouco do caldo sobre o iogurte.

NOTA: As maçãs gala e fuji são as escolhas ideais pela doçura, mas você pode usar outras, desde que evite variedades ácidas, como a verde. Não descasque, porque a casca contém quercetina. O extrato de cereja azeda pode ser encontrado em lojas de produtos naturais ou on-line.

PUDIM DE CHOCOLATE, PASTA DE AMÊNDOAS E CHIA

Rende 2 porções
Tempo de preparo: cerca de 12 minutos

½ xícara de leite de coco sem açúcar
½ xícara de água
2 colheres (sopa) de cacau em pó
1 colher (sopa) de D-psicose (alulose) granulada
1 colher (chá) de extrato de baunilha
1 pitada de sal marinho, ou a gosto
¼ de xícara de sementes de chia
2 colheres (sopa) de pasta de amêndoas cruas, sem sal
¾ de xícara de framboesas frescas ou descongeladas

Bata o leite de coco, a água, o cacau, a D-psicose, a baunilha e o sal em uma tigela média. Junte as sementes de chia. Cubra a mistura e reserve por 1 hora, deixando as sementes abrirem. Leve à geladeira, tampado, por ao menos duas horas. Coloque o pudim em duas tigelas, cubra com a pasta de amêndoas e as framboesas e sirva.

MINGAU DE QUINOA GERMINADA

Rende 2 porções
Tempo de preparo: cerca de 18 minutos

1 xícara de quinoa crua
1 xícara de água
1 xícara de leite de amêndoa sem açúcar
2 colheres (chá) de gengibre moído
2 colheres (chá) de canela moída
1 pitada de sal marinho, ou a gosto
¼ de xícara de mirtilos frescos ou descongelados

¼ de xícara de framboesas frescas ou descongeladas
¼ de xícara de nozes cruas, sem sal e trituradas

Coloque a quinoa e a água em uma tigela e deixe de molho durante a noite, em temperatura ambiente (entre 20°C e 25°C). De manhã, escorra e lave a quinoa. Junte a quinoa, o leite de amêndoas, o gengibre, a canela e o sal em uma panela média. Deixe ferver, baixe o fogo e cozinhe por aproximadamente 10 minutos. Retire a panela do fogo, coloque o mingau em tigelas e cubra com as frutas e as nozes.

PANQUECAS LUV

Rende 4 porções (cerca de 16 panquecas)
Tempo de preparo: cerca de 20 minutos

Para a compota de cereja

1 xícara de cerejas frescas ou descongeladas, sem caroço
1 xícara de framboesas frescas ou descongeladas
1 xícara de mirtilos frescos ou descongelados
2 colheres (sopa) de D-psicose (alulose) granulada
¼ de xícara de água

Para as panquecas

3 ovos grandes
2 colheres (sopa) de D-psicose (alulose) granulada
1 ½ xícara de farinha de amêndoa
1 pitada de sal marinho, ou a gosto
¼ de colher (chá) de canela em pó
1 pitada de cardamomo moído
¼ de colher (chá) de bicarbonato de sódio
1 colher (sopa) de sementes de brócolis picadas (ver nota a seguir)
Manteiga sem sal ou azeite extravirgem

Junte as cerejas, as frutas vermelhas, a D-psicose (alulose) e a água em uma panela média, em fogo médio. Mexa ocasionalmente até engrossar, por aproximadamente 10 minutos. Reserve.

Em uma tigela grande, misture os ovos, a D-psicose, a farinha de amêndoas, o sal, a canela, o cardamomo, o bicarbonato de sódio e as sementes de brócolis. Deixe repousar por 10 minutos.

Aqueça a manteiga ou o azeite em uma frigideira média, em fogo médio. Coloque uma colher (sopa) da massa na frigideira para cada panqueca, enchendo a frigideira com algumas panquecas de cada vez e repetindo o processo até que a massa acabe. Espere que pequenas bolhas de ar se formem e vire as panquecas para que fiquem uniformemente douradas dos dois lados. Retire do fogo e cubra com a compota.

NOTA: As sementes de brócolis são fáceis de encontrar tanto em supermercados quanto on-line. Você pode quebrá-las com a lateral de uma faca, no moedor de especiarias ou no moedor de pimenta.

PÃO DE AMÊNDOAS E CEREJAS

Rende 6 porções
Tempo de preparo: cerca de 45 minutos

2 ½ xícaras de farinha de amêndoas
½ colher (chá) de bicarbonato de sódio
1 colher (chá) de canela em pó
½ xícara de D-psicose (alulose) granulada
3 ovos grandes
1 colher (chá) de extrato de baunilha
¼ de xícara (4 colheres de sopa) de manteiga sem sal, derretida e
    resfriada
½ xícara de cerejas azedas sem caroço e cortadas ao meio, frescas
    ou descongeladas

Preaqueça o forno a 180°C. Junte a farinha de amêndoas, o bicarbonato de sódio, a canela e a D-psicose (alulose) em uma tigela grande. Em uma tigela média, à parte, misture os ovos, a baunilha e a manteiga. Despeje essa mistura na mescla de farinha até ficar bem uniforme. Coloque as cerejas.

Despeje a massa em uma assadeira antiaderente de 20 cm e asse por 30 a 35 minutos, ou até espetar com um palito e este sair limpo.

FRITADA DE BROTO DE BRÓCOLIS, PIMENTA-VERDE E CEBOLA-ROXA

Rende 2 porções
Tempo de preparo: cerca de 18 minutos

6 ovos grandes
1 pitada de sal marinho ou a gosto
2 colheres (sopa) de azeite extravirgem
¼ de xícara de cebola-roxa descascada e picada
¼ de xícara de pimentão verde picado
1 xícara de brotos de brócolis
½ colher (chá) de sementes de brócolis picadas (ver nota à p. 249)

Preaqueça o forno a 150°C.
Bata os ovos e o sal juntos em uma tigela média. Reserve. Esquente o azeite em fogo médio, em frigideira antiaderente de 20 cm. Refogue as cebolas e os pimentões até que as cebolas fiquem translúcidas, por aproximadamente 6 minutos. Espalhe os brotos de brócolis uniformemente por cima. Despeje os ovos na panela, certificando-se de cobrir os brotos. Transfira a assadeira para o forno e asse por 20 minutos, ou até que os ovos estejam firmes. Deixe esfriar um pouco, polvilhe com as sementes de brócolis picadas e sirva.

OVO CAIPIRA COZIDO À GREGA

Rende 2 porções
Tempo de preparo: cerca de 25 minutos

6 ovos grandes
1 pitada de sal marinho, ou a gosto
1 colher (sopa) de azeite extravirgem
¼ de xícara de cebola-roxa descascada e picada
1 maço de folhas de couve toscana sem o talo e cortadas finas
100 g de queijo feta esfarelado

Preaqueça o forno a 150°C.

Bata os ovos e o sal juntos em uma tigela média. Reserve.

Esquente o azeite em uma frigideira pequena em fogo médio. Junte a cebola e refogue até ficar translúcida, por aproximadamente 4 minutos. Junte a couve e refogue por mais 2 minutos, ou até que as folhas fiquem macias.

Divida a mistura uniformemente entre quatro forminhas de *muffin* antiaderentes. Despeje os ovos uniformemente nas formas. Cubra cada uma delas com queijo feta esfarelado.

Asse por 18 minutos, ou até que a mistura de ovos esteja firme.

BISCUITS DE TUDO COM SALMÃO DEFUMADO
E CREME AZEDO

Rende 4 porções
Tempo de preparo: cerca de 25 minutos

Para a mistura de especiarias

1 colher (chá) de sementes de gergelim
1 colher (chá) de sementes de brócolis (ver nota à p. 249)
½ colher (chá) de cebola em flocos secos

½ colher (chá) de alho granulado
½ colher (chá) de sal marinho

Para os biscuits

2 ½ xícaras de farinha de amêndoas
¼ de colher (chá) de sal marinho
½ colher (chá) de bicarbonato de sódio
¼ de xícara (4 colheres de sopa) de manteiga sem sal, derretida e
  resfriada
2 ovos grandes

Para o recheio

4 colheres (sopa) de creme de leite integral
120 g de salmão defumado fatiado (8 fatias)
1 cebolinha picada

Preaqueça o forno a 180°C. Para fazer o mix de especiarias, misture as sementes de gergelim, as sementes de brócolis, os flocos de cebola, o alho granulado e o sal em uma tigela pequena. Reserve.

Para fazer os biscuits, misture a farinha de amêndoa, o sal e o bicarbonato de sódio em uma tigela média. Em uma tigela à parte, misture a manteiga e os ovos, depois despeje na mistura de farinha e mexa até formar uma massa.

Abra a massa na espessura de 2 cm. Usando um cortador para biscuit de 7,5 cm, corte 4 biscuits a partir da massa aberta. Transfira-os para uma assadeira forrada com papel-manteiga. Polvilhe com a mistura de especiarias reservada e leve ao forno por 15 minutos, ou até que os biscuits estejam dourados.

Deixe os biscuits esfriarem, corte-os ao meio horizontalmente com uma faca serrilhada e sirva cada um acompanhado com 1 colher (sopa) de creme azedo, 2 fatias de salmão defumado e cebolinha picada.

ALMOÇO

SALADA DE FRANGO COM PESTO DE BROTOS DE BRÓCOLIS

Rende 2 porções
Tempo de preparo: cerca de 18 minutos

Para o pesto

2 xícaras de brotos de brócolis
2 xícaras de folhas de espinafre baby
2 xícaras de nozes cruas, sem sal e picadas
1 colher (sopa) de pasta de missô branca
½ colher (chá) de sal marinho
¼ de colher (chá) de pimenta-malagueta em flocos
¾ de xícara de azeite extravirgem

Para a salada de frango

300 g de peito de frango desossado e sem pele, cozido e cortado
  em cubos
¼ de xícara de pimentão verde cortado em cubos
¼ de xícara de cebola-roxa descascada e cortada em cubos finos

Para a salada

4 xícaras de folhas de espinafre baby
½ abacate em cubos
1 colher (sopa) de azeite extravirgem
Suco de ½ limão espremido na hora
Sal marinho a gosto

Para fazer o pesto, ponha os brotos de brócolis, o espinafre, as nozes, o missô, o sal, os flocos de pimenta e o azeite no processador e misture até ficar homogêneo.

Para fazer a salada de frango, misture o frango, o pimentão e a cebola em uma tigela média. Junte 4 colheres (sopa) de pesto, ou mais, a gosto. Mexa para incorporar bem (o pesto restante pode ser guardado em um recipiente hermético na geladeira por até duas semanas).

Para fazer a salada, misture o espinafre e o abacate em uma tigela média. Tempere com azeite, suco de limão e sal. Coloque a salada de frango por cima e sirva.

HAMBÚRGUERES DE PERU COM ALHO-PORÓ E HORTELÃ

Rende 2 porções
Tempo de preparo: cerca de 18 minutos

Para o molho

½ xícara de castanha-de-caju crua e sem sal
2 xícaras de água morna
½ xícara de leite de amêndoa sem açúcar
2 ½ colheres (sopa) de vinagre de sidra de maçã
2 colheres (sopa) de flocos de dulse (ver nota a seguir)
1 colher (sopa) de pasta de missô branca
2 colheres (sopa) de mostarda Dijon
Suco de ½ limão espremido na hora
1 pitada de sal marinho e pimenta-do-reino moída na hora, ou
    a gosto

Para os hambúrgueres

2 colheres (sopa) de azeite extravirgem
½ xícara de alho-poró finamente fatiado
350 g de peito de peru moído sem gordura
5 folhas de hortelã fresca cortadas em tiras
1 pitada de sal marinho, ou a gosto

Para a salada

1 maço de folhas de couve toscana, sem o talo e picadas
¼ de cebola-roxa descascada e finamente fatiada

Para fazer o molho, deixe as castanhas-de-caju de molho na água morna por 1 hora. Escorra e descarte o líquido. Coloque as castanhas-de-caju no liquidificador com o leite de amêndoas, o vinagre, os flocos de dulse, o missô, a mostarda, o suco de limão, o sal e a pimenta. Bata tudo até ficar homogêneo e cremoso.

Para fazer os hambúrgueres, aqueça o azeite em uma frigideira média, em fogo médio. Junte o alho-poró e refogue até dourar, por aproximadamente 5 minutos. Deixe esfriar por alguns minutos.

Em uma tigela média, misture o alho-poró resfriado, o peru, a hortelã e o sal. Forme 4 hambúrgueres.

Volte com a frigideira ao fogo médio. Frite os hambúrgueres por aproximadamente 3 minutos de cada lado e retire do fogo.

Para fazer a salada, misture a couve e a cebola-roxa em uma tigela média e transfira para uma travessa. Disponha os hambúrgueres sobre a couve e as cebolas e coloque a quantidade desejada de molho (o molho que sobrar pode ser guardado em um recipiente hermético na geladeira por até duas semanas).

NOTA: Os flocos de dulse são feitos de uma alga vermelha comestível, selvagem, que cresce nas águas frias do oceano Pacífico Noroeste e do Atlântico Norte. Como todas as algas comestíveis, o dulse fornece fibras e proteínas, e é rico em vitaminas, minerais, ácidos graxos saudáveis e antioxidantes (quando frito, há quem diga que tem gosto de bacon).

SALADA PICADA

Rende 2 porções
Tempo de preparo: cerca de 10 minutos

3 corações de alface cortados em quatro
1 tomate picado
1 abacate picado
1 pimentão verde picado
1 lata de 250 g de lentilhas lavadas e escorridas
2 colheres (sopa) de Molho verde de tahine (p. 258), ou a gosto

Coloque a alface na tigela de servir. Cubra com o tomate, o abacate, o pimentão e as lentilhas. Regue com o Molho verde de tahine.

BIFES GRELHADOS DE ABOBRINHA COM PESTO

Rende 2 porções
Tempo de preparo: cerca de 14 minutos

1 maço de folhas de couve toscana picadas, sem o talo
3 colheres (sopa) de azeite extravirgem
2 abobrinhas médias
1 pitada de sal marinho, ou a gosto
2 colheres (sopa) de pesto de brotos de brócolis (p. 253)
¾ de xícara de tomates-cereja cortados ao meio

Preaqueça uma grelha em fogo médio para alto. Em uma tigela média, massageie as folhas de couve com 1 ½ colher (sopa) de azeite. Reserve. Corte a abobrinha ao meio no sentido do comprimento. Pincele os dois lados com o azeite restante e tempere com sal. Grelhe por 3 minutos de cada lado. Retire do fogo e espalhe o pesto uniformemente sobre o lado cortado da abobrinha. Sirva sobre uma cama de couve e cubra com os tomates.

SALADA DE OVOS COZIDOS E COUVE-DE-BRUXELAS COM PARMESÃO

Rende 2 porções
Tempo de preparo: cerca de 20 minutos

Para o molho

½ xícara de castanhas-de-caju cruas e sem sal
2 xícaras de água morna
1 colher (sopa) de mostarda Dijon
2 colheres (sopa) de suco de limão espremido na hora
¼ de colher (chá) de sal marinho
½ xícara de água

Para os ovos

3 xícaras de couve-de-bruxelas ralada
½ cebola-roxa, descascada e finamente fatiada
4 ovos grandes com casca
60 g de queijo parmesão ralado

Para fazer o molho, deixe as castanhas-de-caju de molho na água morna por 1 hora. Escorra e descarte o líquido. Coloque as castanhas-de-caju no liquidificador com a mostarda, o suco de limão, o sal e a água. Bata até ficar homogêneo e cremoso.

Misture as couves-de-bruxelas e as cebolas com a quantidade desejada de molho em uma tigela média (o molho que sobrar pode ser guardado em um recipiente hermético na geladeira por até duas semanas). Divida a salada entre duas tigelas e reserve.

Ponha os ovos para cozinhar e, em seguida, com eles ainda quentes, coloque-os em uma tigela com água gelada por 2 minutos. Retire as cascas e corte os ovos ao meio. Cubra as couves-de-bruxelas com os ovos e o parmesão ralado.

COUVE-FLOR ASSADA INTEIRA COM MOLHO VERDE DE TAHINE

Rende 2 porções
Tempo de preparo: cerca de 1 hora

Para o molho

¼ de xícara de tahine
1 maço de folhas frescas de salsinha
Suco de 2 limões espremidos na hora
1 dente de alho descascado
½ colher (chá) de sal marinho
1 colher (chá) de sementes de brócolis (ver nota à p. 249)
¼ de xícara de água fria
¼ de xícara de azeite extravirgem

Para a couve-flor

1 couve-flor pequena
5 colheres (sopa) de azeite extravirgem, separadas
1 pitada de sal marinho, ou a gosto
⅓ de xícara de pistache cru, sem sal e picado
⅓ de xícara de sementes de romã frescas
¼ de cebola-roxa descascada e finamente fatiada

Preaqueça o forno a 160°C. Junte o tahine, a salsinha, o suco de limão, o alho, o sal, as sementes de brócolis, a água e o azeite no liquidificador. Bata até ficar homogêneo e cremoso. Reserve.

Coloque a couve-flor em uma assadeira forrada de papel-manteiga. Pincele com 3 colheres de azeite e tempere com sal. Asse por 40 minutos. Retire do forno e pincele com o azeite que sobrou. Aumente a temperatura para 200°C e asse por mais 15 minutos ou até dourar.

Coloque a quantidade desejada de molho sobre a couve-flor (o molho que sobrar pode ser guardado em um recipiente hermético na geladeira por até duas semanas). Corte em gomos para servir. Decore com o pistache, as sementes de romã e a cebola.

SALADA DE GRÃO-DE-BICO E ZAATAR COM MOLHO DE LIMÃO, SEMENTE DE BRÓCOLIS E TAHINE

Rende 2 porções
Tempo de preparo: cerca de 15 minutos

Para o grão-de-bico

1 lata de 400 g de grão-de-bico escorrido e lavado
2 colheres (sopa) de azeite extravirgem
2 colheres (sopa) de zaatar
Suco de ½ limão espremido na hora
Sal marinho a gosto

Para o molho

¼ de xícara de tahine
1 colher (chá) de raspas de limão
Suco de 1 limão espremido na hora
1 dente de alho descascado
½ colher (chá) de sal marinho
1 colher (chá) de sementes de brócolis (ver nota à p. 249)
¼ de xícara de água fria
¼ de xícara de azeite extravirgem

Para a salada

4 xícaras de rúcula
½ xícara de tomates-uva cortados ao meio
¼ de cebola-roxa descascada e finamente fatiada

Para fazer o grão-de-bico, misture-o com o azeite, o zaatar, o suco de limão e o sal em uma tigela. Deixe marinar na geladeira por pelo menos 1 hora.

Para fazer o molho, bata no liquidificador o tahine, as raspas de limão, o suco de limão, o alho, o sal, as sementes de brócolis, a água e o azeite. Misture até ficar homogêneo e cremoso.

Para fazer a salada, misture a rúcula, os tomates e as cebolas com a quantidade desejada de molho em uma tigela grande (o molho que sobrar pode ser guardado em um recipiente hermético na geladeira por até duas semanas). Cubra com o grão-de-bico e sirva.

TACOS DE ALFACE E JACA

Rende 2 porções
Tempo de preparo: cerca de 12 minutos

Para a jaca

400 g de carne de jaca escorrida e lavada (ver nota a seguir)
1 ½ colher (sopa) de azeite extravirgem
1 colher (chá) de cominho moído
1 colher (chá) de folhas de coentro picadas
1 pimenta serrano fresca, sem sementes e fatiada
Suco de ½ limão espremido na hora
1 pitada de sal marinho, ou a gosto

Para os tacos

6 folhas grandes de alface
1 xícara de repolho roxo ou verde picado
1 xícara de abacate em cubos
¼ de xícara de rabanetes finamente fatiados

Em uma tigela média, misture a jaca, o azeite, o cominho, o coentro, a pimenta, o suco de limão e o sal.

Encha cada folha de alface com repolho, cubra com a mistura de jaca e decore com o abacate e os rabanetes.

NOTA: A textura da jaca, semelhante à da carne desfiada, faz dela um substituto de proteína comum para veganos e vegetarianos. Pode ser comprada pronta para uso imediato.

JANTAR

LOMBINHO DE PORCO ASSADO COM TOMILHO

Rende 2 porções
Tempo de preparo: cerca de 25 minutos

Para o porco

1 colher (sopa) de azeite extravirgem
350 g de lombinho de porco
1 pitada de sal marinho, ou a gosto
6 raminhos de tomilho fresco

Para o brócolis

1 colher (sopa) de sal marinho
2 xícaras de floretes de brócolis
1 ½ colher (sopa) de azeite extravirgem

Para as maçãs

¾ de xícara de Maçã escalfada com iogurte (p. 246)

Preaqueça o forno a 200°C.

Para preparar o lombinho, aqueça o azeite em uma frigideira grande em fogo médio para alto. Tempere o lombinho com o sal e sele-o por 2 minutos de cada lado. Transfira para uma assadeira, cubra com os raminhos de tomilho e asse por 12 a 15 minutos, ou até que a temperatura interna atinja 65°C. Descarte os ramos de tomilho e deixe a carne descansar por 20 minutos antes de fatiar.

Enquanto isso, prepare os brócolis. Ferva 6 xícaras de água com o sal. Junte os brócolis e ferva por 3 minutos. Escorra e regue com o azeite.

Fatie o lombinho e sirva-o com os brócolis e as maçãs.

CARRÉ DE CORDEIRO COM CROSTA DE ZAATAR,
RÚCULA E VINAGRETE DE CEREJA AZEDA

Rende 2 porções
Tempo de preparo: cerca de 40 minutos

Para o cordeiro

1 carré de cordeiro baby, de cerca de ½ kg, cortado em carré francês
1 pitada de sal marinho, ou a gosto
1 colher (sopa) de azeite extravirgem
3 colheres (sopa) de zaatar
1 limão pequeno cortado em rodelas

Para o vinagrete

¼ de xícara de cerejas azedas sem caroço, frescas ou descongeladas
2 vagens de cardamomo
1 ½ colher (sopa) de vinagre de sidra
1 ½ colher (chá) de mostarda Dijon
¼ de xícara de azeite extravirgem
Sal marinho e pimenta-do-reino moída na hora, a gosto

Para a salada

4 xícaras de rúcula ou outra folha verde-escura
¼ de xícara de sementes de romã frescas
¼ de cebola-roxa, descascada e finamente fatiada

Deixe o cordeiro descansar em temperatura ambiente por 30 minutos. Preaqueça o forno a 230°C.

Tempere o cordeiro com o sal. Cubra-o uniformemente com o azeite e esfregue o zaatar. Coloque o cordeiro em uma assadeira e cubra com as fatias de limão. Asse por 15 minutos, ou até que a temperatura interna atinja 65°C. Deixe a carne descansar por 20 minutos e depois corte em fatias.

Enquanto isso, junte as cerejas, o cardamomo, o vinagre e a mostarda no liquidificador e pulse até obter uma pasta. Com o liquidificador em velocidade baixa, coloque o azeite. Tempere com sal e pimenta. Misture a rúcula com a quantidade desejada de molho de salada (o molho que sobrar pode ser guardado em um recipiente hermético na geladeira por até duas semanas). Divida a salada entre dois pratos, cubra com as costeletas de cordeiro e decore com as sementes de romã e as cebolas.

CARNE DE SHAWARMA ENSOPADA NA PANELA DE PRESSÃO

Rende 4 porções
Tempo de preparo: cerca de 2 horas (e mais pelo menos 4 horas de marinada)

1 colher (sopa) de sal marinho
1 colher (sopa) de cominho moído
1 colher (chá) de açafrão moído
½ colher (chá) de pimenta-da-jamaica
½ colher (chá) de canela em pó
½ colher (chá) de gengibre moído
¼ de colher (chá) de cravo moído
¼ de colher (chá) de pimenta-caiena
¼ de xícara de azeite extravirgem
3 colheres (sopa) de vinagre de sidra
2 kg de carne desossada de boi alimentado a pasto, cortada ao meio
1 cabeça de alho com casca, sem o topo
1 xícara de água
1 chalota descascada e cortada em fatias finas
1 pimentão vermelho cortado em fatias finas
1 pimentão verde cortado em fatias finas
¼ de xícara de rabanetes cortados em fatias finas

Em uma tigela grande, misture o sal, o cominho, o açafrão, a pimenta-da-jamaica, a canela, o gengibre, o cravo, a pimenta-caiena, o azeite e o vinagre. Junte a carne e o alho, certificando-se de que ela esteja generosamente revestida. Cubra-a e deixe marinar na geladeira pelo menos por 4 horas ou durante a noite.

Transfira a carne e o alho para uma panela de pressão. Junte a água, tampe e cozinhe em fogo alto por 90 minutos. Deixe a pressão sair por 10 minutos.

Transfira a carne para uma tigela de servir e desfie com dois garfos. Retire o alho e descarte. Junte metade do líquido do refogado e decore com a chalota, o pimentão e os rabanetes.

FRANGO NA PANELA DE PRESSÃO COM CEREJA AZEDA E AZEITONA VERDE

Rende 4 porções
Tempo de preparo: cerca de 30 minutos

8 coxas de frango com pele e osso
1 colher (chá) de sal marinho
2 colheres (sopa) de azeite extravirgem, separadas
½ xícara de vinho branco seco
1 limão grande cortado em rodelas
4 dentes de alho descascados e esmagados
2 chalotas descascadas e cortadas em rodelas finas
4 ramos de tomilho fresco
1 xícara de azeitonas verdes tenras sem caroço cortadas ao meio
1 xícara de cerejas azedas sem caroço, frescas ou descongeladas

Tempere o frango com o sal e reserve.

Coloque uma panela de pressão fogo. Junte 1 colher (sopa) de azeite. Assim que estiver quente, adicione o frango. Doure por 2 ½ minutos de cada lado e transfira o frango para um prato.

Despeje o vinho na panela e raspe o fundo com uma espátula para deglacear. Volte com o frango para a panela. Em seguida, adicione o limão, o alho, as chalotas e o tomilho. Tampe a panela e, uma vez que obtiver pressão, cozinhe por 10 minutos. Deixe a pressão sair por mais 10 minutos. Descarte os ramos de tomilho.

Transfira o frango, a chalota e o limão para uma travessa. Cubra com as azeitonas e as cerejas, regue com o azeite que sobrou.

LINGUADO GRELHADO COM TOMATE E PALMITO

Rende 2 porções
Tempo de preparo: cerca de 15 minutos

2 filés de linguado de 150 g
3 colheres (sopa) de azeite extravirgem, separadas
1 pitada de sal marinho, ou a gosto
2 tomates fatiados
4 palmitos enlatados fatiados
3 cebolinhas picadas
8 folhas de manjericão fresco rasgadas
½ colher (chá) de raspas de limão
½ colher (chá) de sementes de brócolis picadas (ver nota à p. 249)

Preaqueça a grelha em temperatura média-alta.

Pincele o linguado de ambos os lados com 1 ½ colher (sopa) de azeite. Tempere com sal. Grelhe o linguado até cozinhar, por aproximadamente 4 minutos de cada lado.

Arrume os tomates, palmito, cebolinha e manjericão em cada um dos dois pratos de servir. Cubra com o linguado. Regue o peixe com o azeite que sobrou e polvilhe com as raspas de limão e as sementes de brócolis.

LINGUADO ASSADO COM HARISSA E ABOBRINHA ASSADA, TOMATE, PIMENTÃO E CEBOLA-ROXA SALTEADOS

Rende 2 porções
Tempo de preparo: cerca de 25 minutos

Para o linguado

1 colher (chá) de sal marinho
1 colher (chá) de cardamomo moído
½ colher (chá) de cominho moído
½ colher (chá) de açafrão moído
2 colheres (sopa) de harissa
1 dente de alho descascado e picado
2 colheres (chá) de azeite extravirgem
2 filés de linguado de 150 g

Para os legumes

2 colheres (sopa) de azeite extravirgem
¼ de cebola-roxa descascada e finamente fatiada
1 abobrinha média cortada em rodelas de 0,5 cm
½ pimentão verde cortado em cubos de 1 cm
½ xícara de tomates-uva cortados ao meio
1 pitada de sal marinho, ou a gosto

Preaqueça o forno a 180°C.

Para fazer o peixe, misture o sal, o cardamomo, o cominho, o açafrão, a harissa, o alho e o azeite em uma tigela pequena. Coloque os filés de linguado em uma assadeira forrada de papel-manteiga. Cubra os filés uniformemente com a mistura de especiarias. Asse por 15 a 18 minutos, ou até que os filés estejam cozidos. Transfira para dois pratos de servir e deixe descansar por 10 minutos.

Enquanto isso, para preparar os legumes, aqueça o azeite em uma frigideira grande em fogo médio. Junte a cebola e refogue até ficar levemente crocante, por aproximadamente 10 minutos. Junte a abobrinha e o pimentão verde e cozinhe, mexendo sempre, por aproximadamente 4 minutos. Junte os tomates e continue cozinhando por mais 2 minutos. Tempere com sal e sirva como guarnição do peixe.

LINGUADO ASSADO COM NOZES E CEBOLINHA PICADAS

Rende 2 porções
Tempo de preparo: cerca de 25 minutos

Para o linguado

2 filés de 150 g de linguado
1 pitada de sal marinho, ou a gosto
1 colher (sopa) de azeite extravirgem
½ xícara de nozes cruas, sem sal e grosseiramente trituradas
2 colheres (chá) de cebolinha fresca picada

Para a salada

2 colheres (sopa) de Vinagrete de cereja azeda (p. 263), ou a gosto
1 maço grande de couve toscana sem o talo e picada
¾ de xícara de framboesas frescas ou descongeladas
1 pepino inglês finamente fatiado

Preaqueça o forno a 160°C.

Coloque os filés de linguado em uma assadeira forrada de papel-manteiga. Tempere com o sal e regue com o azeite. Cubra uniformemente com as nozes trituradas. Asse por 12 a 15 minutos, ou até que os filés estejam cozidos. Transfira para dois pratos de servir e deixe esfriar por 10 minutos. Polvilhe com a cebolinha.

Em uma tigela média, massageie a couve com a quantidade desejada de molho. Acrescente as framboesas e os pepinos e sirva como guarnição do peixe.

CAMARÃO NA ASSADEIRA COM ASPARGOS E MOLHO DE LIMÃO

Rende 2 porções
Tempo de preparo: cerca de 18 minutos

Para o molho

2 limões
2 colheres (sopa) de amêndoas cruas, sem sal e fatiadas
2 colheres (sopa) de folhas frescas de salsinha picadas

Para o camarão

1 ½ colher (sopa) de manteiga sem sal derretida
1 ½ colher (sopa) de azeite extravirgem
1 maço de aspargos frescos, sem a ponta
1 pitada de sal marinho, ou a gosto
500 g de camarão médio selvagem, descascado e limpo

Preaqueça o forno a 200°C.

Descasque e pique os limões e retire as sementes. Junte os limões, as amêndoas e a salsinha em uma tigela pequena. Reserve.

Junte a manteiga e o azeite em uma tigela pequena. Disponha os aspargos uniformemente em um dos lados de uma assadeira forrada com papel-manteiga e regue com metade da mistura de manteiga e óleo. Tempere com sal. Disponha os camarões uniformemente no outro lado da assadeira e regue com a mistura de manteiga e óleo restante. Tempere com sal. Asse por 8 a 10 minutos, ou até que os camarões fiquem rosados.

Divida os aspargos entre dois pratos de servir e cubra com o camarão e o molho de limão.

BACALHAU ASSADO COM BRÓCOLIS

Rende 2 porções
Tempo de preparo: cerca de 18 minutos

2 xícaras de brócolis picados
½ cebola-roxa descascada e fatiada
1 pimentão verde fatiado
3 colheres (sopa) de azeite extravirgem, separadas
1 pitada de sal marinho, ou a gosto
1 colher (sopa) de chalotas frescas picadas
½ xícara de azeitonas Castelvetrano sem caroço e cortadas ao meio
2 filés de 150 g de bacalhau dessalgado

Preaqueça o forno a 200°C.

Misture os brócolis, a cebola e o pimentão verde com 2 colheres (sopa) de azeite em uma tigela grande. Tempere com sal. Espalhe uniformemente em uma assadeira forrada de papel-manteiga. Asse por 12 a 15 minutos. Volte com os legumes para a tigela e misture com a chalota e as azeitonas.

Reduza a temperatura do forno para 190°C. Tempere os filés de bacalhau com sal. Esquente o azeite que sobrou em uma frigideira grande que possa ir ao forno em fogo médio para alto. Sele o bacalhau por 3 minutos de cada lado, depois ponha a frigideira no forno e asse por 8 minutos, ou até que os filés estejam cozidos. Divida a mistura de brócolis entre dois pratos de servir e cubra com o bacalhau.

CHILI DE JACA COM JERK

Rende 6 porções
Tempo de preparo: cerca de 30 minutos

2 colheres (sopa) de azeite extravirgem
1 cebola-roxa pequena, descascada e cortada em cubos

1 colher (sopa) de jerk (tempero jamaicano)

2 tomates cortados em cubos

400 g de jaca escorrida e lavada (ver nota à p. 261)

500 g de feijão-preto escorrido e lavado

500 g de feijão-azuqui escorrido e lavado

1 xícara de leite de coco sem açúcar

1 pitada de sal marinho, ou a gosto

2 xícaras de folhas de espinafre

Esquente o azeite em uma panela grande, em fogo médio. Junte as cebolas e cozinhe até ficarem translúcidas, por aproximadamente 3 minutos. Acrescente o jerk e continue cozinhando por 1 minuto. Junte os tomates, a jaca, o feijão-preto, o feijão-azuqui e o leite de coco. Tempere com sal. Deixe ferver, baixe o fogo e cozinhe por 20 minutos, mexendo de vez em quando.

Junte o espinafre antes de servir.

SALADA ARCO-ÍRIS DE MACARRÃO COM LEGUMES

Rende 2 porções

Tempo de preparo: cerca de 15 minutos

Para o molho

3 colheres (sopa) de pasta de amêndoas cruas, sem sal

1 colher (sopa) de pasta de missô branca

1 colher (chá) de gengibre fresco descascado e picado

2 colheres (sopa) de vinagre de sidra

1 colher (sopa) de suco de limão espremido na hora

1 pitada de pimenta-caiena

1 pitada de sal marinho, ou a gosto

3 colheres de azeite extravirgem

Para a salada

1 xícara de abobrinha ralada
1 xícara de abóbora ralada
¼ de cebola-roxa descascada e finamente fatiada
1 pimentão verde finamente fatiado
½ xícara de cenoura ralada
1 colher (chá) de folhas de coentro fresco picado
¼ de xícara de castanhas-de-caju cruas, sem sal e picadas
1 colher (chá) de sementes de gergelim

Junte a pasta de amêndoas, o missô, o gengibre, o vinagre, o suco de limão, a pimenta-caiena e o sal no liquidificador e bata até ficar homogêneo. Com o liquidificador em velocidade baixa, despeje o azeite até o molho ficar homogêneo e cremoso.

Em uma tigela grande, misture a abobrinha, a abóbora, a cebola, o pimentão e a cenoura. Misture a quantidade desejada de molho (o molho que sobrar pode ser guardado em um recipiente hermético na geladeira por até duas semanas; é uma ótima cobertura para *crudités**). Decore com coentro, castanhas-de-caju e sementes de gergelim.

ABÓBORA ASSADA COM PESTO DE BROTOS DE BRÓCOLIS

Rende 2 porções
Tempo de preparo: cerca de 45 minutos

1 abóbora média
2 colheres (sopa) de azeite extravirgem
1 pitada de sal marinho, ou a gosto
½ xícara de pesto de brotos de brócolis (p. 253)
½ xícara de tomates-uva cortados ao meio

---

* Beliscos crus como palitos de cenoura, aipo, pepino e afins. (N. T.)

½ xícara de tomates-caqui cortados ao meio

1 colher (chá) de sementes de brócolis picadas (ver nota à p. 249)

Preaqueça o forno a 200°C.

Corte a abóbora ao meio no sentido do comprimento. Raspe as sementes. Regue o interior com o azeite e tempere com sal. Coloque a abóbora com o lado cortado para baixo em uma assadeira forrada com papel-manteiga. Usando um garfo, faça alguns furos no lado da casca das meias abóboras. Asse por 35 a 40 minutos, ou até que a abóbora esteja macia. Resfrie por 10 minutos.

Usando um garfo, raspe a polpa da abóbora da casca e coloque-a em uma tigela média. Misture com o pesto e decore com os tomates e as sementes de brócolis.

COUVE-FLOR ASSADA COM BROTO DE BRÓCOLIS E MOLHO ROMESCO

Rende 2 porções

Tempo de preparo: cerca de 30 minutos

Para o romesco

2 pimentões verdes

2 xícaras de brotos de brócolis

½ xícara de amêndoas cruas, sem sal

1 colher (sopa) de pasta de missô branca

1 pitada de sal marinho, ou a gosto

¾ de xícara de azeite extravirgem

Suco de ½ limão espremido na hora

Para a couve-flor

4 xícaras de couve-flor

4 colheres (sopa) de azeite extravirgem

1 pitada de sal marinho, ou a gosto

Preaqueça o forno a 160°C.

Para fazer o molho, asse os pimentões em fogo médio, virando de vez em quando até escurecer por igual. Retire do fogo e deixe esfriar. Retire cascas, talos e sementes.

Junte os pimentões, os brotos de brócolis, as amêndoas, o missô, o sal, o azeite e o suco de limão em um processador e pulse até ficar cremoso.

Para preparar a couve-flor, coloque os floretes, o azeite e o sal em uma tigela grande. Espalhe uniformemente em uma assadeira forrada de papel-manteiga. Asse por 20 a 25 minutos, virando uma vez na metade do tempo, até que os floretes estejam dourados. Sirva com o molho romesco.

COGUMELOS "À BOLONHESA"

Rende 4 porções
Tempo de preparo: cerca de 40 minutos

2 colheres (sopa) de azeite extravirgem
2 colheres (sopa) de manteiga sem sal
¼ de xícara de chalotas descascadas e finamente picadas
½ xícara de aipo finamente picado
2 dentes de alho descascados e amassados
1 raminho fresco de alecrim
500 g de cogumelos *cremini* finamente picados
250 g de cogumelos shiitake em fatias
1 pitada de sal marinho, ou a gosto
1 xícara de caldo de legumes
1 xícara de tomates frescos ou enlatados amassados
1 receita de Abóbora assada (sem o pesto; veja p. 272) ou 4 xícaras
    de legumes ralado e cozidos

Em uma panela grande, aqueça o azeite e a manteiga em fogo médio. Junte as chalotas e o aipo e cozinhe até eles ficarem translúcidos, cerca de 3 minutos. Acrescente o alho, o alecrim e os cogumelos. Cozinhe até que os cogumelos fiquem levemente caramelizados, mexendo de vez em quando, aproximadamente por 15 minutos. Tempere com o sal. Junte o caldo de legumes e os tomates amassados. Deixe ferver, baixe o fogo e cozinhe por 15 a 20 minutos. Sirva por cima da abóbora ou de seus legumes ralados e cozidos favoritos.

LANCHES

PUDIM DE COCO COM CHIA

Rende 4 porções
Tempo de preparo: cerca de 10 minutos

2 xícaras de leite de coco sem açúcar
1 colher (chá) de extrato de baunilha
1 colher (sopa) de D-psicose (alulose) granulada
1 pitada de sal marinho, ou a gosto
¼ de xícara de sementes de chia
Framboesas frescas ou descongeladas, cerejas ou mirtilos para
    decorar
Chocolate escuro raspado para decorar

Bata o leite de coco, a baunilha, a D-psicose (alulose) e o sal em uma tigela média. (Lembrando que você pode substituir a alulose por estévia, mas atente para a quantidade, já que a estévia é bem mais doce que a alulose.) Misture as sementes de chia, tampe a tigela e deixe em repouso por 1 hora em temperatura ambiente, tampado. Leve à geladeira, tampado, por 2 horas antes de servir. Cubra com frutas vermelhas, cerejas ou chocolate raspado.

OVOS COZIDOS FERMENTADOS COM CÚRCUMA

Rende 4 porções
Tempo de preparo: cerca de 25 minutos

2 xícaras de vinagre de sidra
½ xícara de água
1 colher (chá) de D-psicose (alulose) granulada
1 colher (chá) de sal marinho
2 colheres (chá) de açafrão moído

8 ovos cozidos, descascados
3 chalotas descascadas e finamente fatiadas
2 ramos de tomilho fresco
1 colher (sopa) de pimenta-do-reino

Ponha o vinagre, a água, a D-psicose (alulose), o sal e o açafrão para ferver em uma panela média. Deixe esfriar à temperatura ambiente. Coloque os ovos em uma tigela grande (500 ml) com as chalotas, o tomilho e a pimenta-do-reino. Despeje a mistura de vinagre sobre os ovos. Cubra e leve à geladeira por pelo menos três dias (os ovos podem ficar na geladeira até por catorze dias).

IOGURTE COM CANELA E CÚRCUMA

Rende 2 porções
Tempo de preparo: cerca de 10 minutos

350 ml de iogurte grego integral sem açúcar
¾ de colher (chá) de açafrão moído
¾ de colher (chá) de canela em pó
1 pitada de cardamomo moído
1 pitada de pimenta-do-reino moída na hora
1 colher (chá) de D-psicose (alulose) granulada
Mirtilos frescos ou descongelados para decorar
Nozes cruas sem sal e picadas, para decorar

Junte o iogurte grego, o açafrão, a canela, o cardamomo, a pimenta-do-reino e a D-psicose (alulose) em uma tigela média. Misture até ficar homogêneo. Saboreie puro ou coberto com mirtilos e nozes.

MAIONESE DE *CRUDITÉS* COM CASTANHA-DE-CAJU E PIMENTA SRIRACHA

Rende 4 porções
Tempo de preparo: cerca de 12 minutos

Para as crudités

2 pepinos ingleses
2 cenouras descascadas
1 pimentão verde
1 xícara de tomates-cereja frescos

Para a maionese

½ xícara de castanhas-de-caju cruas, sem sal
1 xícara de água morna
⅓ de xícara de água
1 colher (sopa) de suco de limão espremido na hora
1 pitada de sal marinho, ou a gosto
1 colher (chá) de tamari (molho de soja sem glúten)
1 colher (sopa) de sriracha

Corte os pepinos, as cenouras e o pimentão à *julienne*, isto é, em palitos finos e uniformes. Corte os tomates-cereja ao meio no sentido do comprimento.

Para preparar a maionese, mergulhe as castanhas-de-caju na água morna por 1 hora. Escorra e descarte a água do molho. Coloque as castanhas-de-caju no liquidificador com ⅓ de xícara de água, o suco de limão, o sal, o tamari e o sriracha. Misture até ficar homogêneo e cremoso. Sirva com as *crudités*.

KIMCHI DE COUVES-DE-BRUXELAS

Rende 4 porções
Tempo de preparo: cerca de 15 minutos

2 colheres (chá) de sal marinho
1 litro de água
½ cebola-roxa descascada e fatiada
4 dentes de alho descascados
1 colher (chá) de gengibre fresco descascado e picado
1 colher (chá) de sementes de funcho (erva-doce)
1 colher (chá) de sementes de coentro
1 colher (sopa) de tamari (molho de soja sem glúten)
2 colheres (chá) de *gochugaru* (veja nota abaixo)
2 colheres (chá) de sriracha
1 kg de couve-de-bruxelas aparada e cortada em quatro

Dissolva o sal na água e reserve. Pulse a cebola, o alho, o gengibre, a erva-doce, o coentro, o tamari, o *gochugaru* e o sriracha em um processador até ficar homogêneo. Misture bem a pasta juntando-a à água salgada.

Coloque as couves-de-bruxelas em dois potes de conservas esterilizados grandes (500 ml). Cubra com a salmoura. Certifique-se de que as couves-de-bruxelas fiquem totalmente submersas. Deixe 2,5 cm de ar nos frascos. Tampe e deixe descansar em temperatura ambiente por três a cinco dias, ou até que a mistura esteja soltando bolhas.

O *kimchi* pode ser guardado na geladeira por até seis semanas.

NOTA: O *gochugaru* é um pó de pimenta-malagueta coreana que você pode comprar on-line, em mercados asiáticos ou em supermercados comuns que tenham uma seção de ingredientes asiáticos. Se você não encontrar, pode substituí-lo por flocos de pimenta-malagueta moídos, pimenta-caiena ou mesmo páprica.

BEBIDAS

SHAKE DE FRAMBOESA E TAHINE

Rende 2 porções
Tempo de preparo: cerca de 10 minutos

1 xícara de framboesas congeladas
2 figos frescos
2 colheres de tahine
1 colher (chá) de D-psicose (alulose) granulada, ou a gosto
1 xícara de leite de coco sem açúcar
1 xícara de água
1 xícara de gelo

Coloque as framboesas, os figos, o tahine, a D-psicose (alulose), o leite de coco, a água e o gelo no liquidificador. Bata em velocidade alta até ficar homogêneo e cremoso.

SHAKE DE TORTA DE MAÇÃ

Rende 2 porções
Tempo de preparo: cerca de 10 minutos

1 maçã vermelha sem sementes cortada em cubos
1 xícara de leite de amêndoa sem açúcar
1 xícara de iogurte grego integral sem açúcar
2 colheres (sopa) de pasta de amêndoas cruas, sem sal
1 colher (chá) de canela em pó
½ colher (chá) de extrato de baunilha
1 pitada de noz-moscada moída
1 pitada de gengibre moído
1 colher (chá) de D-psicose (alulose) granulada, ou a gosto

1 colher (chá) de sementes de brócolis (veja nota à p. 249)
1 xícara de gelo

Junte no liquidificador a maçã, o leite de amêndoas, o iogurte, a pasta de amêndoas, a canela, a baunilha, a noz-moscada, o gengibre, a D-psicose (alulose), as sementes de brócolis e o gelo. Misture até ficar homogêneo e cremoso.

"MOCKTAIL" DE CEREJA AZEDA

Rende 2 porções
Tempo de preparo: cerca de 10 minutos

2 colheres (sopa) de extrato de cereja azeda (veja nota à p. 246)
500 ml de água com gás
2 rodelas de limão

Coloque o extrato de cereja em uma jarra de servir. Despeje a água com gás e sirva com gelo, decorado com rodelas de limão.

CAFÉ FRIO DE AMÊNDOA E CACAU

Rende 2 porções
Tempo de preparo: cerca de 10 minutos

¾ de xícara de leite de amêndoas sem açúcar
1 colher (sopa) de cacau em pó
½ colher (chá) de canela em pó
¼ de colher (chá) de cardamomo em pó
1 pitada de sal marinho
1 colher (chá) de D-psicose (alulose) granulada, ou a gosto
500 ml de café frio

Misture o leite de amêndoas, o cacau, a canela, o cardamomo, o sal e a D-psicose (alulose) em uma tigela pequena. Despeje o café em uma jarra de servir e adicione a mistura de leite de amêndoa. Mexa e sirva com gelo.

LIMONADA DE HORTELÃ E FRAMBOESA

Rende 4 porções
Tempo de preparo: cerca de 10 minutos

1 colher (sopa) de extrato de cereja azeda (veja nota à p. 246)
1 xícara de framboesas frescas ou descongeladas, maceradas
1 xícara de água
¼ de xícara de suco de limão espremido na hora
⅓ de xícara de D-psicose (alulose) granulada
4 raminhos de hortelã fresca

Junte o extrato de cereja, as framboesas, a água, o suco de limão e a D-psicose (alulose) em uma jarra. Mexa bem e sirva com gelo, decorado com raminhos de hortelã.

Epílogo

Se não gosta da estrada em que está caminhando,
comece a pavimentar outra.
Dolly Parton

Se você tivesse que citar os maiores avanços médicos da história da humanidade — aqueles que mudaram o mundo e permitiram que as pessoas vivessem mais e melhor —, o que viria à sua mente? Quando se começa a refletir seriamente a respeito, aflora uma lista interminável de descobertas e progressos, alguns bastante básicos e outros high-tech: a anestesia, a vacina, os antibióticos, o hábito de lavar as mãos, a insulina para diabéticos tipo 1, o transplante de órgãos, o sequenciamento do genoma, o diagnóstico por imagem (os raios X, a tomografia computadorizada e a ressonância magnética), a terapia com células-tronco, a imunoterapia, a inteligência artificial... A lista não termina. Seria difícil ranquear esses "saltos quânticos" na medicina.

Um dos meus favoritos, no entanto, é a descoberta de que fumar causa câncer de pulmão. Por mais rudimentar e incontroverso que possa parecer agora, a conexão entre fumar e ter câncer, em especial câncer de pulmão, foi saudada como uma de nossas maiores conquistas na medicina. Isso ajudou a direcionar seriamente a atenção para os comportamentos e fatores ambientais que afetam a saúde e, posteriormente, as campanhas antitabagismo também passaram a levar em consideração o fumo passivo. É possível traçar analogias entre esse importante avanço e a descoberta dos perigos do ácido úrico elevado. Antes, porém, um pouco de história.

O cigarro já foi chamado de "artefato mais mortal da história da civilização humana".[1] Até o fumo se tornar popular, no final do século XIX, o câncer de pulmão era tão raro que era quase desconhecido. Em 1929, Fritz Lickint, um médico alemão obcecado pelo estudo dos efeitos do tabagismo sobre a saúde, publicou as primeiras evidências estatísticas formais relacionando o tabagismo ao câncer de pulmão. Embora outros cientistas tivessem demonstrado anteriormente uma associação entre o cigarro e o câncer pulmonar — entre eles o médico americano Isaac Adler, que mais de uma década antes postulou que o fumo estava por trás das taxas crescentes de câncer de pulmão —, ninguém havia divulgado estudos baseados em quantidades tão grandes de dados rigorosos. As evidências eram tão claras e óbvias para Lickint que ele acreditava não serem necessários estudos adicionais, e que a solução era proibir o fumo. Ele proclamou obstinadamente que era melhor prevenir do que remediar. É pena que a medicina preventiva ainda não fosse totalmente compreendida e adotada; naquela época, a medicina se concentrava sobretudo no tratamento de doenças.

Como se costuma dizer, tudo é uma questão de timing. As descobertas de Lickint passaram em grande parte despercebidas porque ocorreram na Alemanha, durante o período de inquietação que antecedeu a Segunda Guerra Mundial. Ele entraria para a história como "um dos grandes heróis anônimos da ciência médica do século XX".[2] Quem levou o maior crédito pelo elo entre cigarro e câncer de pulmão foi Richard Doll, médico britânico que, em 1950, tentou soar o alarme de que fumar estava provocando uma epidemia de câncer de pulmão no Reino Unido pós-guerra. Em 1951, Doll iniciou um estudo longitudinal de cinquenta anos que provaria de forma inequívoca essa conexão, ao mostrar que metade de todos os fumantes morria em função do vício, e que parar de fumar reduzia ou eliminava significativamente o risco. Mas os alertas de Doll foram silenciados pela poderosa indústria do cigarro, que continuou a promover incansavelmente os benefícios para a saúde de seu produto: entre os anúncios na praça estavam "Mais médicos fumam Camel do que qualquer outro cigarro" e "Fume um Lucky para levantar seu astral!"; as empresas chegavam a declarar que o cigarro melhorava a digestão e ajudava a manter uma silhueta esbelta.

Hoje todos nós sabemos que não é assim, mas foi preciso esperar até 1964, quando o Serviço de Saúde Pública dos Estados Unidos emitiu o primeiro relatório informando os americanos sobre os efeitos incrivelmente tóxicos do fumo e as pessoas finalmente tomaram consciência da verdade. No final da década de 1960, pesquisas mostraram que a maioria das pessoas acreditava que fumar poderia causar câncer. Incrivelmente, porém, apenas um terço de todos os médicos americanos acreditava que os argumentos contra os cigarros estavam consolidados (e muitos médicos fumavam).

O motivo pelo qual trago esse pedacinho de história é que podemos traçar paralelos entre a história do tabagismo e da conscientização sobre o fumo e a compreensão dos danos que o ácido úrico elevado a longo prazo pode causar. Analisando essa comparação sob outro ângulo, podemos encarar o ácido úrico elevado como uma espécie de fumaça, embora eu tenha esperança de que ainda não seja necessário mais meio século até que as pessoas captem a mensagem. Como gosto de dizer — e perdoe o clichê —, onde há fumaça, há fogo. Assim como a fumaça antecede o fogo, o ácido úrico elevado antecede muitos resultados indesejados e tem uma conexão direta com o caos biológico. Não podemos mais ignorar os dados que nos revelam essa outra verdade oculta — outra exposição que podemos de fato controlar em nossa vida. Viver com ácido úrico cronicamente alto é, antes de tudo, uma escolha, considerando o quanto sabemos sobre os fatores de estilo de vida que desencadeiam elevações perigosas.

Para todo ser vivo, a vida é um ciclo contínuo de destruição e construção. E queremos que o equilíbrio dessas duas forças esteja correto dentro de nós. Atingir esse equilíbrio começa com um corpo também equilibrado — resultado direto das opções de estilo de vida que fazemos diariamente. Como eu disse ao longo deste livro, a elevação crônica do ácido úrico é um sinal claro e óbvio de que há algo de errado no corpo que precisa ser tratado antes que os sintomas de uma condição mais séria se manifestem. A boa notícia é que cortar o ácido é tão fácil quanto dar os pequenos passos que descrevi, começando, realmente, por aquilo que você põe na boca.

Ao longo da minha atividade como médico, palestrante e autor, respondi a muitas perguntas sobre todos os assuntos imagináveis quando se trata de saúde e bem-estar (você pode ver minha lista de principais perguntas e respostas em DrPerlmutter.com, na aba "Learn" [Aprenda]). Uma das minhas favoritas é esta: se eu tivesse quinze minutos para ensinar qualquer coisa a outro médico, o que seria e por quê?

Essa é fácil de responder. De forma muito simples, a nutrição é mais importante do que você imagina. A alimentação é a aliada mais importante da nossa saúde. Acredito que, se todos fizermos hoje uma pequena mudança para melhorar nossas dietas, seja eliminando os açúcares refinados adicionados ou transformando uma dieta centrada em carne e carboidratos em outra, com base em vegetais, vivenciaríamos melhoras radicais em nossa saúde — e em pouco tempo. Ao buscar uma vida melhor, mais em forma e gratificante, você precisa começar por algum lugar, e a nutrição é uma porta de entrada. Nem drogas, nem dietas radicais e sofridas, nem protocolos de exercícios irreais. Somente minha palavra favorita: *comida*. Fico contente ao ver que finalmente vem tomando forma na comunidade da saúde um movimento que valoriza e apregoa o poder dos alimentos na medicina.

Se uma em cada cinco mortes em todo o mundo atualmente pode ser atribuída à alimentação inadequada — mais do que a qualquer outro fator de risco, entre eles o cigarro —, o aviso não está dado? Todos nós temos ciência dos perigos do fumo. Então devemos aceitar os perigos de uma dieta ruim, que resulta em disfunção metabólica, cujas manifestações incluem a desregulação do ácido úrico. E agora que marcamos o ácido úrico como um "maestro da sinfonia mundial" das doenças crônicas — expressão, você vai lembrar, usada no capítulo 1 —, devemos fazer o que pudermos para equilibrar esse importante metabólito.

Aplaudo os cientistas que vêm pressionando por mais pesquisas sobre o uso de intervenções na linha "Comida é remédio" para prevenir, manejar, tratar e talvez reverter doenças. Imagine um futuro em que deparemos com refeições sob medida, receitadas por médicos. A integração do princípio "Comida é remédio" à assistência de saúde exigirá mudanças radicais na formação e na educação médicas, bem como no financiamento sustentável para promover programas que apoiem esse movimento. É claro que isso incluiria abordar a insegurança alimentar, que é um problema não apenas em áreas subdesenvolvidas do mundo, mas também em todos os países mais ricos.

A pandemia global de covid-19 não apenas expôs a fragilidade dos sistemas de saúde em todo o mundo, mas também lançou uma luz forte sobre a fragilidade dos sistemas alimentares, entre eles as taxas vertiginosas de insegurança alimentar e a falta de acesso a alimentos saudáveis para quem sofre de doenças relacionadas à alimentação. Acabar com essa crise começa com a incorporação aos sistemas de saúde da abordagem "Comida é remédio". Isso também exige realizar uma transformação heroica, deixando de subsidiar milho, soja e açúcar e, em vez disso, apoiando agricultores que produzem uma série de alimentos saudáveis.[3] As recompensas podem ser enormes. Pesquisadores americanos concluíram, por exemplo, que no tempo de vida de um ser humano um subsídio de 30% a frutas e vegetais preveniria 1,93 milhão de eventos de doenças cardiovasculares e economizaria aproximadamente 40 bilhões de dólares em custos de saúde.[4]

Em Massachusetts e na Califórnia, intervenções do tipo "Comida é remédio" já estão em andamento com populações de alto risco — indivíduos com condições complexas de saúde mental ou outras, gente que sofre nas atividades básicas da vida cotidiana e pessoas que frequentam o tempo todo as salas de emergência.[5] Em Massachusetts, por exemplo, foi lançado em 2019 um programa, bancado pelo sistema de saúde do governo, para fornecer em domicílio refeições, mantimentos, utensílios de cozinha, educação alimentar e transporte para pessoas que precisam de acesso a boa alimentação. E na Califórnia, a Coalizão Comida É Remédio é um programa que coordena um esforço entre agências estaduais para fornecer serviços de nutrição e refeições medicamente personalizadas que beneficiam pessoas vulneráveis. O trabalho está valendo a pena: estudos nos últimos anos mostraram reduções radicais nos custos de assistência médica e hospitalizações entre pacientes que recebem nutrição médica completa por seis meses.[6] Por si só, a expressão *nutrição médica* deveria ser adotada cada vez mais em nossa consciência e em nosso vocabulário.

Prevejo que iremos ver progressivamente esse tipo de resultado positivo, o que incentivará ainda mais os programas em todo o país e em outras partes do mundo. A outra boa notícia é que o governo dos Estados Unidos alocou milhões de dólares de financiamento agrícola para estabelecer "programas de prescrição de produtos" em oito estados. Esses programas oferecem tíquetes ou cartões de débito, distribuídos por prestadores de serviços de saúde, que podem ser resgatados gratuitamente ou com desconto em vários locais. Programas também estão em andamento nas principais universidades, nos hospitais e instituições de pesquisa para ajudar e educar as pessoas nas comunidades no que diz respeito à comida como remédio.

Louvo essas campanhas, que podem ajudar a pavimentar novos caminhos para uma saúde melhor para todos, independentemente de idade, origens, status socioeconômico e localização geográfica. Mas, até que os programas sejam lançados em grande escala, e até que possamos reestruturar a indústria de alimentos e bebidas, cada um de nós precisa fazer sua parte, começando com nossa própria vida. Como se costuma dizer, pense globalmente, aja localmente (e no plano pessoal).

Minha esperança é que eu tenha dado informações que você possa usar para fazer uma mudança positiva, passo a passo, em sua vida. O objetivo é viver em harmonia com os processos naturais do corpo, um sistema desenvolvido ao longo de milhões de anos de evolução.

Hoje temos fome de uma alimentação adequada, que contribua para a saúde. Fome de mais movimento e de um sono reparador. E estamos ansiosos para inaugurar essa revolução em nossa evolução. Nos cinquenta e tantos anos desde que as campanhas antitabagistas começaram, após o relatório do serviço público de saúde, mais de 8 milhões de vidas americanas foram salvas. Quantos milhões de vidas poderiam ter sido salvas desde então se soubéssemos o papel do ácido úrico no fomento aos incêndios em nosso corpo?

Faça a sua parte. Pavimente seu novo caminho.

Encontre o seu ponto ideal, onde você possa cumprir o protocolo LUV e fazer a diferença, começando por você mesmo. Depois, compartilhe a experiência.

Vou continuar fazendo minha parte.

Junte-se a mim.

Agradecimentos

Livros como este brotam da força coletiva de muitas pessoas criativas e talentosas, concentradas em um objetivo. Sou profundamente grato às pessoas a seguir, que fizeram tudo acontecer.

Obrigado à minha querida amiga e agente literária Bonnie Solow. Anos atrás, seu entusiasmo por *A dieta da mente* catalisou tudo o que veio depois. Vai além da medida minha gratidão por sua capacidade de liderança, a atenção aos detalhes e a fonte constante de sabedoria editorial.

Obrigado à equipe incansável da Little, Brown Spark, que fez a defesa do meu trabalho ao longo dos anos. Um agradecimento especial a Tracy Behar, minha editora, que tem um dom inigualável de garantir que a mensagem permaneça clara, sucinta e prática. Do primeiro esboço ao manuscrito final, sua genialidade editorial tornou este livro muito melhor. Obrigado também a Michael Pietsch, Bruce Nichols, Ian Straus, Jessica Chun, Juliana Horbachevsky, Craig Young, Sabrina Callahan, Julianna Lee, Barbara Clark, Pat Jalbert-Levine e Melissa Mathlin. É sempre um prazer trabalhar com um grupo tão dedicado e profissional.

Obrigado a Amy Stanton e Rebecca Reinbold, da Stanton & Company, pelo esforço criativo com um olhar para o futuro no marketing deste livro, e pela maravilhosa capacidade de trabalhar tão perfeitamente com a equipe da Little, Brown Spark. E para Jonathan Jacobs e a Accelerate360 pelo método incrivelmente experiente de melhorar nossa exposição nas mídias sociais.

Obrigado a Tricia Williams, da Daily Dose, que criou receitas incríveis para combinar com as diretrizes da Dieta LUV e tornar divertido o ato de cozinhar.

Devo um agradecimento extra a Kate Workman, nossa diretora de operações, por ser tão rigorosa em todos os aspectos de todos os nossos projetos.

Obrigado também a Jerry Adams Jr. e Ellyne Lonergan, pelo zelo e criatividade na elaboração do especial da PBS que acompanhou este livro.

Sou grato à minha esposa, Leize, e a meus filhos, Austin e Reisha, que nunca deixaram de me incentivar e apoiar em minha jornada.

E, por fim, um agradecimento muito especial e sincero à minha coautora, Kristin Loberg, por nossa amizade, nossas histórias de pescaria e a honra, uma vez mais, de poder compartilhar a grande aventura: criar um livro tão importante.

Notas

INTRODUÇÃO: O TESTE DO ÁCIDO [PP. 11-25]

1. Ver: <https://peterattiamd.com/>.

2. Ver Centers for Disease Control and Prevention. Disponível em: <www.cdc.gov>; e American Heart Association. Disponível em: <www.heart.org>.

3. Ver: "Hidden in Plain Sight". SugarScience, University of California at San Francisco. Disponível em: <https://sugarscience.ucsf.edu/hidden-in-plain-sight/>.

4. Alexander Haig, *Uric Acid as a Factor in the Causation of Disease: A Contribution to the Pathology of High Arterial Tension, Headache, Epilepsy, Mental Depression, Paroxysmal Hæmoglobinuria and Anæmia, Bright's Disease, Diabetes, Gout, Rheumatism, and Other Disorders*. Londres: Franklin Classics, 2018. Ver também: Alexander Haig, "Uric Acid as a Factor in the Causation of Disease: A Contribution to the Pathology of High Blood Pressure, Headache, Epilepsy, Mental Depression, Paroxysmal Hemoglobinuria and Anemia, Bright's Disease, Gout, Rheumatism and other Disorders". *JAMA*, v. 31, n. 3, 1898, p. 139. Disponível em: <https://doi.org/10.1001/jama.1898.02450030041022>.

5. Theodora Fragkou, Konstantina Goula e Ourania Drakoulogkona, "The History of Gout Through Centuries". *Nephrology Dialysis Transplantation*, v. 30, suplemento 3, pp. 377-80, maio 2015. Disponível em: <https://doi.org/10.1093/ndt/gfv186.05>.

6. *Oxford English Dictionary*, 2ª ed. Oxford, Reino Unido: Oxford University Press, 2004.

7. George Nuki e Peter A. Simkin, "A Concise History of Gout and Hyperuricemia and Their Treatment". *Arthritis Research & Therapy*, v. 8, suplemento 1, 2006, p. S1. Disponível em: <https://doi.org/10.1186/ar1906>.

8. Julie Maurer, "Early Gout Is Bad for the Heart: Recent Research Context". *Med-Page Today*, 28 nov. 2019. Disponível em: <https://www.medpagetoday.com/reading-room/acrr/generalrheumatology/83581>. Ver também: Yan Li et al., "Clinical Characteristics of Early-Onset Gout in Outpatient Setting". *ACR Open Rheumatology*, v. 1, n. 7, pp. 397-402, 2019. Disponível em: <https://doi.org/10.1002/acr2.11057>.

9. Jasvinder A. Singh, "Gout: Will the 'King of Diseases' Be the First Rheumatic Disease to Be Cured?". *BMC Medicine*, v. 14, 2016, p. 180. Disponível em: <https://doi.org/10.1186/s12916-016-0732-1>.

10. Christina George e David A. Minter, "Hyperuricemia". *StatPearls.* Treasure Island, Flórida: 2021. Disponível em: <https://www.ncbi.nlm.nih.gov/books/NBK459218/>.

11. Jiunn-Horng Chen et al., "Serum Uric Acid Level as an Independent Risk Factor for All-Cause, Cardiovascular, and Ischemic Stroke Mortality: A Chinese Cohort Study". *Arthritis & Rheumatology*, v. 61, n. 2, pp. 225-32, fev. 2009. Disponível em: <https://doi.org/10.1002/art.24164>. Ver também: Erick Prado de Oliveira e Roberto Carlos Burini, "High Plasma Uric Acid Concentration: Causes and Consequences". *Diabetology & Metabolic Syndrome*, v. 4, abr. 2012, p. 12. Disponível em: <https://doi.org/10.1186/1758-5996-4-12>.

12. Rashika El Ridi e Hatem Tallima, "Physiological Functions and Pathogenic Potential of Uric Acid: A Review". *Journal of Advanced Research*, v. 8, n. 5, pp. 487-93, set. 2017. Disponível em: <https://doi.org/10.1016/j.jare.2017.03.003>.

13. Ibid.

14. James J. DiNicolantonio, James H. O'Keefe e Sean C. Lucan, "Added Fructose: A Principal Driver of Type 2 Diabetes Mellitus and Its Consequences". *Mayo Clinic Proceedings*, v. 90, n. 3, pp. 372-81, mar. 2015. Disponível em: <https://doi.org/10.1016/j.mayocp.2014.12.019>.

15. Fiorenzo Stirpe et al., "Fructose-induced Hyperuricaemia". *The Lancet*, v. 296, n. 7686, pp. 1310-1, dez. 1970. Disponível em: <https://doi.org/10.1016/s0140-6736(70)92269-5>.

16. Michael I. Goran et al., "The Obesogenic Effect of High Fructose Exposure During Early Development". *Nature Reviews Endocrinology*, v. 9, n. 8, pp. 494-500, ago. 2013.

17. Christopher Rivard et al., "Sack and Sugar, and the Aetiology of Gout in England Between 1650 and 1900". *Rheumatology*, v. 52, n. 3, pp. 421-6, mar. 2013. Disponível em: <https://doi.org/10.1093/rheumatology/kes297>.

18. Lina Zgaga et al., "The Association of Dietary Intake of Purine-Rich Vegetables, Sugar-Sweetened Beverages and Dairy with Plasma Urate, in a Cross-Sectional

Study". *PLOS ONE*, v. 7, n. 6, 2012, p. e38123. Disponível em: <https://doi.org/10.1371/journal.pone.0038123>.

19. Jasvinder A. Singh, Supriya G. Reddy e Joseph Kundukulam, "Risk Factors for Gout and Prevention: A Systematic Review of the Literature". *Current Opinion in Rheumatology*, v. 23, n. 2, pp. 192-202, mar. 2011. Disponível em: <https://doi.org/10.1097/BOR.0b013e3283438e13>.

20. Christian Enzinger et al., "Risk Factors for Progression of Brain Atrophy in Aging: Six-Year Follow-Up of Normal Subjects". *Neurology*, v. 64, n. 10, pp. 1704-11, 24 maio 2005. Disponível em: <https://doi.org/10.1212/01.WNL.0000161871.83614.BB>.

21. Paul K. Crane et al., "Glucose Levels and Risk of Dementia". *New England Journal of Medicine*, v. 369, n. 6, pp. 540-8, ago. 2013. Disponível em: <https://doi.org/10.1056/NEJMoa1215740>.

1. A DEFINIÇÃO DO U [PP. 33-58]

1. Gertrude W. Van Pelt, "A Study of Haig's Uric Acid Theory". *Boston Medical and Surgical Journal*, v. 134, n. 6, 1896, pp. 129-34. Disponível em: <https://www.nejm.org/doi/full/10.1056/NEJM189602061340601>.

2. Richard J. Johnson et al., "Lessons from Comparative Physiology: Could Uric Acid Represent a Physiologic Alarm Signal Gone Awry in Western Society?". *Journal of Comparative Physiology B: Biochemical, Systemic, and Environmental Physiology*, v. 179, n. 1, pp. 67-76, jan. 2009. Disponível em: <https://www.ncbi.nlm.nih.gov/pmc/articles/PMC2684327/>.

3. Ver o Framingham Heart Study. Disponível em: <http://www.framingham-heartstudy.org>.

4. Bruce F. Culleton et al., "Serum Uric Acid and Risk for Cardiovascular Disease and Death: The Framingham Heart Study". *Annals of Internal Medicine*, v. 131, n. 1, jul. 1999, pp. 7-13. Disponível em: <https://doi.org/10.7326/0003-4819-131-1-199907060-00003>.

5. Para ter acesso a uma lista parcial dos artigos de pesquisa do dr. Richard J. Johnson's Research Papers, vá à sua página no Google Scholar.

6. Richard J. Johnson e Peter Andrews, "The Fat Gene". *Scientific American*, v. 313, n. 4, pp. 64-9, out. 2015. Disponível em: <https://doi.org/10.1038/scientificamerican1015-64>.

7. Johnson e Andrews, op. cit.

8. Ibid.

9. Daniel I. Feig, Beth Soletsky e Richard J. Johnson, "Effect of Allopurinol on Blood Pressure of Adolescents with Newly Diagnosed Essential Hypertension: A Randomized Trial". *JAMA*, v. 300, n. 8, pp. 924-32, ago. 2008. Disponível em: <https://doi.org/10.1001/jama.300.8.924>.

10. Mehmet Kanbay et al., "A Randomized Study of Allopurinol on Endothelial Function and Estimated Glomular Filtration Rate in Asymptomatic Hyperuricemic Subjects with Normal Renal Function". *Clinical Journal of the American Society of Nephrology*, v. 6, n. 8, pp. 1887-94, ago. 2011. Disponível em: <https://doi.org/10.2215/CJN.11451210>. Ver também: Jacob George e Allan D. Struthers, "Role of Urate, Xanthine Oxidase and the Effects of Allopurinol in Vascular Oxidative Stress". *Vascular Health and Risk Management*, v. 5, n. 1, pp. 265-72, 2009. Disponível em: <https://doi.org/10.2147/vhrm.s4265>; Scott W. Muir et al., "Allopurinol Use Yields Potentially Beneficial Effects on Inflammatory Indices in Those with Recent Ischemic Stroke: A Randomized, Double-Blind, Placebo-Controlled Trial". *Stroke*, v. 39, n. 12, pp. 3303-7, dez. 2008. Disponível em: <https://doi.org/10.1161/STROKEAHA.108.519793>; Jesse Dawson et al., "The Effect of Allopurinol on the Cerebral Vasculature of Patients with Subcortical Stroke; a Randomized Trial". *British Journal of Clinical Pharmacology*, v. 68, n. 5, pp. 662-8, nov. 2009. Disponível em: <https://doi.org/10.1111/j.1365-2125.2009.03497.x>; Fernando E Garcia-Arroyo et al., "Allopurinol Prevents the Lipogenic Response Induced by an Acute Oral Fructose Challenge in Short-Term Fructose Fed Rats". *Biomolecules*, v. 9, n. 10, out. 2019, p. 601. Disponível em: <https://doi.org/10.3390/biom9100601>; Jasvinder A. Singh e Shaohua Yu, "Allopurinol and the Risk of Stroke in Older Adults Receiving Medicare". *BMC Neurology*, v. 16, n. 1, set. 2016, p. 164. Disponível em: <https://doi.org/10.1186/s12883-016-0692-2>; Marilisa Bove et al., "An Evidence-Based Review on Urate-Lowering Treatments: Implications for Optimal Treatment of Chronic Hyperuricemia". *Vascular Health and Risk Management*, v. 13, pp. 23-8, fev. 2017. Disponível em: <https://doi.org/10.2147/VHRM.S115080>.

11. Federica Piani, Arrigo F. G. Cicero e Claudio Borghi, "Uric Acid and Hypertension: Prognostic Role and Guide for Treatment". *Journal of Clinical Medicine*, v. 10, n. 3, jan. 2021, p. 448. Disponível em: <https://doi.org/10.3390/jcm10030448>. Ver também Qing Xiong, Jie Liu e Yancheng Xu, "Effects of Uric Acid on Diabetes Mellitus and Its Chronic Complications". *International Journal of Endocrinology* 2019, ID do artigo 9691345, out. 2019. Disponível em: <https://doi.org/10.1155/2019/9691345>; Anju Gill

et al., "Correlation of the Serum Insulin and the Serum Uric Acid Levels with the Glycated Haemoglobin Levels in the Patients of Type 2 Diabetes Mellitus". *Journal of Clinical and Diagnostic Research*, v. 7, n. 7, pp. 1295-7, jul. 2013. Disponível em: <https://doi.org/10.7860/JCDR/2013/6017.3121>; Zohreh Soltani et al., "Potential Role of Uric Acid in Metabolic Syndrome, Hypertension, Kidney Injury, and Cardiovascular Diseases: Is It Time for Reappraisal?". *Current Hypertension Reports*, v. 15, n. 3, pp. 175-81, jun. 2013. Disponível em: <https://doi.org/10.1007/s11906-013-0344-5>; Magdalena Madero et al., "A Pilot Study on the Impact of a Low Fructose Diet and Allopurinol on Clinic Blood Pressure Among Overweight and Prehypertensive Subjects: A Randomized Placebo Controlled Trial". *Journal of the American Society of Hypertension*, v. 9, n. 11, pp. 837-44, nov. 2015. Disponível em: <https://doi.org/10.1016/j.jash.2015.07.008>.

12. James T. Kratzer et al., "Evolutionary History and Metabolic Insights of Ancient Mammalian Uricases". *Proceedings of the National Academy of Sciences* (EUA), v. 111, n. 10, pp. 3763-8, mar. 2014. Disponível em: <https://doi.org/10.1073/pnas.1320393111>.

13. Catarina Rendeiro et al., "Fructose Decreases Physical Activity and Increases Body Fat Without Affecting Hippocampal Neurogenesis and Learning Relative to an Isocaloric Glucose Diet". *Scientific Reports*, v. 5, 2015, p. 9589. Disponível em: <https://doi.org/10.1038/srep09589>. Ver também: Beckman Institute for Advanced Science and Technology, "Fructose Contributes to Weight Gain, Physical Inactivity, and Body Fat, Researchers Find". *ScienceDaily*, 1 jun. 2015. Disponível em: <www.sciencedaily.com/releases/2015/06/150601122540.htm>.

14. Dianne P. Figlewicz et al., "Effect of Moderate Intake of Sweeteners on Metabolic Health in the Rat". *Physiology & Behavior*, v. 98, n. 5, pp. 618-24, dez. 2009. Disponível em: <https://doi.org/10.1016/j.physbeh.2009.09.016>. Ver também: Isabelle Aeberli et al., "Moderate Amounts of Fructose Consumption Impair Insulin Sensitivity in Healthy Young Men: A Randomized Controlled Trial". *Diabetes Care*, v. 36, n. 1, pp. 150-6, jan. 2013. Disponível em: <https://doi.org/10.2337/dc12-0540>.

15. Mehmet Kanbay et al., "Uric Acid in Metabolic Syndrome: From an Innocent Bystander to a Central Player". *European Journal of Internal Medicine*, v. 29, pp. 3-8, abr. 2016. Disponível em: <https://doi.org/10.1016/j.ejim.2015.11.026>.

16. Tsuneo Konta et al., "Association Between Serum Uric Acid Levels and Mortality: A Nationwide Community-Based Cohort Study". *Scientific Reports*, v. 10, n. 1, abr. 2020, p. 6066. Disponível em: <https:/doi.org/10.1038/s41598-020-63134-0>.

17. Jiunn-Horng Chen et al., "Serum Uric Acid Level as an Independent Risk Factor for All-Cause, Cardiovascular, and Ischemic Stroke Mortality: A Chinese Cohort

Study". *Arthritis & Rheumatology*, v. 61, n. 2, pp. 225-32, fev. 2009. Disponível em: <https://doi.org/10.1002/art.24164>.

18. Yan-Ci Zhao et al., "Non-alcoholic Fatty Liver Disease: An Emerging Driver of Hypertension". *Hypertension*, v. 75, n. 2, pp. 275-84, fev. 2020. Disponível em: <https://doi.org/10.1161/HYPERTENSIONAHA.119.13419>. Ver também: Philipp Kasper et al., "NAFLD and Cardiovascular Diseases: A Clinical Review". *Clinical Research in Cardiology*, v. 110, n. 7, pp. 921-37, jul. 2021. Disponível em: <https://doi.org/10.1007/s00392-020-01709-7>.

19. Zobair M. Younossi, "Non-alcoholic Fatty Liver Disease — A Global Public Health Perspective". *Journal of Hepatology*, v. 70, n. 3, mar. 2019, pp. 531-44. Disponível em: <https://doi.org/10.1016/j.jhep.2018.10.033>.

20. Guntur Darmawan, Laniyati Hamijoyo e Irsan Hasan, "Association Between Serum Uric Acid and Non-Alcoholic Fatty Liver Disease: A Meta-Analysis". *Acta Medica Indonesiana*, v. 49, n. 2, pp. 136-47, abr. 2017. Ver também: Ekaterini Margariti et al., "Non-alcoholic Fatty Liver Disease May Develop in Individuals with Normal Body Mass Index". *Annals of Gastroenterology*, v. 25, n. 1, pp. 45-51, 2012; Alihan Oral et al., "Relationship Between Serum Uric Acid Levels and Nonalcoholic Fatty Liver Disease in Non-obese Patients". *Medicina*, v. 55, n. 9, set. 2019, p. 600. Disponível em: <https://doi.org/10.3390/medicina55090600>.

21. Paschalis Paschos et al., "Can Serum Uric Acid Lowering Therapy Contribute to the Prevention or Treatment of Nonalcoholic Fatty Liver Disease?". *Current Vascular Pharmacology*, v. 16, n. 3, pp. 269-75, 2018. Disponível em: <https://doi.org/10.2174/1570161115666170621082237>.

22. Rosangela Spiga et al., "Uric Acid Is Associated with Inflammatory Biomarkers and Induces Inflammation via Activating the NF-κB Signaling Pathway in HepG2 Cells". *Arteriosclerosis, Thrombosis, and Vascular Biology*, v. 37, n. 6, pp. 1241-9, jun. 2017. Disponível em: <https://doi.org/10.1161/ATVBAHA.117.309128>. Ver também: Toshiko Tanaka et al., "A Double Blind Placebo Controlled Randomized Trial of the Effect of Acute Uric Acid Changes on Inflammatory Markers in Humans: A Pilot Study". *PLOS ONE*, v. 12, n. 8, ago. 2017, p. e0181100. Disponível em: <https://doi.org/10.1371/journal.pone.0181100>; Carmelinda Ruggiero et al., "Uric Acid and Inflammatory Markers". *European Heart Journal*, v. 27, n. 10, pp. 1174-81, maio 2006. Disponível em: <https://doi.org/10.1093/eurheartj/ehi879>.

23. Christine Gorman, Alice Park e Kristina Dell, "Health: The Fires Within". *Time*, v. 163, n. 8, 23 fev. 2004.

24. Gorman, Park e Dell, op. cit.

25. Ibid.

26. Ouça meu podcast de 3 jan. 2016 com o dr. Ludwig. Disponível em <https://www.drperl mutter.com/>. Para saber mais sobre o dr. Ludwig e sua obra, ver: <https://www.drdavidlud wig.com/>.

27. Carmelinda Ruggiero et al., "Usefulness of Uric Acid to Predict Changes in C-Reactive Protein and Interleukin-6 in 3-Year Period in Italians Aged 21 to 98 Years". *American Journal of Cardiology*, v. 100, n. 1, pp. 115-21, jul. 2007. Disponível em: <https://doi.org/10.1016/j.amjcard.2007.02.065>.

28. Dietrich Rothenbacher et al., "Relationship Between Inflammatory Cytokines and Uric Acid Levels with Adverse Cardiovascular Outcomes in Patients with Stable Coronary Heart Disease". *PLOS ONE*, v. 7, n. 9, 2012, p. e45907. Disponível em: <https://doi.org/10.1371/journal.pone.0045907>.

29. Norman K. Pollock et al., "Greater Fructose Consumption Is Associated with Cardiometabolic Risk Markers and Visceral Adiposity in Adolescents". *Journal of Nutrition*, v. 142, n. 2, pp. 251-7, fev. 2012. Disponível em: <https://doi.org/10.3945/jn.111.150219>. Ver também: Lucia Pacifico et al., "Pediatric Nonalcoholic Fatty Liver Disease, Metabolic Syndrome and Cardiovascular Risk". *World Journal of Gastroenterology*, v. 17, n. 26, pp. 3082-91, jul. 2011; Jia Zheng et al., "Early Life Fructose Exposure and Its Implications for Long-Term Cardiometabolic Health in Offspring". *Nutrients*, v. 8, n. 11, nov. 2016, p. 685. Disponível em: <https://doi.org/10.3390/nu8110685>; Sarah C. Couch et al., "Fructose Intake and Cardiovascular Risk Factors in Youth with Type 1 Diabetes: SEARCH for Diabetes in Youth Study". *Diabetes Research and Clinical Practice*, v. 100, n. 2, pp. 265-71, maio 2013. Disponível em: <https://doi.org/10.1016/j.diabres.2013.03.013>; Bohyun Park et al., "Association Between Serum Levels of Uric Acid and Blood Pressure Tracking in Childhood". *American Journal of Hypertension*, v. 30, n. 7, pp. 713-8, jul. 2017. Disponível em: <https://doi.org/10.1093/ajh/hpx037>.

30. Arnold B. Alper Jr. et al., "Childhood Uric Acid Predicts Adult Blood Pressure: The Bogalusa Heart Study". *Hypertension*, v. 45, n. 1, pp. 34-8, jan. 2005. Disponível em: <https://doi.org/10.1161/01.HYP.0000150783.79172.bb>. Ver também: "Increased Uric Acid Levels in Early Life May Lead to High Blood Pressure Later On". News-Medical. Net, 15 mar. 2017. Disponível em: <https://www.news-medical.net/news/20170315/Increased-uric-acid-levels-in-early-life-may-lead-to-high-blood-pressure-later-on.aspx>.

31. Darlle Santos Araujo et al., "Salivary Uric Acid Is a Predictive Marker of

Body Fat Percentage in Adolescents". *Nutrition Research*, v. 74, pp. 62-70, fev. 2020. Disponível em: <https://doi.org/10.1016/j.nutres.2019.11.007>.

32. Ver National Center for Health Statistics, "Obesity and Overweight". Disponível em: <https://www.cdc.gov/nchs/fastats/obesity-overweight.htm>.

33. Ibid.

34. Zachary J. Ward et al., "Projected U.S. State-Level Prevalence of Adult Obesity and Severe Obesity". *New England Journal of Medicine*, v. 381, pp. 2440-50, dez. 2019. Disponível em: <https://doi.org/10.1056/NEJMsa1909301>.

35. National Center for Health Statistics, op. cit.

36. Ibid.

37. Grishma Hirode e Robert J. Wong, "Trends in the Prevalence of Metabolic Syndrome in the United States, 2011-2016". *JAMA*, v. 323, n. 24, pp. 2526-8, jun. 2020. Disponível em: <https://doi.org/10.1001/jama.2020.4501>.

38. Ting Huai Shi, Binhuan Wang e Sundar Natarajan, "The Influence of Metabolic Syndrome in Predicting Mortality Risk Among US Adults: Importance of Metabolic Syndrome Even in Adults with Normal Weight". *Preventing Chronic Disease*, v. 17, maio 2020, p. E36. Disponível em: <https://doi.org/10.5888/pcd17.200020>.

39. Richard J. Johnson et al., "Redefining Metabolic Syndrome as a Fat Storage Condition Based on Studies of Comparative Physiology". *Obesity*, v. 21, n. 4, abr. 2013. Disponível em: <pp. 659-64, https://doi.org/10.1002/oby.20026>.

40. Shreyasi Chatterjee e Amritpal Mudher, "Alzheimer's Disease and Type 2 Diabetes: A Critical Assessment of the Shared Pathological Traits". *Frontiers in Neuroscience*, v. 12, jun. 2018, p. 383. Disponível em: <https://doi.org/10.3389/fnins.2018.00383>. Ver também: Sujung Yoon et al., "Brain Changes in Overweight/Obese and Normal-Weight Adults with Type 2 Diabetes Mellitus". *Diabetologia*, v. 60, n. 7, pp. 1207-17, 2017. Disponível em: <https://doi.org/10.1007/s00125-017-4266-7>.

41. Claudio Barbiellini Amidei et al., "Association Between Age at Diabetes Onset and Subsequent Risk of Dementia". *JAMA*, v. 325, n. 16, pp. 1640-9, abr. 2021. Disponível em: <https://doi.org/10.1001/jama.2021.4001>.

42. Fanfan Zheng et al., "HbA 1c, Diabetes and Cognitive Decline: The English Longitudinal Study of Ageing". *Diabetologia*, v. 61, n. 4, pp. 839-48, abr. 2018. Disponível em: <https://doi.org/10.1007/s00125-017-4541-7>.

43. Richard J. Johnson et al., "Cerebral Fructose Metabolism as a Potential Mechanism Driving Alzheimer's Disease". *Frontiers in Aging Neuroscience*, v. 12, set. 2020, p. 560865. Disponível em: <https://doi.org/10.3389/fnagi.2020.560865>.

44. Prateek Lohia et al., "Metabolic Syndrome and Clinical Outcomes in Patients Infected with Covid-19: Does Age, Sex, and Race of the Patient with Metabolic Syndrome Matter?". *Journal of Diabetes*, v. 13, n. 5, pp. 420-9, jan. 2021. Disponível em: <https://doi.org/10.1111/1753-0407.13157>.

45. Bo Chen et al., "Serum Uric Acid Concentrations and Risk of Adverse Outcomes in Patients With Covid-19". *Frontiers in Endocrinology*, v. 12, maio 2021, p. 633767. Disponível em: <https://doi.org/10.3389/fendo.2021.633767>.

46. Maxime Taquet et al., "6-month Neurological and Psychiatric Outcomes in 236 379 Survivors of Covid-19: A Retrospective Cohort Study Using Electronic Health Records". *Lancet Psychiatry*, v. 8, n. 5, pp. 416-27, maio 2021. Disponível em: <https://doi.org/10.1016/S2215-0366(21)00084-5>.

47. Barry M. Popkin et al., "Individuals with Obesity and Covid-19: A Global Perspective on the Epidemiology and Biological Relationships". *Obesity Reviews*, v. 21, n. 11, nov. 2020, p. e13128. Disponível em: <https://doi.org/10.1111/obr.13128>.

48. Firoozeh Hosseini-Esfahani et al., "Dietary Fructose and Risk of Metabolic Syndrome in Adults: Tehran Lipid and Glucose Study". *Nutrition & Metabolism*, v. 8, n. 1, jul. 2011, p. 50. Disponível em: <https://doi.org/10.1186/1743-7075-8-50>.

49. Laura Billiet et al., "Review of Hyperuricemia as New Marker for Metabolic Syndrome". *ISRN Rheumatology*, v. 2014, ID do artigo 852954, fev. 2014. Disponível em: <https://doi.org/10.1155/2014/852954>. Ver também: Christopher King et al., "Uric Acid as a Cause of the Metabolic Syndrome". *Contributions to Nephrology*, v. 192, pp. 88-102, 2018. Disponível em: <https://doi.org/10.1159/000484283>; Marek Kretowicz et al., "The Impact of Fructose on Renal Function and Blood Pressure". *International Journal of Nephrology*, v. 2011, ID do artigo 315879, 2011. Disponível em: <https://doi.org/10.4061/2011/315879>; Clive M. Brown et al., "Fructose Ingestion Acutely Elevates Blood Pressure in Healthy Young Humans". *American Journal of Physiology: Regulatory, Integrative and Comparative Physiology*, v. 294, n. 3, pp. R730-7, mar. 2008. Disponível em: <https://doi.org/10.1152/ajpregu.00680.2007>; Alice Victoria Klein e Hosen Kiat, "The Mechanisms Underlying Fructose-Induced Hypertension: A Review". *Journal of Hypertension*, v. 33, n. 5, pp. 912-20, maio 2015. Disponível em: <https://doi.org/10.1097/HJH.0000000000000551>.

50. Kanbay et al., op. cit.

51. Usama A. A. Sharaf El Din, Mona M. Salem e Dina O. Abdulazim, "Uric Acid in the Pathogenesis of Metabolic, Renal, and Cardiovascular Diseases: A Review". *Journal of Advanced Research*, v. 8, n. 5, pp. 537-48, set. 2017. Disponível em: <https://doi.org/10.1016/j.jare.2016.11.004>. Ver também: Seung Jae Lee, Byeong Kil Oh e

Ki-Chul Sung, "Uric Acid and Cardiometabolic Diseases". *Clinical Hypertension*, v. 26, artigo n. 13, jun. 2020. Disponível em: <https://doi.org/10.1186/s40885-020-00146-y>; Takahiko Nakagawa et al., "Unearthing Uric Acid: An Ancient Factor with Recently Found Significance in Renal and Cardiovascular Disease". *Kidney International*, v. 69, n. 10, pp. 1722-5, maio 2006. Disponível em: <https://doi.org/10.1038/sj.ki.5000391>; Takahiko Nakagawa et al., "The Conundrum of Hyperuricemia, Metabolic Syndrome, and Renal Disease". *Internal and Emergency Medicine*, v. 3, n. 4, pp. 313-8, dez. 2008. Disponível em: <https://doi.org/10.1007/s11739-008-0141-3>.

52. Zahra Bahadoran et al., "Hyperuricemia-Induced Endothelial Insulin Resistance: The Nitric Oxide Connection". *Pflügers Archiv: European Journal of Physiology*, jul. 2021. Disponível em: <https://doi.org/10.1007/s00424-021-02606-2>.

53. Hong Wang et al., "Nitric Oxide Directly Promotes Vascular Endothelial Insulin Transport". *Diabetes*, v. 62, n. 12, pp. 4030-42, dez. 2013. Disponível em: <https://doi.org/10.2337/db13-0627>.

54. Christine Gersch et al., "Inactivation of Nitric Oxide by Uric Acid". *Nucleosides, Nucleotides & Nucleic Acids*, v. 27, n. 8, pp. 967-78, ago. 2008. Disponível em: <https://doi.org/10.1080/15257770802257952>. Ver também: Giuseppe Mercuro et al., "Effect of Hyperuricemia Upon Endothelial Function in Patients at Increased Cardiovascular Risk". *American Journal of Cardiology*, v. 94, n. 7, pp. 932-5, out. 2004. Disponível em: <https://doi.org/10.1016/j.amjcard.2004.06.032>.

55. Anju Gill et al., "Correlation of the Serum Insulin and the Serum Uric Acid Levels with the Glycated Haemoglobin Levels in the Patients of Type 2 Diabetes Mellitus". *Journal of Clinical and Diagnostic Research*, v. 7, n. 7, pp. 1295-7, jul. 2013. Disponível em: <https://doi.org/10.7860/JCDR/2013/6017.3121>.

56. Sepehr Salem et al., "Serum Uric Acid as a Risk Predictor for Erectile Dysfunction". *Journal of Sexual Medicine*, v. 11, n. 5, pp. 1118-24, maio 2014. Disponível em: <https://doi.org/10.1111/jsm.12495>. Ver também: Yalcin Solak et al., "Uric Acid Level and Erectile Dysfunction in Patients with Coronary Artery Disease". *Journal of Sexual Medicine*, v. 11, n. 1, pp. 165-72, jan. 2014. Disponível em: <https://doi.org/10.1111/jsm.12332>; Alessandra Barassi et al., "Levels of Uric Acid in Erectile Dysfunction of Different Aetiology". *Aging Male*, v. 21, n. 3, pp. 200-5, set. 2018. Disponível em: <https://doi.org/10.1080/13685538.2017.1420158>.

57. Jan Adamowicz e Tomasz Drewa, "Is There a Link Between Soft Drinks and Erectile Dysfunction?". *Central European Journal of Urology*, v. 64, n. 3, pp. 140-3, 2011. Disponível em: <https://doi.org/10.5173/ceju.2011.03.art8>.

58. Leo A. B. Joosten et al., "Asymptomatic Hyperuricaemia: A Silent Activator of the Innate Immune System". *Nature Reviews Rheumatology*, v. 16, n. 2, pp. 75-86, fev. 2020. Disponível em: <https://doi.org/10.1038/s41584-019-0334-3>. Ver também: Georgiana Cabau et al., "Urate-Induced Immune Programming: Consequences for Gouty Arthritis and Hyperuricemia". *Immunological Reviews*, v. 294, n. 1, pp. 92-105, mar. 2020. Disponível em: <https://doi.org/10.1111/imr.12833>.

59. Sung Kweon Cho et al., "U-Shaped Association Between Serum Uric Acid Level and Risk of Mortality: A Cohort Study". *Arthritis & Rheumatology*, v. 70, n. 7, pp. 1122-32, jul. 2018. Disponível em: <https://doi.org/10.1002/art.40472>.

2. A SOBREVIVÊNCIA DO MAIS GORDO [PP. 59-80]

1. Malcolm W. Browne, "Pity a Tyrannosaur? Sue Had Gout". *New York Times*, 22 maio 1997.

2. James V. Neel, "Diabetes Mellitus: A 'Thrifty' Genotype Rendered Detrimental by 'Progress'?". *American Journal of Human Genetics*, v. 14, n. 4, pp. 353-62, dez. 1962.

3. Loren Cordain et al., "Origins and Evolution of the Western Diet: Health Implications for the 21st Century". *American Journal of Clinical Nutrition*, v. 81, n. 2, pp. 341-54, fev. 2005. Disponível em: <https://doi.org/10.1093/ajcn.81.2.341>.

4. Pedro Carrera-Bastos et al., "The Western Diet and Lifestyle and Diseases of Civilization". *Research Reports in Clinical Cardiology*, v. 2, pp. 15-35, 2011. Disponível em: <https://doi.org/10.2147/RRCC.S16919>.

5. Herman Pontzer, Brian M. Wood e David A. Raichlen, "Hunter-Gatherers as Models in Public Health". *Obesity Reviews*, v. 19, suplemento 1, pp. 24-35, dez. 2018. Disponível em: <https://doi.org/10.1111/obr.12785>.

6. Johnson e Andrews, op. cit.

7. Ibid.

8. Uma infinidade de estudos tratam desse fenômeno; ver Christina Cicerchi et al., "Uric Acid-Dependent Inhibition of AMP Kinase Induces Hepatic Glucose Production in Diabetes and Starvation: Evolutionary Implications of the Uricase Loss in Hominids". *Faseb Journal*, v. 28, n. 8, pp. 3339-50, ago. 2014. Disponível em: <https://doi.org/10.1096/fj.13-243634>. Ver também: Richard J. Johnson et al., "Uric Acid, Evolution and Primitive Cultures". *Seminars in Nephrology*, v. 25, n. 1, pp. 3-8, jan. 2005. Disponível em: <https://doi.org/10.1016/j.semnephrol.2004.09.002>.

9. Belinda S. W. Chan, "Ancient Insights into Uric Acid Metabolism in Primates". *Proceedings of the National Academy of Sciences* (USA), v. 111, n. 10, pp. 3657-8, mar. 2014. Disponível em: <https://doi.org/10.1073/pnas.1401037111>.

10. Richard J. Johnson et al., "Metabolic and Kidney Diseases in the Setting of Climate Change, Water Shortage, and Survival Factors". *Journal of the American Society of Nephrology*, v. 27, n. 8, pp. 2247-56, ago. 2016. Disponível em: <https://doi.org/10.1681/ASN.2015121314>. Ver também: Elza Muscelli et al., "Effect of Insulin on Renal Sodium and Uric Acid Handling in Essential Hypertension". *American Journal of Hypertension*, v. 9, n. 8, pp. 746-52, ago. 1996. Disponível em: <https://doi.org/10.1016/0895-7061(96)00098-2>.

11. Richard J. Johnson et al., "Fructose Metabolism as a Common Evolutionary Pathway of Survival Associated with Climate Change, Food Shortage and Droughts". *Journal of Internal Medicine*, v. 287, n. 3, pp. 252-62, mar. 2020. Disponível em: <https://doi.org/10.1111/joim.12993>.

12. São abundantes as pesquisas na bibliografia específica, remontando a décadas, que culpam a frutose pela hiperuricemia e o desenvolvimento de muitas outras patologias. Eis algumas joias: Jaakko Perheentupa e Kari Raivio, "Fructose-Induced Hyperuricaemia". *The Lancet*, v. 290, n. 7515, pp. 528-31, set. 1967. Disponível em: <https://doi.org/10.1016/s0140-6736(67)90494-1>; Takahiko Nakagawa et al., "A Causal Role for Uric Acid in Fructose-Induced Metabolic Syndrome". *American Journal of Physiology: Renal Physiology*, v. 290, n. 3, pp. F625-31, mar. 2006. Disponível em: <https://doi.org/10.1152/ajprenal.00140.2005>; Sally Robertson, "High Uric Acid Precursor of Obesity, Metabolic Syndrome". News-Medical.Net, 20 set. 2012. Disponível em: <https://www.news-medical.net/news/20120920/High-uric-acid-precursor-of-obesity-metabolic-syndrome.aspx>; Geoffrey Livesey e Richard Taylor, "Fructose Consumption and Consequences for Glycation, Plasma Triacylglycerol, and Body Weight: Meta-analyses and Metaregression Models of Intervention Studies". *American Journal of Clinical Nutrition*, v. 88, n. 5, pp. 1419-37, nov. 2008; Food Insight, "Questions and Answers About Fructose", 29 set. 2009, International Food Information Council Foundation. Disponível em: <https://foodinsight.org/questions-and-answers-about-fructose/>; Masanari Kuwabara et al., "Asymptomatic Hyperuricemia Without Comorbidities Predicts Cardiometabolic Diseases: Five-Year Japanese Cohort Study". *Hypertension*, v. 69, n. 6, pp. 1036-44, jun. 2017. Disponível em: <https://doi.org/10.1161/HYPERTENSIONAHA.116.08998>; Magdalena Madero et al., "The Effect of Two Energy-Restricted Diets, a Low-Fructose Diet Versus a Moderate Natural Fructose Diet, on

Weight Loss and Metabolic Syndrome Parameters: A Randomized Controlled Trial". *Metabolism*, v. 60, n. 11, pp. 1551-9, nov. 2011. Disponível em: <https://doi.org/10.1016/j.metabol.2011.04.001>; Vivian L. Choo et al., "Food Sources of Fructose-Containing Sugars and Glycaemic Control: Systematic Review and Meta-analysis of Controlled Intervention Studies". *The BMJ*, v. 363, nov. 2018, p. k4644. Disponível em: <https://doi.org/10.1136/bmj.k4644>; Isao Muraki et al., "Fruit Consumption and Risk of Type 2 Diabetes: Results from Three Prospective Longitudinal Cohort Studies". *The BMJ*, v. 347, ago. 2013, p. f5001. Disponível em: <https://doi.org/10.1136/bmj.f5001>; Ravi Dhingra et al., "Soft Drink Consumption and Risk of Developing Cardiometabolic Risk Factors and the Metabolic Syndrome in Middle-Aged Adults in the Community". *Circulation*, v. 116, n. 5, pp. 480-8, jul. 2007. Disponível em: <https://doi.org/10.1161/CIRCULATIONAHA.107.689935>; Zhila Semnani-Azad et al., "Association of Major Food Sources of Fructose-Containing Sugars with Incident Metabolic Syndrome: A Systematic Review and Meta-analysis". *JAMA Network Open*, v. 3, n. 7, jul. 2020, p. e209993. Disponível em: <https://doi.org/10.1001/jamanetworkopen.2020.9993>; William Nseir, Fares Nassar e Nimer Assy, "Soft Drinks Consumption and Nonalcoholic Fatty Liver Disease". *World Journal of Gastroenterology*, v. 16, n. 21, pp. 2579-88, jun. 2010. Disponível em: <https://doi.org/10.3748/wjg.v16.i21.2579>; Manoocher Soleimani e Pooneh Alborzi, "The Role of Salt in the Pathogenesis of Fructose-Induced Hypertension". *International Journal of Nephrology*, v. 2011, ID do artigo 392708, 2011. Disponível em: <https://doi.org/10.4061/2011/392708>; James J. DiNicolantonio e Sean C. Lucan, "The Wrong White Crystals: Not Salt but Sugar as Aetiological in Hypertension and Cardiometabolic Disease". *Open Heart*, v. 1, n. 1, nov. 2014, p. e000167. Disponível em: <https://doi.org/10.1136/openhrt-2014-000167>; Jonathan Q. Purnell et al., "Brain Functional Magnetic Resonance Imaging Response to Glucose and Fructose Infusions in Humans". *Diabetes, Obesity and Metabolism*, v. 13, n. 3, pp. 229-34, mar. 2011. Disponível em: <https://doi.org/10.1111/j.1463-1326.2010.01340.x>.

13. Sanjay Basu et al., "The Relationship of Sugar to Population-Level Diabetes Prevalence: An Econometric Analysis of Repeated Cross-Sectional Data". *PLOS ONE*, v. 8, n. 2, 2013, p. e57873. Disponível em: <https://doi.org/10.1371/journal.pone.0057873>.

14. Ver: SugarScience, "How Much Is Too Much? The Growing Concern over Too Much Added Sugar in Our Diets". Universidade de San Francisco. Disponível em: <https://sugarscience.ucsf.edu/the-growing-concern-of-overconsumption.html#.Y2kWxXbMJPZ>.

15. Ryan W. Walker, Kelly A. Dumke e Michael I. Goran, "Fructose Content

in Popular Beverages Made with and Without High-Fructose Corn Syrup". *Nutrition*, v. 30, n. 7-8, jul.-ago. 2014, pp. 928-35. Disponível em: <https://doi.org/10.1016/j.nut.2014.04.003>.

16. James P. Casey, "High Fructose Corn Syrup: A Case History of Innovation". *Research Management*, v. 19, n. 5, pp. 27-32, set. 1976. Disponível em: <https://doi.org/10.1080/00345334.1976.11756374>. Ver também: Kara Newman, *The Secret Financial Life of Food: From Commodities Markets to Supermarkets*. Nova York: Columbia University Press, 2013.

17. James M. Rippe (Org.), *Fructose, High Fructose Corn Syrup, Sucrose and Health*. Nova York: Springer, 2014. Ver também: Mark S. Segal, Elizabeth Gollub e Richard J. Johnson, "Is the Fructose Index More Relevant with Regards to Cardiovascular Disease Than the Glycemic Index?". *European Journal of Nutrition*, v. 46, n. 7, pp. 406-17, out. 2007. Disponível em: <https://doi.org/10.1007/s00394-007-0680-9>.

18. Anna L. Gosling, Elizabeth Matisoo-Smith e Tony R. Merriman, "Hyperuricaemia in the Pacific: Why the Elevated Serum Urate Levels?". *Rheumatology International*, v. 34, n. 6, pp. 743-57, jun. 2014. Disponível em: <https://doi.org/10.1007/s00296-013-2922-x>.

19. Meera Senthilingam, "How Paradise Became the Fattest Place in the World". CNN.com, 1º maio 2015. Disponível em: <https://www.cnn.com/2015/05/01/health/pacific-islands-obesity/index.html>.

20. Ibid.

21. Ver o relatório da Organização Mundial da Saúde, *Overweight and Obesity in the Western Pacific Region: An Equity Perspective*. Manila: Escritório da Organização Mundial da Saúde para o Pacífico Ocidental, 2017.

22. Barry S. Rose, "Gout in the Maoris". *Seminars in Arthritis and Rheumatism*, v. 5, n. 2, pp. 121-45, nov. 1975. Disponível em: <https://doi.org/10.1016/0049-0172(75)90002-5>.

23. Ibid.

24. Hanxiao Sun et al., "The Impact of Global and Local Polynesian Genetic Ancestry on Complex Traits in Native Hawaiians". *PLOS Genetics*, v. 17, n. 2, fev. 2021, p. e1009273. Disponível em: <https://doi.org/10.1371/journal.pgen.1009273>. Ver também: Liufu Cui et al., "Prevalence and Risk Factors of Hyperuricemia: Results of the Kailuan Cohort Study". *Modern Rheumatology*, v. 27, n. 6, pp. 1066-71, nov. 2017. Disponível em: <https://doi.org/10.1080/14397595.2017.1300117>.

25. Veronica Hackethal, "Samoan 'Obesity' Gene Found in Half of Population There". *Medscape Medical News*, 3 ago. 2016. Disponível em: <https://www.medscape.com/viewarticle/866987>.

26. Tony R. Merriman e Nicola Dalbeth, "The Genetic Basis of Hyperuricaemia and Gout". *Joint Bone Spine*, v. 78, n. 1, pp. 35-40, jan. 2011. Disponível em: <https://doi.org/10.1016/j.jbspin.2010.02.027>.

27. Robert G. Hughes e Mark A. Lawrence, "Globalization, Food and Health in Pacific Island Countries". *Asia Pacific Journal of Clinical Nutrition*, v. 14, n. 4, pp. 298-306, abr. 2005.

28. Nurshad Ali et al., "Prevalence of Hyperuricemia and the Relationship Between Serum Uric Acid and Obesity: A Study on Bangladeshi Adults". *PLOS ONE*, v. 13, n. 11, nov. 2018, p. e0206850. Disponível em: <https://doi.org/10.1371/journal.pone.0206850>. Ver também: Mahantesh I. Biradar et al., "The Causal Role of Elevated Uric Acid and Waist Circumference on the Risk of Metabolic Syndrome Components". *International Journal of Obesity*, v. 44, n. 4, pp. 865-74, abr. 2020. Disponível em: <https://doi.org/10.1038/s41366-019-0487-9>.

29. Miguel A. Lanaspa et al., "Opposing Activity Changes in AMP Deaminase and AMP-Activated Protein Kinase in the Hibernating Ground Squirrel". *PLOS ONE*, v. 10, n. 4, abr. 2015, p. e0123509. Disponível em: <https://doi.org/10.1371/journal.pone.0123509>.

30. Miguel A. Lanaspa et al., "Counteracting Roles of AMP Deaminase and AMP Kinase in the Development of Fatty Liver". *PLOS ONE*, v. 7, n. 11, 2012, p. e48801. Disponível em: <https://doi.org/10.1371/journal.pone.0048801>.

31. Qiulan Lv et al., "Association of Hyperuricemia with Immune Disorders and Intestinal Barrier Dysfunction". *Frontiers in Physiology*, v. 11, nov. 2020, p. 524236. Disponível em: <https://doi.org/10.3389/fphys.2020.524236>.

32. Zhuang Guo et al., "Intestinal Microbiota Distinguish Gout Patients from Healthy Humans". *Scientific Reports*, v. 6, fev. 2016, p. 20602. Disponível em: <https://doi.org/10.1038/srep20602>.

3. A FALÁCIA DA FRUTOSE [PP. 81-105]

1. Brian Melley, "Sugar and Corn Syrup Industries Square Off in Court Over Ad Claims". NBC News, 2 nov. 2015. Disponível em: <https://www.nbcnews.com/business/business-news/sugar-corn-syrup-industries-square-court-over-ad-claims-n455951>. Ver também: Lisa McLaughlin, "Is High-Fructose Corn Syrup Really Good for You?". *Time*, 17 set. 2008. Disponível em: <http://content.time.com/time/health/article/0,8599,1841910,00.html>.

2. Para um relato resumido do processo, ver Eric Lipton, "Rival Industries Sweet-Talk the Public". *New York Times*, 11 fev. 2014.

3. Sarah N. Heiss e Benjamin R. Bates, "When a Spoonful of Fallacies Helps the Sweetener Go Down: The Corn Refiner Association's Use of Straw-Person Arguments in Health Debates Surrounding High-Fructose Corn Syrup". *Health Communication*, v. 31, n. 8, pp. 1029-35, ago. 2016. Disponível em: <https://doi.org/10.1080/10410236.2015.1027988>.

4. Sarah N. Heiss, "'Healthy' Discussions About Risk: The Corn Refiners Association's Strategic Negotiation of Authority in the Debate Over High Fructose Corn Syrup". *Public Understanding of Science*, v. 22, n. 2, pp. 219-35, fev. 2013. Disponível em: <https://doi.org/10.1177/0963662511402281>.

5. Jeff Gelski, "Sweet Ending: Sugar Groups, Corn Refiners Settle Lawsuit". *Food Business News*, 20 nov. 2015. Disponível em: <https://www.foodbusinessnews.net/articles/5376-sweet-ending-sugar-groups-corn-refiners-settle-lawsuit>.

6. "Abundance of Fructose Not Good for the Liver, Heart". Harvard Health Publishing, Harvard Medical School, 1º set. 2011. Disponível em: <https://www.health.harvard.edu/heart-health/abundance-of-fructose-not-good-for-the-liver-heart>.

7. Miriam B. Vos et al., "Dietary Fructose Consumption Among us Children and Adults: The Third National Health and Nutrition Examination Survey". *Medscape Journal of Medicine*, v. 10, n. 7, jul. 2008, p. 160.

8. Emily E. Ventura, Jaimie N. Davis e Michael I. Goran, "Sugar Content of Popular Sweetened Beverages Based on Objective Laboratory Analysis: Focus on Fructose Content". *Obesity*, v. 9, n. 4, pp. 868-74, abr. 2011. Disponível em: <https://doi.org/10.1038/oby.2010.255>.

9. Kristen Domonell, "Just How Bad Is Sugar for You, Really?". *Right as Rain*, Faculdade de Medicina da Universidade de Washington, 30 out. 2017. Disponível em: <https://rightasrain.uwmedicine.org/body/food/just-how-bad-sugar-you-really>. Ver também: Associated Press, "Just How Much Sugar Do Americans Consume? It's Complicated". *STAT*, 20 set. 2016. Disponível em: <https://www.statnews.com/2016/09/20/sugar-consumption-americans/>.

10. Sabrina Ayoub-Charette et al., "Important Food Sources of Fructose-Containing Sugars and Incident Gout: A Systematic Review and Meta-analysis of Prospective Cohort Studies". *BMJ Open*, v. 9, n. 5, maio 2019, p. e024171. Disponível em: <https://doi.org/10.1136/bmjopen-2018-024171>. Ver também: Nicola Dalbeth et al., "Body Mass Index Modulates the Relationship of Sugar-Sweetened Beverage Intake with Serum Urate

Concentrations and Gout". *Arthritis Research & Therapy*, v. 17, n. 1, set. 2015, p. 263. Disponível em: <https://doi.org/10.1186/s13075-015-0781-4>.

11. Robert H. Lustig, "The Fructose Epidemic". *The Bariatrician*, primavera, pp. 10-9, 2009. Disponível em: <http://dustinmaherfitness.com/wp-content/uploads/2011/04/Bariatrician-Fructose.pdf>.

12. Richard O. Marshall e Earl R. Kooi, "Enzymatic Conversion of D-Glucose to D-Fructose". *Science*, v. 125, n. 3249, pp. 648-9, abr. 1957. Disponível em: <https://doi.org/10.1126/science.125.3249.648>.

13. "High Fructose Corn Syrup Production Industry in the us: Market Research Report". Disponível em: <ibisworld.com> (atualizado em dez. 2020). Ver também: Barry M. Popkin e Corinna Hawkes, "Sweetening of the Global Diet, Particularly Beverages: Patterns, Trends, and Policy Responses". *Lancet Diabetes Endocrinology*, v. 4, n. 2, pp. 174-86, fev. 2016. Disponível em: <https://doi.org/10.1016/S2213-8587(15)00419-2>.

14. Jean-Pierre Despres e Susan Jebb, "Sugar-Sweetened Beverages: One Piece of the Obesity Puzzle?". *Journal of Cardiovascular Magnetic Resonance*, v. 3, n. 3, pp. 2-4, dez. 2010. Ver também Dong-Mei Zhang, Rui-Qing Jiao e Ling-Dong Kong, "High Dietary Fructose: Direct or Indirect Dangerous Factors Disturbing Tissue and Organ Functions". *Nutrients*, v. 9, n. 4, mar. 2017, p. 335. Disponível em: <https://doi.org/10.3390/nu9040335>.

15. Drew DeSilver, "What's on Your Table? How America's Diet Has Changed Over the Decades". Pew Research Center, 13 dez. 2016. Disponível em: <https://www.pewresearch.org/fact-tank/2016/12/13/whats-on-your-table-how-americas-diet-has-changed-over-the-decades/>.

16. Michael I. Goran, Stanley J. Ulijaszek e Emily E. Ventura, "High Fructose Corn Syrup and Diabetes Prevalence: A Global Perspective". *Global Public Health*, v. 8, n. 1, pp. 55-64, 2013. Disponível em: <https://doi.org/10.1080/17441692.2012.736257>.

17. Jonathan E. Shaw, Richard A. Sicree e Paul Z. Zimmet, "Global Estimates of the Prevalence of Diabetes for 2010 and 2030". *Diabetes Research and Clinical Practice*, v. 87, n. 1, pp. 4-14, jan. 2010. Disponível em: <https://doi.org/10.1016/j.diabres.2009.10.007>.

18. Veronique Douard e Ronaldo P. Ferraris, "The Role of Fructose Transporters in Diseases Linked to Excessive Fructose Intake". *Journal of Physiology*, v. 591, n. 2, pp. 401-14, jan. 2013. Disponível em: <https://doi.org/10.1113/jphysiol.2011.215731>. Ver também: Manal F. Abdelmalek et al., "Higher Dietary Fructose Is Associated with Impaired Hepatic Adenosine Triphosphate Homeostasis in Obese Individuals

with Type 2 Diabetes". *Hepatology*, v. 56, n. 3, pp. 952-60, 2012. Disponível em: <https://doi.org/10.1002/hep.25741>.

19. Miguel A. Lanaspa et al., "Uric Acid Stimulates Fructokinase and Accelerates Fructose Metabolism in the Development of Fatty Liver". *PLOS ONE*, v. 7, n. 10, 2012, p. e47948. Disponível em: <https://doi.org/10.1371/journal.pone.0047948>.

20. Reuni uma montanha de estudos sobre os efeitos da frutose sobre o corpo. Eis algumas citações para começar: Kimber L. Stanhope et al., "Consumption of Fructose and High Fructose Corn Syrup Increase Postprandial Triglycerides, LDL--Cholesterol, and Apolipoprotein-B in Young Men and Women". *Journal of Clinical Endocrinology and Metabolism*, v. 96, n. 10, pp. E1596-605, out. 2011. Disponível em: <https://doi.org/10.1210/jc.2011-1251>; Karen W. Della Corte et al., "Effect of Dietary Sugar Intake on Biomarkers of Subclinical Inflammation: A Systematic Review and Meta-analysis of Intervention Studies". *Nutrients*, v. 10, n. 5, maio 2018, p. 606. Disponível em: <https://doi.org/10.3390/nu10050606>; Reza Rezvani et al., "Effects of Sugar-Sweetened Beverages on Plasma Acylation Stimulating Protein, Leptin and Adiponectin: Relationships with Metabolic Outcomes". *Obesity*, v. 21, n. 12, pp. 2471--80, dez. 2013. Disponível em: <https://doi.org/10.1002/oby.20437>; Xiaosen Ouyang et al., "Fructose Consumption as a Risk Factor for Non-alcoholic Fatty Liver Disease". *Journal of Hepatology*, v. 48, n. 6, pp. 993-9, jun. 2008. Disponível em: <https://doi.org/10.1016/j.jhep.2008.02.011>; Sharon S. Elliott et al., "Fructose, Weight Gain, and the Insulin Resistance Syndrome". *American Journal of Clinical Nutrition*, v. 76, n. 5, pp. 911-22, nov. 2002. Disponível em: <https://doi.org/10.1093/ajcn/76.5.911>; Gjin Ndrepepa, "Uric Acid and Cardiovascular Disease". *Clinica Chimica Acta*, v. 484, pp. 150-63, set. 2018. Disponível em: <https://doi.org/10.1016/j.cca.2018.05.046>; Ali Abid et al., "Soft Drink Consumption Is Associated with Fatty Liver Disease Independent of Metabolic Syndrome". *Journal of Hepatology*, v. 51, n. 5, pp. 918-24, nov. 2009. Disponível em: <https://doi.org/10.1016/j.jhep.2009.05.033>; Roya Kelishadi, Marjan Mansourian e Motahar Heidari-Beni, "Association of Fructose Consumption and Components of Metabolic Syndrome in Human Studies: A Systematic Review and Meta-Analysis". *Nutrition*, v. 30, n. 5, pp. 503-10, maio 2014. Disponível em: <https://doi.org/10.1016/j.nut.2013.08.014>; Olena Glushakova et al., "Fructose Induces the Inflammatory Molecule ICAM-1 in Endothelial Cells". *Journal of the American Society of Nephrology*, v. 19, n. 9, pp. 1712-20, set. 2008. Disponível em: <https://doi.org/10.1681/ASN.2007121304>; Zeid Khitan e Dong Hyun Kim, "Fructose: A Key Factor in the Development of Metabolic Syndrome and Hypertension". *Journal of Nutrition and Metabolism*, v. 2013, ID do artigo

682673, 2013. Disponível em: <https://doi.org/10.1155/2013/682673>; Richard J. Johnson et al., "Hypothesis: Could Excessive Fructose Intake and Uric Acid Cause Type 2 Diabetes?". *Endocrine Reviews*, v. 30, n. 1, pp. 96-116, fev. 2009. Disponível em: <https://doi.org/10.1210/er.2008-0033>; Richard J. Johnson et al., "Potential Role of Sugar (Fructose) in the Epidemic of Hypertension, Obesity and the Metabolic Syndrome, Diabetes, Kidney Disease, and Cardiovascular Disease". *American Journal of Clinical Nutrition*, v. 86, n. 4, pp. 899-906, out. 2007; Miguel A. Lanaspa et al., "Uric Acid Induces Hepatic Steatosis by Generation of Mitochondrial Oxidative Stress: Potential Role in Fructose-Dependent and Independent Fatty Liver". *Journal of Biological Chemistry*, v. 287, n. 48, pp. 40732-44, nov. 2012. Disponível em: <https://doi.org/10.1074/jbc.M112.399899>; Young Hee Rho, Yanyan Zhu e Hyon K. Choi, "The Epidemiology of Uric Acid and Fructose". *Seminars in Nephrology*, v. 31, n. 5, pp. 410-9, set. 2011. Disponível em: <https://doi.org/10.1016/j.semnephrol.2011.08.004>; Richard J. Johnson et al., "Sugar, Uric Acid, and the Etiology of Diabetes and Obesity". *Diabetes*, v. 62, n. 10, pp. 3307-15, out. 2013. Disponível em: <https://doi.org/10.2337/db12-1814>.

21. Amy J. Bidwell, "Chronic Fructose Ingestion as a Major Health Concern: Is a Sedentary Lifestyle Making It Worse? A Review". *Nutrients*, v. 9, n. 6, maio 2017, p. 549. Disponível em: <https://doi.org/10.3390/nu9060549>.

22. Kimber L. Stanhope et al., "Consuming Fructose-Sweetened, Not Glucose-Sweetened, Beverages Increases Visceral Adiposity and Lipids and Decreases Insulin Sensitivity in Overweight/Obese Humans". *Journal of Clinical Investigation*, v. 119, n. 5, pp. 1322-34, maio 2009. Disponível em: <https://doi.org/10.1172/JCI37385>. Ver também: Kimber L. Stanhope e Peter J. Havel, "Endocrine and Metabolic Effects of Consuming Beverages Sweetened with Fructose, Glucose, Sucrose, or High-Fructose Corn Syrup". *American Journal of Clinical Nutrition*, v. 88, n. 6, pp. 1733S-7S , dez. 2008. Disponível em: <https://doi.org/10.3945/ajcn.2008.25825D>; Chad L. Cox et al., "Circulating Concentrations of Monocyte Chemoattractant Protein-1, Plasminogen Activator Inhibitor-1, and Soluble Leukocyte Adhesion Molecule-1 in Overweight/Obese Men and Women Consuming Fructose-or Glucose-Sweetened Beverages for 10 weeks". *Journal of Clinical Endocrinology and Metabolism*, v. 96, n. 12, pp. E2034-8, dez. 2011. Disponível em: <https://doi.org/10.1210/jc.2011-1050>.

23. Michael M. Swarbrick et al., "Consumption of Fructose-Sweetened Beverages for 10 Weeks Increases Postprandial Triacylglycerol and Apolipoprotein-B Concentrations in Overweight and Obese Women". *British Journal of Nutrition*, v. 100, n. 5, pp. 947-52, nov. 2008. Disponível em: <https://doi.org/10.1017/S0007114508968252>.

24. D. David Wang et al., "Effect of Fructose on Postprandial Triglycerides: A Systematic Review and Meta-Analysis of Controlled Feeding Trials". *Atherosclerosis*, v. 32, n. 1, pp. 125-33, jan. 2014. Disponível em: <https://doi.org/10.1016/j.atherosclerosis.2013.10.019>.

25. Blossom C. M. Stephan et al., "Increased Fructose Intake as a Risk Factor for Dementia". *Journals of Gerontology, Series A*, v. 65A, n. 8, pp. 809-14, ago. 2010. Disponível em: <https://doi.org/10.1093/gerona/glq079>. Ver também Mario Siervo et al., "Reemphasizing the Role of Fructose Intake as a Risk Factor for Dementia". *Journals of Gerontology, Series A*, v. 66A, n. 5, pp. 534-6, maio 2011. Disponível em: <https://doi.org/10.1093/gerona/glq222>.

26. University of Chicago Medical Center, "Sleep Loss Boosts Appetite, May Encourage Weight Gain". *ScienceDaily*, 7 dez. 2004. Disponível em: <www.sciencedaily.com/releases/2004/12/041206210355.htm>.

27. Alexandra Shapiro et al., "Fructose-Induced Leptin Resistance Exacerbates Weight Gain in Response to Subsequent High-Fat Feeding". *American Journal of Physiology: Regulatory, Integrative and Comparative Physiology*, v. 295, n. 5, pp. R1370-5, nov. 2008. Disponível em: <https://doi.org/10.1152/ajpregu.00195.2008>.

28. Karen L. Teff, "Dietary Fructose Reduces Circulating Insulin and Leptin, Attenuates Postprandial Suppression of Ghrelin, and Increases Triglycerides in Women". *Journal of Clinical Endocrinology and Metabolism*, v. 89, n. 6, pp. 2963-72, jun. 2004. Disponível em: <https://doi.org/10.1210/jc.2003-031855>.

29. Miguel A. Lanaspa et al., "High Salt Intake Causes Leptin Resistance and Obesity in Mice by Stimulating Endogenous Fructose Production and Metabolism". *Proceedings of the National Academy of Sciences* (EUA), v. 115, n. 12, pp. 3138-43, mar. 2018. Disponível em: <https://doi.org/10.1073/pnas.1713837115>.

30. Takahiko Nakagawa et al., "A Causal Role for Uric Acid in Fructose-Induced Metabolic Syndrome". *American Journal of Physiology: Renal Physiology*, v. 290, n. 3, pp. F625-31, mar. 2006. Disponível em: <https://doi.org/10.1152/ajprenal.00140.2005>.

31. Os seguintes artigos proporcionam uma revisão do conhecimento científico atual: Daniel I. Feig, Beth Soletsky e Richard J. Johnson, "Effect of Allopurinol on Blood Pressure of Adolescents with Newly Diagnosed Essential Hypertension: A Randomized Trial". *JAMA*, v. 300, n. 8, pp. 924-32, ago. 2008. Disponível em: <https://doi.org/10.1001/jama.300.8.924>; Beth Soletsky e Daniel I. Feig, "Uric Acid Reduction Rectifies Prehypertension in Obese Adolescents". *Hypertension*, v. 60, n. 5, pp. 1148-56, nov. 2012. Disponível em: <https://doi.org/10.1161/HYPERTENSIONAHA.112.196980>;

Daniel I. Feig, Duk-Hee Kang e Richard J. Johnson, "Uric Acid and Cardiovascular Risk". *New England Journal of Medicine*, v. 359, n. 17, pp. 1811-21, out. 2008. Disponível em: <https://doi.org/10.1056/NEJMra0800885>; Cristiana Caliceti et al., "Fructose Intake, Serum Uric Acid, and Cardiometabolic Disorders: A Critical Review". *Nutrients*, v. 9, n. 4, abr. 2017, p. 395. Disponível em: <https://doi.org/10.3390/nu9040395>; Marek Kretowicz et al., "The Impact of Fructose on Renal Function and Blood Pressure". *International Journal of Nephrology*, v. 2011, ID do artigo 315879, 2011. Disponível em: <https://doi.org/10.4061/2011/315879>; Zeid Khitan e Dong Hyun Kim, "Fructose: A Key Factor in the Development of Metabolic Syndrome and Hypertension". *Journal of Nutrition and Metabolism*, v. 2013, ID do artigo 682673, 2013. Disponível em: <https://doi.org/10.1155/2013/682673>.

32. Allison M. Meyers, Devry Mourra e Jeff A. Beeler, "High Fructose Corn Syrup Induces Metabolic Dysregulation and Altered Dopamine Signaling in the Absence of Obesity". *PLOS ONE*, v. 12, n. 12, dez. 2017, p. e0190206. Disponível em: <https://doi.org/10.1371/journal.pone.0190206>.

33. Ver: "Data and Statistics About ADHD", no site do Centro de Controle de Doenças americano. Disponível em: <https://www.cdc.gov/ncbddd/adhd/data.html>.

34. National Institutes of Health, "Prescribed Stimulant Use for ADHD Continues to Rise Steadily". 28 set. 2011. Disponível em: <https://www.nih.gov/news-events/news-releases/prescribed-stimulant-use-adhd-continues-rise-steadily>.

35. Richard J. Johnson et al., "Attention-Deficit/Hyperactivity Disorder: Is It Time to Reappraise the Role of Sugar Consumption?". *Postgraduate Medical Journal*, v. 123, n. 5, pp. 39-49, set. 2011. Disponível em: <https://doi.org/10.3810/pgm.2011.09.2458>.

36. Carlos M. Barrera, Robert E. Hunter e William P. Dunlap, "Hyperuricemia and Locomotor Activity in Developing Rats". *Pharmacology Biochemistry and Behavior*, v. 33, n. 2, pp. 367-9, jun. 1989. Disponível em: <https://doi.org/10.1016/0091-3057(89)90515-7>.

37. Angelina R. Sutin et al., "Impulsivity Is Associated with Uric Acid: Evidence from Humans and Mice". *Biological Psychiatry*, v. 75, n. 1, pp. 31-7, jan. 2014. Disponível em: <https://doi.org/10.1016/j.biopsych.2013.02.024>.

38. Paul Manowitz et al., "Uric Acid Level Increases in Humans Engaged in Gambling: A Preliminary Report". *Biological Psychology*, v. 36, n. 3, pp. 223-9, set. 1993. Disponível em: <https://doi.org/10.1016/0301-0511(93)90019-5>.

39. Amaal Alruwaily et al., "Child Social Media Influencers and Unhealthy Food Product Placement". *Pediatrics*, v. 146, n. 5, nov. 2020, p. e20194057. Disponível em: <https://doi.org/10.1542/peds.2019-4057>.

40. Norman K. Pollock et al., "Greater Fructose Consumption Is Associated with Cardiometabolic Risk Markers and Visceral Adiposity in Adolescents". *Journal of Nutrition*, v. 142, n. 2, pp. 251-7, fev. 2012. Disponível em: <https://doi.org/10.3945/jn.111.150219>. Ver também: Josiane Aparecida de Miranda et al., "O papel do ácido úrico na resistência insulínica em crianças e adolescentes com obesidade". *Revista Paulista de Pediatria*, v. 33, n. 4, pp. 431-6, dez. 2015. Disponível em: <https://doi.org/10.1016/j.rpped.2015.03.009>; Michael I. Goran et al., "The Obesogenic Effect of High Fructose Exposure During Early Development". *Nature Reviews Endocrinology*, v. 9, n. 8, pp. 494-500, ago. 2013. Disponível em: <https://doi.org/10.1038/nrendo.2013.108>.

41. David Perlmutter e Casey Means, "Op-Ed: The Bitter Truth of USDA's Sugar Guidelines". *MedPage Today*, 21 fev. 2021. Disponível em: <https://www.medpagetoday.com/primarycare/dietnutrition/91281>.

4. A "BOMBA U" NO SEU CÉREBRO [PP. 106-20]

1. Para fatos e números atualizados sobre o Alzheimer, ver o site da Alzheimer's Association. Disponível em: <www.alz.org>. E também a página do National Institute on Aging dedicada a fatos. Disponível em: <https://www.nia.nih.gov/health/alzheimers-disease-fact-sheet>.

2. Dan J. Stein e Ilina Singh (Orgs.), *Global Mental Health and Neuroethics*, Global Mental Health in Practice 1. Cambridge, Mass.: Academic Press, 2020, p. 229.

3. Rachel A. Whitmer et al., "Obesity in Middle Age and Future Risk of Dementia: A 27 Year Longitudinal Population Based Study". *The BMJ*, v. 30, n. 7504, jun. 2005, p. 1360. Disponível em: <https://doi.org/10.1136/bmj.38446.466238.E0>.

4. Kazushi Suzuki et al., "Elevated Serum Uric Acid Levels Are Related to Cognitive Deterioration in an Elderly Japanese Population". *Dementia and Geriatric Cognitive Disorders Extra*, v. 6, n. 3, pp. 580-8, set.-dez. 2016. Disponível em: <https://doi.org/10.1159/000454660>.

5. Sjoerd M. Euser et al., "Serum Uric Acid and Cognitive Function and Dementia". *Brain* 132, n. 2, pp. 377-82, fev. 2009. Disponível em: <https://doi.org/10.1093/brain/awn316>. Ver também: Aamir A. Khan et al., "Serum Uric Acid Level and Association with Cognitive Impairment and Dementia: Systematic Review and Meta-analysis". *Age*, v. 38, n. 1, fev. 2016, p. 16. Disponível em: <https://doi.org/10.1007/s11357-016-9871-8>; Augustin Latourte et al., "Uric Acid and Incident Dementia Over

12 Years of Follow-Up: A Population-Based Cohort Study". *Annals of the Rheumatic Diseases*, v. 77, n. 3, pp. 328-35, mar. 2018. Disponível em: <https://doi.org/10.1136/annrheumdis-2016-210767>; Giovambattista Desideri et al., "Uric Acid Amplifies Aβ Amyloid Effects Involved in the Cognitive Dysfunction/Dementia: Evidences from an Experimental Model in Vitro". *Journal of Cellular Physiology*, v. 232, n. 5, pp. 1069-78, maio 2017. Disponível em: <https://doi.org/10.1002/jcp.25509>; May A. Beydoun et al., "Serum Uric Acid and Its Association with Longitudinal Cognitive Change Among Urban Adults". *Journal of Alzheimer's Disease*, v. 52, n. 4, pp. 1415-30, abr. 2016. Disponível em: <https://doi.org/10.3233/JAD-160028>.

6. "Mini-Strokes Linked to Uric Acid Levels". *ScienceDaily*, 5 out. 2007. Disponível em: <https://www.sciencedaily.com/releases/2007/10/071001172809.htm>. Ver também: "Mini Strokes Linked to Uric Acid Levels". Johns Hopkins Medicine. Disponível em: <https://www.hopkinsmedicine.org/news/media/releases/mini_strokes_linked_to_uric_acid_levels>.

7. Baris Afsar et al., "Relationship Between Uric Acid and Subtle Cognitive Dysfunction in Chronic Kidney Disease". *American Journal of Nephrology*, v. 34, n. 1, pp. 49-54, 2011. Disponível em: <https://doi.org/10.1159/000329097>.

8. Shaheen E. Lakhan e Annette Kirchgessner, "The Emerging Role of Dietary Fructose in Obesity and Cognitive Decline". *Journal of Nutrition*, v. 12, artigo n. 114, ago. 2013. Disponível em: <https://doi.org/10.1186/1475-2891-12-114>.

9. Ibid.

10. Eric Steen et al., "Impaired Insulin and Insulin-Like Growth Factor Expression and Signaling Mechanisms in Alzheimer's Disease: Is This Type 3 Diabetes?". *Journal of Alzheimer's Disease*, v. 7, n. 1, pp. 63-80, 2005. Disponível em: <https://doi.org/10.3233/JAD-2005-7107>.

11. Maria Stefania Spagnuolo, Susanna Iossa e Luisa Cigliano, "Sweet but Bitter: Focus on Fructose Impact on Brain Function in Rodent Models". *Nutrients*, v. 13, n. 1, dez. 2020, p. 1. Disponível em: <https://doi.org/10.3390/nu13010001>.

12. Kathleen A. Page et al., "Effects of Fructose vs Glucose on Regional Cerebral Blood Flow in Brain Regions Involved with Appetite and Reward Pathways". *JAMA*, v. 309, n. 1, pp. 63-70, jan. 2013. Disponível em: <https://doi.org/10.1001/jama.2012.116975>.

13. Pedro Cisternas et al., "Fructose Consumption Reduces Hippocampal Synaptic Plasticity Underlying Cognitive Performance". *Biochimica et Biophysica Acta*, v. 1852, n. 11, pp. 2379-90, nov. 2015. Disponível em: <https://doi.org/10.1016/j.bbadis.2015.08.016>.

14. Karin van der Borght et al., "Reduced Neurogenesis in the Rat Hippocampus Following High Fructose Consumption". *Regulatory Peptides*, v. 167, n. 1, pp. 26-30, fev. 2011. Disponível em: <https://doi.org/10.1016/j.regpep.2010.11.002>.

15. Rahul Agrawal et al., "Dietary Fructose Aggravates the Pathobiology of Traumatic Brain Injury by Influencing Energy Homeostasis and Plasticity". *Journal of Cerebral Blood Flow & Metabolism*, v. 36, n. 5, pp. 941-53, maio 2016. Disponível em: <https://doi.org/10.1177/0271678X15606719>.

16. Matthew P. Pase et al., "Sugary Beverage Intake and Preclinical Alzheimer's Disease in the Community". *Alzheimer's & Dementia*, v. 13, n. 9, pp. 955-64, set. 2017. Disponível em: <https://doi.org/10.1016/j.jalz.2017.01.024>.

17. Richard J. Johnson et al., "Cerebral Fructose Metabolism as a Potential Mechanism Driving Alzheimer's Disease". *Frontiers in Aging Neuroscience*, v. 12, set. 2012, p. 560865. Disponível em: <https://doi.org/10.3389/fnagi.2020.560865>. Ver também: Jonathan Q. Purnell et al., "Brain Functional Magnetic Resonance Imaging Response to Glucose and Fructose Infusions in Humans". *Diabetes, Obesity and Metabolism*, v. 13, n. 3, pp. 229-34, mar. 2011. Disponível em: <https://doi.org/10.1111/j.1463-1326.2010.01340.x>.

18. Matthew C. L. Phillips et al., "Randomized Crossover Trial of a Modified Ketogenic Diet in Alzheimer's Disease". *Alzheimer's Research & Therapy*, v. 13, artigo n. 51, fev. 2021. Disponível em: <https://doi.org/10.1186/s13195-021-00783-x>.

19. Jasvinder A. Singh e John D. Cleveland, "Comparative Effectiveness of Allopurinol Versus Febuxostat for Preventing Incident Dementia in Older Adults: A Propensity-Matched Analysis". *Arthritis Research & Therapy*, v. 20, artigo n. 167, ago. 2018. Disponível em: <https://doi.org/10.1186/s13075-018-1663-3>.

20. Mumtaz Takir et al., "Lowering Uric Acid with Allopurinol Improves Insulin Resistance and Systemic Inflammation in Asymptomatic Hyperuricemia". *Journal of Investigative Medicine*, v. 63, n. 8, pp. 924-9, dez. 2015. Disponível em: <https://doi.org/10.1097/JIM.0000000000000242>.

21. Jane P. Gagliardi, "What Can We Learn from Studies Linking Gout with Dementia?". *American Journal of Geriatric Psychiatry*, pp. S1064-7481(21)00217-7, fev. 2021. Disponível em: <https://doi.org/10.1016/j.jagp.2021.02.044>.

22. David J. Schretlen et al., "Serum Uric Acid and Cognitive Function in Community-Dwelling Older Adults". *Neuropsychology*, v. 21, n. 1, pp. 136-40, jan. 2007. Disponível em: <https://doi.org/10.1037/0894-4105.21.1.136>.

5. CHUVA ÁCIDA [PP. 121-45]

1. William Osler, *The Principles and Practice of Medicine, Designed for the Use of Practitioners and Students of Medicine*, v. 1. Andesite Press, 2015.

2. J. T. Scott, "Factors Inhibiting the Excretion of Uric Acid". *Journal of the Royal Society of Medicine*, v. 59, n. 4, pp. 310-3, abr. 1966. Disponível em: <https://doi.org/10.1177/003591576605900405>.

3. Para um panorama geral da relação entre o sono e a saúde, ver: National Institute of Neurological Disorders and Stroke, "Brain Basics: Understanding Sleep". Disponível em: <https://www.ninds.nih.gov/Disorders/Patient-Caregiver-Education/Understanding-Sleep>. Consultar também a obra do dr. Michael Breus, reconhecida autoridade em medicina do sono. Disponível em: <http://www.thesleepdoctor.com/>. Ver também: Matthew Walker, *Why We Sleep: Unlocking the Power of Sleep and Dreams*. Nova York: Scribner, 2017.

4. Karine Spiegel, Rachel Leproult e Eve Van Cauter, "Impact of Sleep Debt on Metabolic and Endocrine Function". *The Lancet*, v. 354, n. 9188, pp. 1435-9, out. 1999. Disponível em: <https://doi.org/10.1016/S0140-6736(99)01376-8>.

5. Para uma montanha de dados sobre sono e estatísticas sobre o quanto dormimos, consulte a National Sleep Foundation. Disponível em: <https://sleepfoundation.org/>.

6. Carla S. Moller-Levet et al., "Effects of Insufficient Sleep on Circadian Rhythmicity and Expression Amplitude of the Human Blood Transcriptome". *Proceedings of the National Academy of Sciences*, USA, v. 110, n. 12, pp. E1132-41, mar. 2013. Disponível em: <https://doi.org/10.1073/pnas.1217154110>.

7. Janet M. Mullington et al., "Sleep Loss and Inflammation". *Best Practice & Research Clinical Endocrinology & Metabolism*, v. 24, n. 5, pp. 775-84, out. 2010. Disponível em: <https://doi.org/10.1016/j.beem.2010.08.014>.

8. Michael R. Irwin, Richard Olmstead e Judith E. Carroll, "Sleep Disturbance, Sleep Duration, and Inflammation: A Systematic Review and Meta-analysis of Cohort Studies and Experimental Sleep Deprivation". *Biological Psychiatry*, v. 80, n. 1, pp. 40-52, jul. 2016. Disponível em: <https://doi.org/10.1016/j.biopsych.2015.05.014>.

9. Francesco P. Cappuccio et al., "Sleep Duration and All-Cause Mortality: A Systematic Review and Meta-Analysis of Prospective Studies". *Sleep*, v. 33, n. 5, pp. 585-92, maio 2010. Disponível em: <https://doi.org/10.1093/sleep/33.5.585>.

10. Andrew J. Westwood et al., "Prolonged Sleep Duration as a Marker of Early

Neurodegeneration Predicting Incident Dementia". *Neurology*, v. 88, n. 12, pp. 1172-9, mar. 2017. Disponível em: <https://doi.org/10.1212/WNL.0000000000003732>.

11. Uma vez mais, consulte o site da National Sleep Foundation. Disponível em: <https://sleepfoundation.org/>.

12. Dorit Koren, Magdalena Dumin e David Gozal, "Role of Sleep Quality in the Metabolic Syndrome". *Diabetes, Metabolic Syndrome and Obesity: Targets and Therapy*, v. 9, pp. 281-310, ago. 2016. Disponível em: <https://doi.org/10.2147/DMSO.S95120>.

13. Francesco P. Cappuccio et al., "Meta-Analysis of Short Sleep Duration and Obesity in Children and Adults". *Sleep*, v. 31, n. 5, pp. 619-26, maio 2008. Disponível em: <https://doi.org/10.1093/sleep/31.5.619>.

14. Chan-Won Kim et al., "Sleep Duration and Progression to Diabetes in People with Prediabetes Defined by HbA1c Concentration". *Diabetic Medicine*, v. 34, n. 11, pp. 1591-8, nov. 2017. Disponível em: <https://doi.org/10.1111/dme.13432>. Ver também: Karine Spiegel et al., "Effects of Poor and Short Sleep on Glucose Metabolism and Obesity Risk". *Nature Reviews Endocrinology*, v. 5, n. 5, pp. 253-61, maio 2009. Disponível em: <https://doi.org/10.1038/nrendo.2009.23>.

15. Christopher Papandreou et al., "Sleep Duration Is Inversely Associated with Serum Uric Acid Concentrations and Uric Acid to Creatinine Ratio in an Elderly Mediterranean Population at High Cardiovascular Risk". *Nutriens*, v. 11, n. 4, abr. 2019, p. 761. Disponível em: <https://doi.org/10.3390/nu11040761>.

16. Yu-Tsung Chou et al., "Association of Sleep Quality and Sleep Duration with Serum Uric Acid Levels in Adults". *PLOS ONE*, v. 15, n. 9, set. 2020, p. e0239185. Disponível em: <https://doi.org/10.1371/journal.pone.0239185>.

17. Caiyu Zheng et al., "Serum Uric Acid Is Independently Associated with Risk of Obstructive Sleep Apnea-Hypopnea Syndrome in Chinese Patients with Type 2 Diabetes". *Disease Markers*, v. 2019, ID do artigo 4578327, abr. 2019. Disponível em: <https://doi.org/10.1155/2019/4578327>.

18. Jeffrey J. Iliff et al, "A Paravascular Pathway Facilitates CSF Flow Through the Brain Parenchyma and the Clearance of Interstitial Solutes, Including Amyloid β". *Science Translational Medicine*, v. 4, n. 147, ago. 2012, p. 147ra111. Disponível em: <https://doi.org/10.1126/scitranslmed.3003748>.

19. Miguel A. Lanaspa et al., "High Salt Intake Causes Leptin Resistance and Obesity in Mice by Stimulating Endogenous Fructose Production and Metabolism". *Proceedings of the National Academy of Sciences* (EUA), v. 115, n. 12, pp. 3138-43, mar. 2018. Disponível em: <https://doi.org/10.1073/pnas.1713837115>.

20. Lanaspa et al., "High Salt Intake". Ver também: Masanari Kuwabara et al., "Relationship Between Serum Uric Acid Levels and Hypertension Among Japanese Individuals Not Treated for Hyperuricemia and Hypertension". *Hypertension Research*, v. 37, n. 8, pp. 785-9, ago. 2014. Disponível em: <https://doi.org/10.1038/hr.2014.75>; Yang Wang et al., "Effect of Salt Intake on Plasma and Urinary Uric Acid Levels in Chinese Adults: An Interventional Trial". *Scientific Reports*, v. 8, artigo n. 1434, jan. 2018. Disponível em: <https://doi.org/10.1038/s41598-018-20048-2>.

21. Susan J. Allison, "High Salt Intake as a Driver of Obesity". *Nature Reviews Nephrology*, v. 14, n. 5, maio 2018, p. 285. Disponível em: <https://doi.org/10.1038/nrneph.2018.23>.

22. Giuseppe Faraco et al., "Dietary Salt Promotes Cognitive Impairment Through Tau Phosphorylation". *Nature*, v. 574, n. 7780, pp. 686-90, out. 2019. Disponível em: <https://doi.org/10.1038/s41586-019-1688-z>.

23. Chaker Ben Salem, "Drug-Induced Hyperuricaemia and Gout". *Rheumatology*, v. 56, n. 5, pp. 679-88, maio 2017. Disponível em: <https://doi.org/10.1093/rheumatology/kew293>. Ver também: Mara A. McAdams DeMarco et al., "Diuretic Use, Increased Serum Urate Levels, and Risk of Incident Gout in a Population-Based Study of Adults with Hypertension: The Atherosclerosis Risk in Communities Cohort Study". *Arthritis & Rheumatology*, v. 64, n. 1, pp. 121-9, jan. 2012. Disponível em: <https://doi.org/10.1002/art.33315>.

24. "Long-Term Use of PPIs Has Consequences for Gut Microbiome". Cleveland Clinic. Disponível em: <https://consultqd.clevelandclinic.org/long-term-use-of-ppis-has-consequences-for-gut-microbiome/>. Ver também: William B. Lehault e David M. Hughes, "Review of the Long-Term Effects of Proton Pump Inhibitors". *Federal Practitioner*, v. 34, n. 2, pp. 19-23, fev. 2017.

25. Tuhina Neogi et al., "Alcohol Quantity and Type on Risk of Recurrent Gout Attacks: An Internet-Based Case-Crossover Study". *American Journal of Medicine*, v. 127, n. 4, pp. 311-8, abr. 2014. Disponível em: <https://doi.org/10.1016/j.amjmed.2013.12.019>. Ver também: Hyon K. Choi e Gary Curhan, "Beer, Liquor, and Wine Consumption and Serum Uric Acid Level: The Third National Health and Nutrition Examination Survey". *Arthritis Care & Research*, v. 51, n. 6, pp. 1023-9, dez. 2004. Disponível em: <https://doi.org/10.1002/art.20821>.

26. Rongrong Li, Kang Yu e Chunwei Li, "Dietary Factors and Risk of Gout and Hyperuricemia: A Meta-analysis and Systematic Review". *Asia Pacific Journal of Clinical Nutrition*, v. 27, n. 6, pp. 1344-56, 2018. Disponível em: <https://doi.org/10.6133/apjcn.201811_27(6).0022>.

27. Richard J. Johnson et al., "Umami: The Taste That Drives Purine Intake". *Journal of Rheumatology*, v. 40, n. 11, pp. 1794-6, nov. 2013. Disponível em: <https://doi.org/10.3899/jrheum.130531>.

28. Rene J. Hernandez Bautista et al., "Obesity: Pathophysiology, Monosodium Glutamate-Induced Model and Anti-Obesity Medicinal Plants". *Biomedicine & Pharmacotherapy*, v. 111, pp. 503-16, mar. 2019. Disponível em: <https://doi.org/10.1016/j.biopha.2018.12.108>.

29. Ka He et al., "Consumption of Monosodium Glutamate in Relation to Incidence of Overweight in Chinese Adults: China Health and Nutrition Survey (CHNS)". *American Journal of Clinical Nutrition*, v. 93, n. 6, pp. 1328-36, jun. 2011. Disponível em: <https://doi.org/10.3945/ajcn.110.008870>.

30. Zumin Shi et al., "Monosodium Glutamate Is Related to a Higher Increase in Blood Pressure Over 5 Years: Findings from the Jiangsu Nutrition Study of Chinese Adults". *Journal of Hypertension*, v. 29, n. 5, pp. 846-53, maio 2011. Disponível em: <https://doi.org/10.1097/HJH.0b013e328344da8e>.

31. Kamal Niaz, Elizabeta Zaplatic e Jonathan Spoor, "Extensive Use of Monosodium Glutamate: A Threat to Public Health?". *EXCLI Journal*, v. 17, pp. 273-8, mar. 2018. Disponível em: <https://doi.org/10.17179/excli2018-1092>.

32. Ignacio Roa e Mariano del Sol, "Types I and III Parotid Collagen Variations and Serum Biochemical Parameters in Obese Rats Exposed to Monosodium Glutamate". *International Journal of Morphology*, v. 38, n. 3, jun. 2020. Disponível em: <http://dx.doi.org/10.4067/S0717-95022020000300755>.

33. Joseph F. Merola et al., "Psoriasis, Psoriatic Arthritis and Risk of Gout in US Men and Women". *Annals of the Rheumatic Diseases*, v. 74, n. 8, pp. 1495-1500, ago. 2015. Disponível em: <https://doi.org/10.1136/annrheumdis-2014-205212>.

34. Renaud Felten et al., "At the Crossroads of Gout and Psoriatic Arthritis: 'Psout'". *Clinical Rheumatology*, v. 39, n. 5, pp. 1405-13, maio 2020. Disponível em: <https://doi.org/10.1007/s10067-020-04981-0>.

35. Nicola Giordano et al., "Hyperuricemia and Gout in Thyroid Endocrine Disorders". *Clinical and Experimental Rheumatology*, v. 19, n. 6, pp. 661-5, nov.-dez. 2001.

36. Eswar Krishnan, Bharathi Lingala e Vivek Bhalla, "Low-Level Lead Exposure and the Prevalence of Gout: An Observational Study". *Annals of Internal Medicine*, v. 157, n. 4, pp. 233-41, ago. 2012. Disponível em: <https://doi.org/10.7326/0003-4819-157-4-20120 8210-00003>.

37. J. Runcie e T. J. Thomson, "Total Fasting, Hyperuricaemia and Gout". *Post-*

graduate Medical Journal, v. 45, n. 522, pp. 251-3, abr. 1969. Disponível em: <https://doi.org/10.1136/pgmj.45.522.251>.

38. Patrick H. Dessein et al., "Beneficial Effects of Weight Loss Associated with Moderate Calorie/Carbohydrate Restriction, and Increased Proportional Intake of Protein and Unsaturated Fat on Serum Urate and Lipoprotein Levels in Gout: A Pilot Study". *Annals of the Rheumatic Diseases*, v. 59, n. 7, pp. 539-43, jul. 2000. Disponível em: <https://doi.org/10.1136/ard.59.7.539>.

39. I-Min Lee et al., "Effect of Physical Inactivity on Major Non-Communicable Diseases Worldwide: An Analysis of Burden of Disease and Life Expectancy". *The Lancet*, v. 380, n. 9838, pp. 219-29, jul. 2012. Disponível em: <https://doi.org/10.1016/S0140-6736(12)61031-9>.

40. oms, "Physical Inactivity a Leading Cause of Disease and Disability, Warns who". 4 abr. 2002. Disponível em: <https://www.who.int/news/item/04-04-2002-physical-inactivity-a-leading-cause-of-disease-and-disability-warns-who>. Ver também: informativo da oms sobre obesidade e sobrepeso. Disponível em: <https://www.who.int/news-room/fact-sheets/detail/obesity-and-overweight>.

41. Aviroop Biswas et al., "Sedentary Time and Its Association with Risk for Disease Incidence, Mortality, and Hospitalization in Adults: A Systematic Review and Meta-analysis". *Annals of Internal Medicine*, v. 162, n. 2, pp. 123-32, jan. 2015. Disponível em: <https://doi.org/10.7326/M14-1651>.

42. Srinivasan Beddhu et al., "Light-Intensity Physical Activities and Mortality in the United States General Population and ckd Subpopulation". *Clinical Journal of the American Society of Nephrology*, v. 10, n. 7, pp. 1145-53, jul. 2015. Disponível em: <https://doi.org/10.2215/CJN.08410814>.

43. Doo Yong Park et al., "The Association Between Sedentary Behavior, Physical Activity and Hyperuricemia". *Vascular Health and Risk Management*, v. 15 pp. 291-9, ago. 2019. Disponível em: <https://doi.org/10.2147/VHRM.S200278>.

44. Jun Zhou et al., "Physical Exercises and Weight Loss in Obese Patients Help to Improve Uric Acid". *Oncotarget*, v. 8, n. 55, pp. 94893-9, out. 2017. Disponível em: <https://doi.org/10.18632/oncotarget.22046>.

6. os novos hábitos do luv [pp. 146-67]

1. mrc London Institute of Medical Sciences, "Too Much Sugar Leads to Early Death, but Not Due to Obesity". *ScienceDaily*, 19 mar. 2020. Disponível em: <www.

sciencedaily.com/releases/2020/03/200319141024.htm> e <https://www.eurekalert.org/news-re leases/621703>. Ver também: Esther van Dam et al., "Sugar-Induced Obesity and Insulin Resistance Are Uncoupled from Shortened Survival in *Drosophila*". *Cell Metabolism*, v. 31, n. 4, pp. 710-25, abr. 2020. Disponível em: <https://doi.org/10.1016/j.cmet.2020.02.016>.

2. Ver os artigos de Christoph Kaleta; Disponíveis em: <https://scholar.google.de/citations?user=qw172u QAAAAJ&hl=en>.

3. Shijun Hao, Chunlei Zhang e Haiyan Song, "Natural Products Improving Hyperuricemia with Hepatorenal Dual Effects". *Evidence-Based Complementary and Alternative Medicine*, v. 2016, ID do artigo 7390504, 2016. Disponível em: <https://doi.org/10.1155/2016/7390504>. Ver também: Lin-Lin Jiang et al., "Bioactive Compounds from Plant-Based Functional Foods: A Promising Choice for the Prevention and Management of Hyperuricemia". *Foods*, v. 9, n. 8, jul. 2020, p. 973. Disponível em: <https://doi.org/10.3390/foods 9080973>.

4. Yuanlu Shi e Gary Williamson, "Quercetin Lowers Plasma Uric Acid in Pre-hyperuricaemic Males: A Randomised, Double-Blinded, Placebo-Controlled, Cross-Over Trial". *British Journal of Nutrition*, v. 115, n. 5, pp. 800-6, mar. 2016. Disponível em: <https://doi.org/10.1017/S0007114515005310>. Ver também: Cen Zhang et al., "Mechanistic Insights into the Inhibition of Quercetin on Xanthine Oxidase". *International Journal of Biological Macromolecules*, v. 112, pp. 405-12, jun. 2018. Disponível em: <https://doi.org/10.1016/j.ijbiomac.2018.01.190>.

5. Maria-Corina Serban et al., "Effects of Quercetin on Blood Pressure: A Systematic Review and Meta-Analysis of Randomized Controlled Trials". *Journal of the American Heart Association*, v. 5, n. 7, jul. 2016, p. e002713. Disponível em: <https://doi.org/10.1161/JAHA.115.002713>.

6. Marina Hirano et al., "Luteolin-Rich Chrysanthemum Flower Extract Suppresses Baseline Serum Uric Acid in Japanese Subjects with Mild Hyperuricemia". *Integrative Molecular Medicine*, v. 3, n. 2, 2017. Disponível em: <https://doi.org/10.15761/IMM.1000275>.

7. Muhammad Imran et al., "Luteolin, a Flavonoid, as an Anticancer Agent: A Review". *Biomedicine & Pharmacotherapy*, v. 112, abr. 2019, p. 108612. Disponível em: <https://doi.org/10.1016/j.biopha.2019.108612>.

8. Stuart Wolpert, "Fructose and Head Injuries Adversely Affect Hundreds of Brain Genes Linked to Human Diseases". *UCLA College*. Disponível em: <https://www.college.ucla.edu/2017/07/11/fructose-and-head-injuries-adversely-affect-hundreds-of-brain-genes-linked-to-human-diseases/>.

9. Janie Allaire et al., "A Randomized, Crossover, Head-to-Head Comparison of Eicosapentaenoic Acid and Docosahexaenoic Acid Supplementation to Reduce Inflammation Markers in Men and Women: The Comparing EPA to DHA (ComparED) Study". *American Journal of Clinical Nutrition*, v. 104, n. 2, pp. 280-7, ago. 2016. Disponível em: <https://doi.org/10.3945/ajcn.116.131896>.

10. Stephen P. Juraschek, Edgar R. Miller III e Allan C. Gelber, "Effect of Oral Vitamin C Supplementation on Serum Uric Acid: A Meta-analysis of Randomized Controlled Trials". *Arthritis Care & Research*, v. 63, n. 9, pp. 1295-306, set. 2011. Disponível em: <https://doi.org/10.1002/acr.20519>.

11. Hyon K. Choi, Xiang Gao e Gary Curhan, "Vitamin C Intake and the Risk of Gout in Men: A Prospective Study". *Archives of Internal Medicine*, v. 169, n. 5, pp. 502-7, mar. 2009. Disponível em: <https://doi.org/10.1001/archinternmed.2008.606>.

12. Juraschek, Miller e Gelber, op. cit.

13. Mehrangiz Ebrahimi-Mameghani et al., "Glucose Homeostasis, Insulin Resistance and Inflammatory Biomarkers in Patients with Non-alcoholic Fatty Liver Disease: Beneficial Effects of Supplementation with Microalgae *Chlorella vulgaris*: A Double-Blind Placebo-Controlled Randomized Clinical Trial". *Clinical Nutrition*, v. 36, n. 4, pp. 1001-6, ago. 2017. Disponível em: <https://doi.org/10.1016/j.clnu.2016.07.004>.

14. Yunes Panahi et al., "A Randomized Controlled Trial of 6-week *Chlorella vulgaris* Supplementation in Patients with Major Depressive Disorder". *Complementary Therapies in Medicine*, v. 23, n. 4, pp. 598-602, ago. 2015. Disponível em: <https://doi.org/10.1016/j.ctim.2015.06.010>.

15. Christopher J. L. Murray et al., "The State of US Health, 1990-2016: Burden of Diseases, Injuries, and Risk Factors Among US States". *JAMA*, v. 319, n. 14, pp. 1444--72, 2018. Disponível em: <https://doi.org/10.1001/jama.2018.0158>.

16. "Insulin Resistance & Prediabetes". National Institute of Diabetes, Digestive and Kidney Diseases. Disponível em: <https://www.niddk.nih.gov/health-information/diabetes/over view/what-is-diabetes/prediabetes-insulin-resistance>.

17. Amir Tirosh et al., "Normal Fasting Plasma Glucose Levels and Type 2 Diabetes in Young Men". *New England Journal of Medicine*, v. 353, n. 14, pp. 1454-62, out. 2005. Disponível em: <https://doi.org/10.1056/NEJMoa050080>.

18. Adam G. Tabak et al., "Prediabetes: A High-Risk State for Diabetes Development". *The Lancet*, v. 379, n. 9833, pp. 2279-90, jun. 2012. Disponível em: <https://doi.org/10.1016/S0140-6736(12)60283-9>.

19. Para ouvir mais a dra. Casey Means e receber uma aula de introdução ao

monitoramento contínuo de glicose, convido-o a ouvir a entrevista com ela em meu podcast. Disponível em: <https://www.drperlmutter.com/continuous-glucose-monitoring-a-powerful-tool-for-metabolic-health/>.

20. Heather Hall et al., "Glucotypes Reveal New Patterns of Glucose Dysregulation". *PLOS Biology*, v. 16, n. 7, jul. 2018, p. e2005143. Disponível em: <https://doi.org/10.1371/journal.pbio.2005143>.

21. Felicity Thomas et al., "Blood Glucose Levels of Subelite Athletes During 6 Days of Free Living". *Journal of Diabetes Science and Technology*, v. 10, n. 6, pp. 1335-43, nov. 2016. Disponível em: <https://doi.org/10.1177/1932296816648344>.

22. Viral N. Shah et al., "Continuous Glucose Monitoring Profiles in Healthy Nondiabetic Participants: A Multicenter Prospective Study". *Journal of Clinical Endocrinology and Metabolism*, v. 104, n. 10, pp. 4356-64, out. 2019. Disponível em: <https://doi.org/10.1210/jc.2018-02763>.

23. Alexandra E. Butler et al., "β-Cell Deficit and Increased β-Cell Apoptosis in Humans with Type 2 Diabetes". *Diabetes*, v. 52, n. 1, pp. 102-10, jan. 2003. Disponível em: <https://doi.org/10.2337/diabetes.52.1.102>.

24. Li Li et al., "Acute Psychological Stress Results in the Rapid Development of Insulin Resistance". *Journal of Endocrinology*, v. 217, n. 2, pp. 175-84, abr. 2013. Disponível em: <https://doi.org/10.1530/JOE-12-0559>.

25. "Survey: Nutrition Information Abounds, but Many Doubt Food Choices". Food Insight, maio 2017. Disponível em: <https://foodinsight.org/survey-nutrition-information-abounds-but-many-doubt-food-choices/>.

26. Ver minha entrevista com a dra. Casey Means em meu podcast de 1º jun. 2021. Disponível em: <https://www.drperlmutter.com/continuous-glucose-monitoring-a-powerful-tool-for-meta bolic-health/>.

27. Satchin Panda, *The Circadian Code: Lose Weight, Supercharge Your Energy, and Transform Your Health from Morning to Midnight*. Nova York: Rodale, 2018. Para mais sobre o dr. Panda e seu trabalho de pesquisa, visite o site de seu laboratório no Instituto Salk. Disponível em: <https://www.salk.edu/scientist/satchidananda-panda/>.

28. Ibid.

29. Emily N. Manoogian et al., "Time-Restricted Eating for the Prevention and Management of Metabolic Diseases". *Endocrine Reviews*, v. 2021, p. bnab027. Disponível em: <https://doi.org/10.1210/endrev/bnab027>.

30. Endocrine Society, "Intermittent Fasting Can Help Manage Metabolic Disease: Popular Diet Trend Could Reduce the Risk of Diabetes and Heart Disease".

ScienceDaily. Disponível em: <www.sciencedaily.com/releases/2021/09/210922090909. htm>. Acesso em: 7 out. 2021.

31. Malini Prasad et al., "A Smartphone Intervention to Promote Time Restricted Eating Reduces Body Weight and Blood Pressure in Adults with Overweight and Obesity: A Pilot Study". *Nutrients*, v. 13, n. 7, jun. 2021, p. 2148. Disponível em: <https:// doi.org/10.3390/nu13072148>.

32. Nidhi Bansal e Ruth S. Weinstock, "Non-Diabetic Hypoglycemia". *Endotext*, 20 maio 2020.

33. Fernanda Cerqueira, Bruno Chausse e Alicia J. Kowaltowski, "Intermittent Fasting Effects on the Central Nervous System: How Hunger Modulates Brain Function". In: Victor Preedy e Vanood B. Patel. Springer, Cham (Orgs.). *Handbook of Famine, Starvation, and Nutrient Deprivation: From Biology to Policy*. Disponível em: <https://doi. org/10.1007/978-3-319-40007-5_29-1>.

34. Humaira Jamshed et al., "Early Time-Restricted Feeding Improves 24-Hour Glucose Levels and Affects Markers of the Circadian Clock, Aging, and Autophagy in Humans". *Nutrients*, v. 11, n. 6, maio 2019, p. 1234. Disponível em: <https://doi.org/10.3390/ nu11061234>.

PARTE II: CURVA EM U: O PLANO DE AÇÃO LUV [PP. 169-74]

1. Joana Araujo, Jianwen Cai e June Stevens, "Prevalence of Optimal Metabolic Health in American Adults: National Health and Nutrition Examination Survey 2009-2016". *Metabolic Syndrome and Related Disorders*, v. 17, n. 1, pp. 4-52, fev. 2019. Disponível em: <https://doi.org/10.1089/met.2018.0105>.

7. PRELIMINARES DO LUV [PP. 175-85]

1. Adriano Bruci et al., "Very Low-Calorie Ketogenic Diet: A Safe and Effective Tool for Weight Loss in Patients with Obesity and Mild Kidney Failure". *Nutrients*, v. 12, n. 2, jan. 2020, p. 333. Disponível em: <https://doi.org/10.3390/nu12020333>.

8. MUDANÇA DE DIETA PARA REDUZIR O ÁCIDO ÚRICO [PP. 186-212]

1. "Health Effects of Dietary Risks in 195 Countries, 1990-2017: A Systematic Analysis for the Global Burden of Disease Study 2017". *The Lancet*, v. 393, n. 10184, pp. 1958-72, abr. 2019. Disponível em: <https://doi.org/10.1016/S0140-6736(19)30041-8>. Ver também: Nita G. Forouhi e Nigel Unwin, "Global Diet and Health: Old Questions, Fresh Evidence, and New Horizons". *The Lancet*, v. 393, n. 10184, pp. 1916-8, abr. 2019. Disponível em: <https://doi.org/10.1016/S0140-6736(19)30500-8>.

2. Para tudo que queira saber sobre BDNF e saúde cerebral, inclusive referências a estudos, ver a edição revista e atualizada de meu livro *A dieta da mente* (São Paulo: Paralela, 2020).

3. May A. Beydoun et al., "Dietary Factors Are Associated with Serum Uric Acid Trajectory Differentially by Race Among Urban Adults". *British Journal of Nutrition*, v. 120, n. 8, pp. 935-45, out. 2018. Disponível em: <https://doi.org/10.1017/S0007114518002118>. Ver também: Daisy Vedder et al., "Dietary Interventions for Gout and Effect on Cardiovascular Risk Factors: A Systematic Review". *Nutrients*, v. 11, n. 12, dez. 2019, p. 2955. Disponível em: <https://doi.org/10.3390/nu11122955>; M. A. Gromova, V. V. Tsurko e A. S. Melekhina, "Rational Approach to Nutrition for Patients with Gout". *Clinician*, v. 13, n. 3-4, pp. 15-21, 2019. Disponível em: <https://doi.org/10.17650/1818-8338-2019-13-3-4-15-21>; Kiyoko Kaneko et al., "Total Purine and Purine Base Content of Common Foodstuffs for Facilitating Nutritional Therapy for Gout and Hyperuricemia". *Biological and Pharmaceutical Bulletin*, v. 37, n. 5, pp. 709-21, 2014. Disponível em: <https://doi.org/10.1248/bpb.b13-00967>.

4. Jotham Suez et al., "Artificial Sweeteners Induce Glucose Intolerance by Altering the Gut Microbiota". *Nature*, v. 514, n. 7521, pp. 181-6, out. 2014. Disponível em: <https://doi.org/10.1038/nature13793>.

5. Matthew P. Pase et al., "Sugar-and Artificially Sweetened Beverages and the Risks of Incident Stroke and Dementia". *Stroke*, v. 48, n. 5, pp. 1139-46, abr. 2017. Disponível em: <https://doi.org/10.1161/STROKEAHA.116.016027>; Matthew P. Pase et al., "Sugary Beverage Intake and Preclinical Alzheimer's Disease in the Community". *Alzheimer's & Dementia*, v. 13, n. 9, set. 2017, pp. 955-64. Disponível em: <https://doi.org/10.1016/j.jalz.2017.01.024>.

6. Francesco Franchi et al., "Effects of D-allulose on Glucose Tolerance and Insulin Response to a Standard Oral Sucrose Load: Results of a Prospective, Randomized,

Crossover Study". *BMJ Open Diabetes Research and Care*, v. 9, n. 1, fev. 2021, p. e001939. Disponível em: <https://doi.org/10.1136/bmjdrc-2020-001939>.

7. Eis uma pequena coleção de pesquisas para você começar: Noori Al-Waili et al., "Honey and Cardiovascular Risk Factors, in Normal Individuals and in Patients with Diabetes Mellitus or Dyslipidemia". *Journal of Medicinal Food*, v. 16, n. 12, pp. 1063-78, dez. 2013. Disponível em: <https://doi.org/10.1089/jmf.2012.0285>; Nur Zuliani Ramli et al., "A Review on the Protective Effects of Honey Against Metabolic Syndrome". *Nutrients*, v. 10, n. 8, ago. 2018, p. 1009. Disponível em: <https://doi.org/10.3390/nu10081009>; Omotayo O. Erejuwa, Siti A. Sulaiman e Mohd S. Ab Wahab, "Honey: A Novel Antidiabetic Agent". *International Journal of Biological Sciences*, v. 8, n. 6, pp. 913-34, 2012. Disponível em: <https://doi.org/10.7150/ijbs.3697>.

8. Anand Mohan et al., "Effect of Honey in Improving the Gut Microbial Balance". *Food Quality and Safety*, v. 1, n. 2, pp. 107-15, maio 2017. Disponível em: <https://doi.org/10.1093/fqsafe/fyx015>.

9. Salma E. Nassar et al., "Effect of Inulin on Metabolic Changes Produced by Fructose Rich Diet". *Life Science Journal*, v. 10, n. 2, pp. 1807-14, jan. 2013.

10. Organização Mundial da Saúde, "Global Strategy on Diet, Physical Activity and Health". Disponível em: <https://www.who.int/dietphysicalactivity/strategy/eb11344/strategy_english _web.pdf>.

11. Gabsik Yang et al., "Suppression of NLRP3 Inflammasome by Oral Treatment with Sulforaphane Alleviates Acute Gouty Inflammation". *Rheumatology*, v. 57, n. 4, pp. 727-36, abr. 2018. Disponível em: <https://doi.org/10.1093/rheumatology/kex499>. Ver também: Christine A. Houghton, "Sulforaphane: Its 'Coming of Age' as a Clinically Relevant Nutraceutical in the Prevention and Treatment of Chronic Disease". *Oxidative Medicine and Cellular Longevity*, v. 2019, ID do artigo 2716870, out. 2019. Disponível em: <https://doi.org/10.1155/2019/2716870>.

12. Albena T. Dinkova-Kostova et al., "KEAP1 and Done? Targeting the NRF2 Pathway with Sulforaphane". *Trends in Food Science and Technology*, v. 69, parte B, pp. 257-69, nov. 2017. Disponível em: <https://doi.org/10.1016/j.tifs.2017.02.002>.

13. Robert A. Jacob et al., "Consumption of Cherries Lowers Plasma Urate in Healthy Women". *Journal of Nutrition*, v. 133, n. 6, pp. 1826-9, jun. 2003. Disponível em: <https://doi.org/10.1093/jn/133.6.1826>. Ver também: Keith R. Martin e Katie M. Coles, "Consumption of 100% Tart Cherry Juice Reduces Serum Urate in Overweight and Obese Adults". *Current Developments in Nutrition*, v. 3, n. 5, fev. 2019, p. nzz011. Disponível em: <https://doi.org/10.1093/cdn/nzz011>; Naomi Schlesinger, Ruth Rabi-

nowitz e Michael Schlesinger, "Pilot Studies of Cherry Juice Concentrate for Gout Flare Prophylaxis". *Journal of Arthritis*, v. 1, n. 1, 2012, p. 101. Disponível em: <https://doi.org/10.4172/2167-7921.1000101>.

14. Jiahong Xie et al., "Delphinidin-3-O-Sambubioside: A Novel Xanthine Oxidase Inhibitor Identified from Natural Anthocyanins". *Food Quality and Safety*, v. 5, abr. 2021, p. fyaa038. Disponível em: <https://doi.org/10.1093/fqsafe/fyaa038>.

15. Marc J. Gunter et al., "Coffee Drinking and Mortality in 10 European Countries: A Multinational Cohort Study". *Annals of Internal Medicine*, v. 167, n. 4, pp. 236-47, ago. 2017. Disponível em: <https://doi.org/10.7326/M16-2945>. Ver também: Hyon K. Choi e Gary Curhan, "Coffee, Tea, and Caffeine Consumption and Serum Uric Acid Level: The Third National Health and Nutrition Examination Survey". *Arthritis & Rheumatology*, v. 57, n. 5, pp. 816-21, jun. 2007. Disponível em: <https://doi.org/10.1002/art.22762>.

16. Song-Yi Park et al., "Prospective Study of Coffee Consumption and Cancer Incidence in Non-white Populations". *Cancer Epidemiology, Biomarkers & Prevention*, v. 27, n. 8, pp. 928-35, ago. 2018. Disponível em: <https://doi.org/10.1158/1055-9965.EPI-18-0093>.

17. Choi e Curhan, op. cit.

18. Yashi Mi et al., "EGCG Ameliorates High-Fat-and High-Fructose-Induced Cognitive Defects by Regulating the IRS/AKT and ERK/CREB/BDNF Signaling Pathways in the CNS". *FASEB Journal*, v. 31, n. 11, pp. 4998-5011, nov. 2017. Disponível em: <https://doi.org/10.1096/fj.201700400RR>.

19. Hyon K. Choi et al., "Alcohol Intake and Risk of Incident Gout in Men: A Prospective Study". *The Lancet*, v. 363, n. 9417, pp. 1277-81, abr. 2004. Disponível em: <https://doi.org/10.1016/S0140-6736(04)16000-5>.

9. PARCEIROS DO LUV [PP. 213-29]

1. Scott Shannon et al., "Cannabidiol in Anxiety and Sleep: A Large Case Series". *Permanente Journal*, v. 23, 2019. Disponível em: <https://doi.org/10.7812/TPP/18-041>.

10. UMA DOCE OPORTUNIDADE [PP. 230-41]

1. Alpana P. Shukla et al., "Food Order Has a Significant Impact on Postprandial

Glucose and Insulin Levels". *Diabetes Care*, v. 38, n. 7, pp. e98-9, jul. 2015. Disponível em: <https://doi.org/10.2337/dc15-0429>.

2. Andrea R. Josse et al., "Almonds and Postprandial Glycemia: A Dose-Response Study". *Metabolism*, v. 56, n. 3, pp. 400-4, mar. 2007. Disponível em: <https://doi.org/10.1016/j.metabol.2006.10.024>.

3. Austin Perlmutter, "The Coronavirus Took Advantage of Our Weaknesses". *Elemental*, 21 out. 2020. Disponível em: <https://elemental.medium.com/the-corona-virus-took-advantage-of-our-weaknesses-e7966ea48b75>.

4. Goodarz Danaei et al., "The Preventable Causes of Death in the United States: Comparative Risk Assessment of Dietary, Lifestyle, and Metabolic Risk Factors". *PLOS Medicine*, v. 6, n. 4, abr. 2009, p. e1000058. Disponível em: <https://doi.org/10.1371/journal.pmed.1000058>.

EPÍLOGO [PP. 283-9]

1. Robert N. Proctor, *Golden Holocaust: Origins of the Cigarette Catastrophe and the Case for Abolition*. Berkeley: University of California Press, 2012.

2. Katherine Gourd, "Fritz Lickint". *Lancet Respiratory Medicine*, v. 2, n. 5, pp. 358-9, maio 2014. Disponível em: <https://doi.org/10.1016/S2213-2600(14)70064-5>.

3. Colin Grabow, "Candy-Coated Cartel: Time to Kill the U.S. Sugar Program". Análise de política pública do Cato Institute n. 837, 10 abr. 2018. Disponível em: <https://www.cato.org/policy-analysis/candy-coated-cartel-time-kill-us-sugar-program>.

4. Yujin Lee et al., "Cost-Effectiveness of Financial Incentives for Improving Diet and Health through Medicare and Medicaid: A Microsimulation Study". *PLOS Medicine*, v. 16, n. 3, mar. 2019, p. e1002761. Disponível em: <https://doi.org/10.1371/journal.pmed.1002761>.

5. Sarah Downer et al., "Food Is Medicine: Actions to Integrate Food and Nutrition into Healthcare". *BMJ*, v. 369, jun. 2020, p. m2482. Disponível em: <https://doi.org/10.1136/bmj.m2482>.

6. Katie Riley et al., "Reducing Hospitalizations and Costs: A Home Health Nutrition-Focused Quality Improvement Program". *Journal of Parenteral and Enteral Nutrition*, v. 44, n. 1, pp. 58-68, jan. 2020. Disponível em: <https://doi.org/10.1002/jpen.1606>.

Índice remissivo

As figuras e gráficos são indicados em *itálico*

acesso a alimentos, 286-7

ácido úrico: atividade do óxido nítrico e, 54; autofagia e, 57; circunferência da cintura e, 73, 74; como contribuinte causal, 53; efeitos biológicos, 11, 30; fontes, 30; IMC e, 73, 74; intestinos e, 79; como maestro, 40; pesquisas sobre, 30; produção de AMP e, 76-7; purinas como fonte, 30, 35-6; como resíduo inerte do metabolismo, 12, 14, 25, 140; saúde metabólica e, 11

ácido úrico, níveis de: ajustes de estilo de vida, 16, 25, 42; alimentação com restrição temporal e, 163; autoavaliação, 22-4; bebidas açucaradas e, 87; como biomarcadores de saúde, 53; bloqueio na dieta rica em frutose, *100*; compreensão dos valores, 24; declínio cognitivo e, 30, 49, 97, 109, 117-8, *119*, 214; demências e, 12, 14, 34, 68, 109, 117; diabetes e, 12, 14, 17, 22, 40, 42, 55, 71, 94; dietas com baixo teor de purinas e, 19; doença hepática gordurosa não alcoólica e, 12, 30, 40, 42; doenças renais e, 40, 42, 49; exercício e, 20, 22, 145, 179; faixa ideal, 24, 40, 57, 109-10, 177-8; como fator de risco independente, 17, 22, 216; função cerebral e, 109-10; função renal e, 37; gestão, 13, 16, 20, 25, 30, 171-2, 240, 285; gota e, 11, 14, 21-2, 25, 34, 42, 49, 118, 141; hábitos e, 61; hipertensão e, 12, 14, 16, 22, 30, 34, 37, 40, 42, 71, 100; medicamentos e, 20, 22, 133-4, 221; metabolismo da gordura e, 76-7; microbioma e, 20, 77-80, 180; obesidade e, 12, 14, 16, 22, 30, 38, 40, 42, 47, 61, 73, 109; pedras nos rins e, 11, 14-5, 21-2, 42, 118; proteína C-reativa e, 44; redução por alopurinol, 37; sérico, 17, 19, 35, 40; síndrome metabólica e, 40, 52-7, 82, 100, 110; sono e, 20, 22, 122 30, 215; suplementos para baixar, 147-52, 173, 179-81; testes, 15, 46, 178, 182; vitamina C e, 20, 151, 180; *ver também* hiperuricemia (ácido úrico elevado)

açúcar: adicionado, fontes de, 69, 85, 87; como ameaça à saúde, 12, 103, 105; consumo, 13, 15, 68-9, 83, 103-4, 120, 146; dietético relacionado à obesidade,

18, 68; excesso de refinado, 98; como fonte de frutose, 89; níveis elevados de ácido úrico e, 15, 17, 146-7; nomes nos rótulos dos alimentos, 191-2; Revolução Industrial e, 61; substitutos, 194-8; *ver também* frutose

acuidade visual, 63

adenina, 18

Adler, Isaac, 283

adoçantes artificiais, 189, 194-5

adolescentes: consumo de frutose, 102; hipertensão e níveis de ácido úrico, 37; hiperuricemia em, 46; obesidade em, 47; síndrome metabólica e, 102; sono e, 217

Aduhelm (aducanumab), 106, 108

agave, xarope, 85, 197

água, 207

alantoína, 65

álcool, 30, 35, 42, 88, 135-6, 207, 221

aldose redutase, 130

Alexandre, o Grande, 15

alimentação com restrição temporal: AMPK e, 76, 165; estratégias de estilo de vida, 228; formas, 164-5; prática, 142, 161-7; saúde e, 40

alimentos processados, 62, 69, 71, 85-7, 104, 139, 154, 187, 189-90

almoço: bases, 236-7; receitas para LUV, 253-60

alopurinol, 37, 118, 148, 174

alulose, 190, 196-8

Alzheimer: como causa da morte, 107; complicações a longo prazo da infecção por covid-19 e, 50; consumo de frutose e, 116; diabetes tipo 2 e, 49; como diabetes tipo 3, 111-20; efeitos da frutose no cérebro, 96, 114; gordura abdominal e, 95; inflamação crônica e, 43; metabolismo cerebral da frutose e, 49; microbioma e, 78; níveis de ácido úrico e, 12; prevenção, 108, 111, 120; proteína C-reativa e, 44; síndrome metabólica e, 49; sono e, 130; tratamento médico, 25, 106-8, 118, 120

Amigos da mente (Perlmutter), 77, 180

AMP (adenosina monofosfato), 76-7, 92, 136

AMPD2 (deaminase adenosina monofosfato 2), 76-7

AMPK (proteína quinase ativada por adenosina monofosfato), 75-7, 165, 172, 223

Ana (rainha da Inglaterra), 15

antocianinas, 201

apetite, 97-103, 122, 126, 131

apneia do sono, 125, 128, 129, 216

apneia obstrutiva do sono (AOS), 128-9, 216

Aristóteles, 33

armazenamento de gordura: AMPD2 e, 76; depósitos de gordura abdominal, 76, 95, 102, 155; frutose e, 39-40, 67-8, 86, 88-9, 92-3; hiperuricemia e, 21, 30; lei do mais gordo, 38-9, 60, 64, 67; queima de gordura e, 75-7; síndrome metabólica e, 48

artrite reumatoide, 44

asma, 78, 134

Associação Americana do Coração, 87, 90

Associação Americana do Diabetes, 87

Associação das Refinadoras de Milho, 83-4

Associação Médica Americana, 90

astrobiologia, 57

ativação do sistema nervoso simpático, 158, 165, 227

ATP (trifosfato de adenosina), 18-9, 68, 92, 112, 136, 145, 154, 156

Attia, Peter, 11-2

autismo, 78

autofagia, 56, 142, 165-6

avanços médicos, 282

bases nitrogenadas, 35

BDNF (fator neurotrófico derivado do cérebro), 149, 187

Beatles, 122

bebidas: adoçadas com frutose, 52, 82, 86, 95, 115-6, 131, 136; água, 206-7; álcool, 30, 35, 42, 88, 135-6, 207, 221

bebidas, receitas para LUV, 279-81

berberina, 75

Biden, Joe, 103

Bidwell, Amy J., 94
Bredesen, Dale, 214
Breus, Michael, 220
brotos de brócolis, 199-201

caçadores-coletores, 60, 62, 93
café, 20, 137, 204-5
café da manhã: bases, 235; receitas para o LUV, 244-52
câncer: dieta cetogênica e, 183; inflamação crônica e, 43; microbioma e, 78; níveis de ácido úrico e, 14, 34, 68
carboidratos: consumo, 90, 94, 121, 124, 164, 237-8; glicose como produto da quebra, 154
cardiopulmonar, função, 63
cardiorrenais, doenças, 40
cardiovasculares, doenças: em crianças, 45, 102; disfunção erétil e, 55; Estudo Cardíaco de Framingham, 36-7; gota associada a, 14; hiperuricemia e, 17, 45; inflamação crônica e, 45; metabolismo e, 12; mortalidade e, 36; níveis de ácido úrico e, 14, 22, 30, 34, 37, 40, 44, 47, 71; níveis de triglicerídeos e, 94; proteína C-reativa e, 44; síndrome metabólica e, 49
Carlos Magno, 15
carnes: consumo, 177, 183; na lista Com moderação, 194; na lista do Não, 190; purinas nas, 19, 34, 136, 183
células: autofagia e, 57, 142, 165-7; estado perpétuo de morte e renovação, 35, 75; purinas nas, 18
células do fígado, produção de gordura em, 42, 76, 95
cerejas, 20, 201
cerveja, 19, 135, 207
cetose, 183-4
chá, 205-6
"chavinha" da gordura, 38-9, 60, 62
chlorella, 151-2, 180
circunferência da cintura: ácido úrico e, 73, 74; declínio cognitivo e, 108; saúde metabólica e, 171

citocinas, 44, 124
Coalizão Comida É Remédio, 286
coenzimas, 19
Colbin, Annemarie, 242
colesterol, níveis: drogas e estratégias de estilo de vida, 49; hiperuricemia assintomática e, 15; proporção do colesterol bom para o ruim, 53; proteína C-reativa e, 44; síndrome metabólica e, 48, 82
Colombo, Cristóvão, 15
comer fora, 208, 234
comportamento alimentar, 40
concentrações de insulina em jejum, 63, 177
controle de peso: alimentação com restrição temporal e, 163; alimentação excessiva e, 89; dieta cetogênica e, 183, 184; dietas e, 12; gestão, 16, 29; xarope de milho rico em frutose e, 101
corrente sanguínea, acúmulo de ácido úrico, 35
correspondência insulina-glicose, 54
cortisol, 127, 227
covid-19, infecção, 24, 47, 50-2, 239
covid-19, pandemia de, 11, 45, 50, 52, 225, 233, 238-40, 286
crianças: doença cardiovascular em, 45, 102; níveis de ácido úrico, 46; obesidade em, 45, 47, 110; sono e, 125
CRISPR, 79
curiosidade, 20

dano cerebral, 44
declínio cognitivo: frutose e, 96, 113; medo do, 108; metabolismo e, 12; níveis de ácido úrico e, 30, 49, 97, 109, 117-8, 119, 214; níveis de glicemia e, 49, 108; obesidade e, 108, 110; proteína C-reativa e, 44; sono e, 125
degeneração macular relacionada à idade, 44
demências: frutose e, 96, 111, 113, 117; níveis de ácido úrico e, 12, 14, 34, 68, 109, 117; níveis de glicemia e, 24; obesidade e, 109; proteína C-reativa e, 44;

síndrome metabólica e, 49; tratamento médico, 107-8

depressão: chlorella e, 152; complicações a longo prazo da infecção por covid-19, 50; microbioma e, 78; níveis de ácido úrico e, 14, 34; proteína C-reativa e, 44; sono e, 124

derrame: acidente vascular cerebral hemorrágico, 44; acidente vascular cerebral isquêmico, 41; complicações a longo prazo da infecção por covid-19 e, 50; níveis de ácido úrico e, 12, 14, 34, 41, 109

desafio de dois minutos, 144

descompasso evolutivo/ambiental, 60-8, 70, 93

desregulação metabólica, 101

DHA (ácido docosahexaenoico), 149-50, 180

diabetes: consumo de sal e, 99, 100, 131; consumo de xarope de milho rico em frutose e, 90; em crianças, 45; declínio cognitivo e, 108, 111; DNA e, 72; doença hepática gordurosa não alcoólica causada por, 42; infecção por covid-19 e, 51; inflamação crônica e, 43, 155; microbioma e, 78; níveis de ácido úrico e, 12, 14, 17, 22, 40, 42, 55, 71, 94; níveis de glicemia e, 156; níveis de hemoglobina A1c para diagnóstico, 24; pré-diabetes, 24, 81, 111, 126, 157, 159; prevalência, 47, 68; proteína C-reativa e, 44; síndrome metabólica e, 49; sono e, 124; *ver também* diabetes tipo 2; diabetes tipo 3

diabetes tipo 2: base genética, 60; em crianças, 45, 102; gordura abdominal e, 95; microbioma intestinal e, 79; níveis de ácido úrico e, 16-7, 55; prevalência, 91; proteína C-reativa e, 44; resistência à insulina e, 53, 154; risco de demência e, 49; xarope de milho rico em frutose e, 91

diabetes tipo 3, Alzheimer como, 111-20

dieta da mente, A (Perlmutter), 103, 108, 189, 214

Dieta LUV: como acrônimo para valores úricos mais baixos, 20, 171; bases, 235-7; bebidas, 204-7; diário alimentar, 208, 232; DRGE e, 134; exemplo de plano de refeições LUV de sete dias, 208-11; harmonização de alimentos, 237-8; jejum e, 181-2; lanches, 203; na lista Com moderação, 194; na lista do Não, 182, 189-92; na lista do Sim, 192-3; níveis de ácido úrico e, 119, 136, 143, 186; princípios alimentares, 211-2; protocolo, 188, 234, 287; substitutos do açúcar, 194-8; *ver também* receitas para LUV

dietas: dieta cetogênica, 116, 143, 179, 182-5; dietas antigas, 187; dietas com baixo teor de purina, 19; dietas radicais, 24; função imunológica e, 52; ineficácia, 12; ingredientes estimulantes do ácido úrico em, 12; níveis de ácido úrico e, 20, 33-4; *ver também* dieta LUV

dinossauros, 59

disbiose, 195

disfunção da barreira intestinal, 79

disfunção erétil (DE), 55

disfunção imunológica, 56, 79

disfunção mitocondrial, 92-3, 156

dislipidemia, 42

distúrbios intestinais, 78

distúrbios neurológicos, 12, 50

DNA: alimentos e, 186; carga calórica e, 58; diabetes e, 72; frutose e, 93; purinas e, 18, 35; sono e, 123

doença arterial coronariana, 12, 43, 51, 55, 95

doença do refluxo gastroesofágico (DRGE), 134

doença hepática: frutose e, 40; níveis de ácido úrico e, 14

doença hepática gordurosa não alcoólica (DHGNA): como causa crescente da hipertensão, 42; chlorella e, 152; em crianças, 45; níveis de ácido úrico e, 12, 30, 40, 42; sal e, 130-1 doença renal: crônica, 140; envenenamento por chumbo e, 141; níveis de ácido úrico e, 11, 14-5, 21-2, 25, 42, 118; síndrome metabólica e, 49

doenças autoimunes, 56

doenças degenerativas crônicas, 13, 15, 22, 98

doenças neurodegenerativas, 78, 106, 183, 213

Doll, Richard, 283

dopamina, sinalização, 101

Einstein, Albert, 33

endotélio, 19, 53, 55-6, 132, 150

envelhecimento: alimentação com restrição temporal e, 166; AMPK e, 75, 165; declínio cognitivo e, 109-10; envelhecimento cerebral, 116; envelhecimento prematuro, 155, 240

envenenamento por chumbo, 141-2

enxaquecas, 14, 34, 139

enzima uricase, 38, 59, 65-7, 65

epigenética, 30, 187

epilepsia, 14, 34, 183

escassez alimentar, 21, 38-9, 64, 93

esclerose múltipla, 78

espécies reativas de oxigênio, 155

esqueleto de tiranossauro (Sue), 59-60

estévia natural, 194, 198

estratégias de estilo de vida: para comer com restrição temporal, 228-9; para exercícios, 223-6; para função cerebral, 108; para hipertensão, 49; para infecção por covid-19, 52; para níveis de ácido úrico, 16, 25, 42; para os níveis de colesterol, 49; para os níveis de glicemia, 49; para o sono, 215-23

estresse oxidativo, 37, 55-6, 93-4, 155, 214

evolução: barganhas evolutivas, 39; inflamação crônica e, 43-4; linha do tempo da evolução humana, 61; pressão arterial e, 67-8

excursões glicêmicas, 158

exercícios: alimentação com restrição temporal e, 166; AMPK e, 76, 223; aumento, 224-5; dias sedentários, 225; estratégia

de estilo de vida, 223-6; excessivos, 24, 142, 145, 179, 226; frequência, 143-5; função imunológica e, 52; em grupo, 225; níveis de ácido úrico e, 20, 22, 145, 179; queima de gordura e, 74, 76; remoção de barreiras aos, 224; rotinas, 223-4; saúde e, 29, 40; tempo de malhação, 46; tipos, 225

expressão gênica, 156, 187, 200

fast food, 87, 102, 187

fator neurotrófico derivado do cérebro (BDNF), 149, 187

fatores de risco independentes: níveis de ácido úrico como, 17, 22, 216; para demências, 109

febuxostat, 118

fibras: em dietas antigas, 187; nas frutas, 86, 199-202; harmonização de alimentos e, 237-8; nos vegetais, 86, 199-202

ficar sentado, 144-5, 226

fígado: ciclos diários, 163; efeitos da frutose sobre, 96; frutose metabolizada pelo, 69, 92-5

fígado (carne de vísceras), purinas em, 35, 136

fígado gordo: cerveja e, 135; doença hepática gordurosa não alcoólica, 12, 30, 40, 42, 130-1, 152; frutose e, 88, 100; hibernação e, 76; sal e, 131

flavonoides, 174, 201; em frutas, 86

fluxo sanguíneo, 34-5, 54

Food and Drug Administration (FDA), 84, 106-7, 181

Framingham, Estudo Cardíaco de, 36-7, 114

Franklin, Benjamin, 15, 162

frutas: fibras em, 86, 199-202; flavonoides em, 174; frutose em, 85, 89, 104, 199; gota e, 121; ingestão in natura, 87; lista do Sim, 193; purinas em, 136

fruta-dos-monges, 194, 198

frutoquinase, 92-3, 131

frutos do mar, purinas em, 19, 35

frutose: álcool em comparação com, 88-9; em alimentos integrais não processados,

335

85; consumo, 70, 81, 86-7, 90, 102-4, 111; DHA e, 149-50; diferença entre glicose e, 88, 91-2, 95, 97-8, 99; diferença entre sacarose e, 85-91; efeitos metabólicos, 18, 67-9, 77, 86, 88, 91-7, 112, 131; efeitos no fígado, 96; como fonte de ácido úrico, 30, 39-40, 52, 77, 82-3, 86, 88, 94-6, 131; fontes, 17-8, 68-9, 76, 85-90; frutose endógena, 99, 131-2; índice glicêmico, 69; marketing da, 17, 69, 88, 91, 94; mecanismos biológicos, 18; no mel, 68, 85, 89, 196; metabolismo cerebral da frutose, 49; metabolizada pelo fígado, 69, 92-5; mitocôndrias e, 68; como monossacarídeo, 85; níveis elevados de ácido úrico e, 17-8, 39, 58, 85, 91-7, 104-5, 112, 116, 121; resistência à insulina e, 40, 70, 88, 93-5, 100, 112; sal e, 99-100, 131-2; sinais de fome e, 88, 93, 97; síndrome metabólica e, 52; *ver também* xarope de milho rico em frutose (HFCS)

fumo, 13, 44, 84, 282-4, 287

função cerebral: bebidas açucaradas e, 115-6, *115*; complicações a longo prazo da infecção por covid-19, 50; estratégias de estilo de vida, 108; frutose e, 96-7, 105, 112-3; níveis de ácido úrico e, 109; níveis de hemoglobina A1c e, 24; resiliência neural e, 114; resistência à insulina e, 112; sinalização de dopamina e, 101

função da tireoide, 23, 56, 82, 140-1

função imune: microbioma e, 78; obesidade e, 52; pandemia de covid-19 e, 239-40; ritmos circadianos e, 163; sono e, 52

função renal, 37

Gagliardi, Jane P., 118
Galeno, 14, 33
Garrod, Alfred Baring, 141
gene da insulina, expressão, 55
genes frugais, 60-2, 70-3
genoma humano, 60-3, 65, 73, 143

glicação, 144, 155

glicemia: alimentação com restrição temporal e, 166; autoavaliação, 178; como biomarcador, 53; declínio cognitivo e, 49, 108; demências e, 24; diabetes e, 156; dietas e, 12; drogas e estratégias de estilo de vida, 49; frutose e, 89, 94; gestão, 16, 24, 82, 153-6, 171; hiperuricemia assintomática e, 15; monitor contínuo de glicose, 46, 158-61, 178, 215; natureza e, 227; síndrome metabólica e, 48

glicemia de jejum, 95, 157, 159, 177

glicogênio, 54, 67, 154

gliconeogênese, 154

glicose: como monossacarídeo, 85; diferença entre frutose e, 88, 91-2, 95, 97-9; energia celular e, 91; sono e, 122; *ver também* glicemia

glucoquinase, 92

glucorafanina, 200

glutamato monossódico (GSM), 138-9

gordura corporal: altos e baixos, 58; genoma humano e, 60; hiperuricemia assintomática e, 15, 46; marcador de saúde, 63; síndrome metabólica e, 47

gordura no sangue, 12, 30, 38, 42, 70

gorduras, consumo, 90-1, 150, 192

gostos, cinco gostos básicos, 137-8

gota: ataques noturnos, 123, 127; bactérias associadas, 79; bebidas açucaradas e, 87; carboidratos e, 121; cerejas e, 201; dieta cetogênica e, 183, 185; dietas de baixo teor de purina para, 19; como doença metabólica, 14; envenenamento por chumbo e, 141; história, 13-4; níveis de ácido úrico e, 11, 14, 21-2, 25, 34, 42, 49, 118, 141; prevalência, 15, 70-3; psoríase associada a, 139-40; risco com alimentos, 137; transplante microbiano fecal e, 79; vitamina C e, 151

grãos sem glúten, 198

grelina, 97-9, 126

guanina, 18

hábitos: ajustes no cotidiano, 30; alimentação com restrição temporal, 161-7, 171, 173; exercícios regulares, 171, 173; manutenção de, 173; natureza, 171, 173, 226, 228; níveis de ácido úrico e, 61; repensar, 24; sono, 171, 173, 217; suplementos, 147, 152, 173, 179-81, 220; tecnologia CGM, 158-61; tolerância a, 13

Hackethal, Veronica, 72

Haig, Alexander, 13, 16, 21, 33-4

havaianos, nativos, 72

hemoglobina A1c (HbA1c), níveis, 24, 144, 155, 177

Hendrickson, Sue, 59n

Henrique VIII (rei da Inglaterra), 15

hibernação, 76, 86, 93

hiperglicemia pós-prandial, 159

hipertensão: em crianças, 45; declínio cognitivo e, 108; doença hepática gordurosa não alcoólica e, 42; drogas e estratégias de estilo de vida, 49; frutose e, 88, 93, 100; hiperuricemia assintomática e, 15, 42; índices, 12; mortalidade e, 36; níveis de ácido úrico e, 12, 14, 16, 22, 30, 34, 37, 40, 42, 71, 100; óxido nítrico e, 54; proteína C-reativa e, 44; como risco de doença cardiovascular, 36; sal e, 67, 99, 130; síndrome metabólica e, 48

hiperuricemia (ácido úrico elevado): alimentos associados a, 137; armazenamento de gordura e, 21, 30; assintomática, 15, 38, 42, 49, 118; comportamento sedentário e, 145; condições de saúde associadas, 15-6, 139-43; consequências, 19, 284; consumo de açúcar como causa, 17; em crianças, 45; crônica, 153; disfunção da barreira intestinal e, 79; doenças cardiovasculares e, 17, 44; homens e, 40; induzida por frutose, 18, 97, 100; como mecanismo de sobrevivência, 16, 21, 68, 93; mutações genéticas e, 21; do Pacífico, 73; polinésios e, 73; síndrome metabólica e,

52, 97, 100, 113; tratamentos farmacêuticos, 16

Hipócrates, 33

hipoglicemia, 165; noturna, 222

hipopneia, 128

hipotálamo, 162

hipotireoidismo, 140-1

história da origem do ser humano, 66

homens: álcool e, 136; café e, 137, 204-5; gota e, 15, 41; níveis de ácido úrico, 41, 177

homeostase, 217

hominídeos, 39

horário das refeições, 75; *ver também* alimentação com restrição temporal

hormônio do crescimento, 165

humorismo, como sistema de medicina, 14

idade moderna, 60-2, 70

IMC *ver* índice de massa corporal

índice de massa corporal (IMC), 63, 73-4, 108

indústria alimentícia, 84, 287

indústria de bebidas, 85, 287

indústria do cigarro, 84, 88, 103

inflamação sistêmica: frutose e, 95; hiperuricemia assintomática e, 15, 42; microbioma intestinal e, 79; níveis controlados de, 25; proteína C-reativa e, 16, 44, 82

inflamações: declínio cognitivo e, 108; frutose e, 89, 93, 112; glúten e, 189; gordura abdominal e, 95; leptina e, 98; microbioma e, 78; níveis de glicemia e, 155; obesidade e, 98; sono e, 122

inflamatórias crônicas, condições, 22, 42, 44

inibidores da bomba de prótons (IBPS), 134

insônia, 125

insuficiência renal, 140

insulina: como hormônio trófico, 112; como molécula pró-inflamatória, 98

interleucina-6 (IL-6), 45, 124

intervenções "Comida é remédio", 202, 285

intestino permeável, 78-9

inulina, 199

337

jantar: bases, 236-7; receitas para LUV, 261-74; sono e, 221-2

jejum, 24, 142, 162-3, 181-2, 228

jejum intermitente *ver* alimentação com restrição temporal

Jenner, Edward, 33

Johnson, Richard (Rick), 11, 34, 36-8

junk food, 61, 102, 126

Kooi, Earl R., 90

Lahtela, Petteri, 222

lanches: diretrizes, 203; receitas para LUV, 275-8

laticínios, 61, 136-7, 188, 202

LDL (lipoproteína de baixa densidade), níveis, 53, 156

leguminosas, purinas em, 19

leis da natureza, 33

Leonardo da Vinci, 15, 216

leptina, 40, 63, 70, 97-9, 126, 141

Lickint, Fritz, 283

limpeza da mente, A (Perlmutter), 227

lipogênese, 93

lipoproteína de alta densidade (HDL), níveis, 48, 171

lise tumoral, síndrome da, 142-3

longevidade: fatores que influenciam, 31, 143, 187; limites, 60

LPS (lipopolissacarídeos), 78-9

Ludwig, David, 43

Lustig, Robert, 88

luteolina, 148-9, 179

LUV *ver* Plano de ação LUV; Programa LUV; receitas para LUV

luz azul, 218

malária, 72

maori, povo, 71

marcadores de saúde, 62-3

marcadores de saúde óssea, 63

marcadores inflamatórios: interleucina-6 como, 45; níveis de ácido úrico como, 38, 45; proteína C-reativa como, 44; sono e, 124-5

margarina, 88, 190

Marshall, Richard O., 90

massa muscular, 165

Means, Casey, 103, 158, 160, 215, 237

medicamentos, níveis de ácido úrico e, 20, 22, 133-4, 221

medidas da dobra cutânea do tríceps, 63

mel: como açúcar adicionado, 69; frutose no, 68, 85, 89, 196; na lista Com moderação, 194; metabolismo da glicose e, 197

memória: Aduhelm, 106; episódica, 116; frutose e, 113; níveis de ácido úrico e, 110, 117; óxido nítrico e, 97, 117; peso corporal e, 110; resistência à insulina e, 111; sono e, 122, 124, 129

menopausa, 15, 177

metabolismo: ácido úrico como resíduo inerte, 12, 14, 25, 140; dietas com baixo teor de purinas e, 19; da frutose no cérebro, 49; hormônios da tireoide e, 82; influência dos níveis de ácido úrico, 35; mecanismos reguladores, 12; sono e, 122; *ver também* metabolismo da gordura

metabolismo da gordura: alimentação com restrição temporal e, 163, 166; AMPK e, 75-7, 172; frutose e, 40, 77, 93

metformina, 75-6

MetS *ver* síndrome metabólica

microbioma: funções fisiológicas, 77-8, 80; medicamentos e, 134; mudanças no, 62, 79; níveis de ácido úrico e, 20, 77-80, 180; probióticos e, 180-1

migração, 64, 66, 93

Milton, John, 15

Mioceno, período, 63-8

mirosinase, 200

mitocôndrias, 68, 165

monitor contínuo de glicose (CGM), 46, 158-61, 173

mortalidade: Alzheimer e, 107-8; comportamento sedentário e, 144; dieta inadequada e, 186; doenças cardiovasculares e, 36; hipertensão e, 36; infecção por covid-19 e síndrome metabólica, 50-2; morte prematura, 12, 41, 146; níveis de ácido úrico e, 12, 16-7, 40; redução do risco, 31; síndrome metabólica e, 48; sono e, 123, 125, 126; taxa de risco para mortalidade por todas as causas, 41

morte *ver* mortalidade

motivação, 29, 172

movimento regular, falta de, 143-5

mulheres: álcool e, 136; café e, 137, 204-5; gota e, 15, 41; níveis de ácido úrico, 41, 177

natureza, estratégias de estilo de vida, 171, 173, 227-8

Neel, James, 60-1

neuroenergética, 112-4, 116

Newton, Isaac, 15, 33

níveis de triglicerídeos: como biomarcadores, 53; cerveja e, 135; frutose e, 94-5, 99; resistência à leptina e, 99; saúde metabólica e, 171; síndrome metabólica e, 48, 82, 100

Nova Zelândia, 71

Nrf2, via, 200, 206

núcleo supraquiasmático, 218

nucleotídeos, 18, 135

nutrição, importância, 285

obesidade: açúcares dietéticos ligados à, 18, 68; apneia obstrutiva do sono e, 128-9; consumo de frutose e, 70, 99-100; consumo de sal e, 99, 130; consumo de xarope de milho rico em frutose e, 90; em crianças, 45, 47, 110; declínio cognitivo e, 108-10; doença hepática gordurosa não alcoólica causada por, 42; função imunológica e, 52; genes associados, 72; infecção por covid-19 e, 51; microbioma e, 78; níveis de ácido úrico e, 12, 14, 16, 22, 30, 38, 40, 42, 47, 61, 73, 109; níveis de inflamação e, 98; prevalência, 15, 47, 62, 70, 90; resistência à insulina e, 53;

síndrome metabólica e, 47; sono e, 125-6; TDAH e, 101; *ver também* síndrome metabólica

ODPHP (Escritório de Prevenção de Doenças e Promoção da Saúde), 86-7

óleos vegetais, 61, 190, 234

ômega-3, gorduras, 90, 150

orgânicos, alimentos, 180

organismos geneticamente modificados (OGM), 180

Organização Mundial da Saúde, 70, 143, 199

Osler, William, 33, 121

ovos, 188, 192, 202

óxido nítrico (NO), 53-6, 97, 112, 117, 132

pães, 19, 189, 238

Paleo, movimento, 65

paleolítica, era, 61

pâncreas: alimentação com restrição temporal e, 163; células beta do, 148, 159; efeito inflamatório do ácido úrico e, 55; frutose e, 91, 94; GSM e, 138; liberação de insulina e, 69, 91, 94, 96, 154; mel e, 197; microbioma intestinal e, 78

Panda, Satchidananda (Satchin), 162-4

pares de nucleotídeos básicos, 35

Parkinson, 44, 78, 116, 183

Pasteur, Louis, 33

pedras nos rins: dieta cetogênica e, 185; dietas de baixo teor de purina para, 19; níveis de ácido úrico e, 11, 14-5, 21-2, 42, 118

peixe, purinas em, 136

Perlmutter, Austin, 239

permeabilidade intestinal, 78

peso corporal, 53, 73; *ver também* obesidade; controle do peso

Phillips, Matthew, 116

pirimidinas, 35

Plano de ação LUV: pontos focais, 167, 171-4; Semana 1, 173-4, 186-212; Semana 2, 174, 213-29; Semana 3, 174, 230-41

Platão, 33

polifenóis, 204, 206-7

polinésios, 70-3

polissonografia, 129

Pollan, Michael, 88

potássio, em frutas, 86

potenciação de feedback, 93

Prader-Willi, síndrome, 73

pré-bióticos, 180, 199

pré-diabetes, 24, 81, 111, 126, 157, 159

predisposições genéticas, 44

pressão alta ver hipertensão

pressão arterial: como biomarcador, 53; evolução humana e, 67-8; gestão, 16; como marcador de saúde, 62, 171; ver também hipertensão

probióticos, 180-1, 206

produtos finais de glicação avançada (AGES), 147, 155

Programa LUV: combate ao estresse, 232; estabelecimento do ritmo, 230-4; flexibilidade e, 233-4; intenções, 231, 240; metas, 173, 188, 240; microbioma e, 77; oportunidades, 238-41; planejamento, 232; preliminares, 175-85; testes de laboratório, 177-9; variabilidade glicêmica e, 158

programas de prescrição de produtos, 287

proteína C-reativa (PCR): cerejas e, 201; faixa ideal, 177; inflamação sistêmica e, 16, 44, 82; níveis de ácido úrico e, 44; sono e, 124

proteínas: consumo, 90; glicação das, 144, 155; na lista Com moderação, 194; na lista do Sim, 193

pseudogenes, 39

psoríase, 139-40

purinas: a partir de células danificadas, morrendo ou mortas, 18, 35; ATP e, 18; nos alimentos, 19, 30, 35, 73, 76, 136-9; endógenas, 35; exógenas, 35; como fonte de ácido úrico, 30, 35; hiperuricemia associada a, 18; reserva de, 35; umami e, 138; xilitol e, 135

quercetina, 20, 147-8, 179, 201

radicais livres, 97, 117, 155, 158, 200

Randolphus de Bocking, 14

receitas para LUV: almoço, 253-60; bebidas, 279-81; café da manhã, 244-52; diretrizes, 242-3; jantar, 261-74; lanches, 275-8

redução do estresse: capacidade de enfrentamento, 232; função imunológica e, 52; natureza e, 227; níveis de glicemia e, 160; saúde e, 29; sono e, 122

relação cintura-estatura, 63

relação cintura-quadril, 108

remédios do supermercado, 202

reserva cognitiva, 114

resistência à insulina: Alzheimer e, 111; em crianças, 45; doença hepática gordurosa não alcoólica e, 42; frutose e, 40, 70, 88, 93-5, 100, 112; função cerebral e, 112; glicose e, 154; gordura abdominal e, 95; como mecanismo de sobrevivência, 38-9; níveis de ácido úrico e, 12, 17, 53-4, 116, 154; óxido nítrico e, 54, 113; sal e, 130-1; sono e, 126

resistência à leptina, 98-100, 131

reumatismo, 14

revolução agrícola, 61, 183

Revolução Industrial, 61

Rippe, James M., 84

ritmos circadianos, 126, 159, 161, 163, 166, 217-8, 222, 228

RNA, purinas e, 18, 35

sacarose: como açúcar adicionado, 69; diferença entre frutose e, 85-91; como dissacarídeo, 85; pesquisa sobre, 76

sal: consumo, 130-2, 243; definição, 67n; desencadeamento da produção de ácido úrico, 99; hipertensão e, 67, 99, 130; níveis de frutose e, 99-100, 131; retenção, 37; retenção de água e, 67

samoanos, 71

saúde: açúcar como ameaça, 12, 103, 105; fatores que influenciam, 29; hiperuricemia associada a problemas, 15, 17, 139-43; riscos de infecção por covid-19

340

para a saúde futura, 24; sono e, 29, 40, 216; *ver também* saúde metabólica

saúde metabólica: ácido úrico e, 11; alimentação com restrição temporal e, 163, 228-9; circunferência da cintura e, 171; conquista, 25, 172, 240; definição, 171-2; marcadores, 69; níveis de triglicerídeos e, 171; sono e, 128, 215; tecnologia CGM e, 158

sedentário, comportamento, 143-5

seleção natural, 60

Semmelweis, Ignaz, 33

sensibilidade à insulina, 63, 142, 157, 163

Shakespeare, William, 226

Shaw, Jonathan, 70

Shinrin-yoku (banho de floresta), 227

sinais de fome, 88, 93, 97-103, 113

sinais de sede, 93

sinalização hormonal, sono e, 122

síndrome de Fanconi, 58

síndrome metabólica: adolescentes e, 102; apetite e, 99; apneia do sono e, 129; características, 47-8, 81; comprometimento cognitivo e, 111; diagnóstico, 81; hiperuricemia e, 52, 97, 100, 113; infecção por covid-19 e, 47, 50-2; microbioma intestinal e, 79; níveis de ácido úrico e, 40, 52-7, 82, 100, 110; prevalência, 15, 48; sal e, 130-1; sono e, 125

síndrome x *ver* síndrome metabólica

sistema de feedback negativo, 93

sistema de sinalização de insulina, 55, 116, 126

"sistema glinfático", 129

sistema nervoso parassimpático, 165, 227

sistemas alimentares, 286

sobremesas, frutose nas, 86

soja, 136-7, 190

sono: alimentação com restrição temporal e, 163, 166; apetite e, 97, 122; ciclos, 124, 219; como evitar auxílios para, 219-20; duração, 219; efeitos bioquímicos, 122; estratégias de estilo de vida, 215-23; forças destrutivas da privação, 127;

função imunológica e, 52, 124; horário para o jantar, 221-2; leptina e, 98; natureza e, 227; níveis de ácido úrico e, 20, 22, 122-30, 215; queima de gordura e, 75; saúde e, 29, 40, 216; sinais, 217-8; substâncias prejudiciais, 220-1; tecnologia e, 222-3; temperatura, 218

suco de frutas, 86-7, 114-5

sucrase, 85

sulforafano, 200-1

suplementos, 147-52, 173, 179-81, 220

tau, proteína, 132

tecido adiposo visceral, 75, 95, 102

Tennyson, Lord Alfred, 15

terapia de reposição de estrogênio, 44

terapia luminosa, 218

TNF-alfa, 124

transplante microbiano fecal (TMF), 79

transtorno bipolar, 102

transtorno de déficit de atenção e hiperatividade (TDAH), 101-2

Trump, Donald, 104

umami, alimentos, 137-8

urina: ácido úrico excretado do corpo na, 12, 36; cor, 206

USA, diretrizes alimentares, 104

Van Cauter, Eve, 123

variabilidade glicêmica, 158-9, 238

vasodilatação, 53

vasopressina, 67

vegetais: fibra em, 86, 199-202; flavonoides em, 174; frutose em, 85-6, 199; na lista Com moderação, 194; na lista do Sim, 193; purinas nos, 19, 136

via faminta, 89, 98

via hedônica, 89, 113

vinho, 135-6, 207

vitamina C: nas frutas, 86; níveis de ácido úrico e, 20, 150, 180

Williams, Tricia, 242

Wolfe, Tom, 11

xantina oxidase, 148, 174, 202, 205

xarope de milho rico em frutose (HFCS): consumo, 61, 69, 89, 104, 141; diabetes tipo 2 e, 91; fontes, 17-8, 81-2, 87; frutose combinada com, 69; marketing, 83-6; sinalização de dopamina e, 101; TDAH e, 101

xilitol, 135-6, 189-90, 195

Zona Cachinhos Dourados, 57

Sobre o autor

David Perlmutter é médico neurologista e membro do American College of Nutrition. É palestrante frequente de simpósios patrocinados por instituições como o Banco Mundial, as universidades Columbia, Nova York, Yale e Harvard, e atua como professor-associado da Faculdade Miller de Medicina da Universidade de Miami. Foi agraciado com inúmeros prêmios, entre eles o Linus Pauling, por sua abordagem inovadora em relação aos transtornos neurológicos; o prêmio de Médico do Ano da National Nutritional Foods Association; e o Prêmio Humanitário do American College of Nutrition. Mantém ativo um blog no site DrPerlmutter.com e é o autor de *A dieta da mente*, *Amigos da mente*, *Dieta da mente para a vida*, *The Grain Brain Cookbook*, *Raise a Smarter Child by Kintergarden*, *The Better Brain Book* e *Power Up Your Brain*.

TIPOGRAFIA Adriane por Marconi Lima
DIAGRAMAÇÃO Vanessa Lima
PAPEL Pólen Natural da Suzano S.A.
IMPRESSÃO Lis Gráfica, fevereiro de 2023

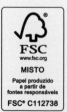

A marca FSC® é a garantia de que a madeira utilizada na fabricação do papel deste livro provém de florestas que foram gerenciadas de maneira ambientalmente correta, socialmente justa e economicamente viável, além de outras fontes de origem controlada.